家庭必備中藥材與藥膳速查手冊

生活裡的

中藥材

大百科

圖解 620 種中藥材 ×

137 道養生藥膳食譜 ×

586 帖實用小偏方

U0001960

薛麗君 ——— 著　　養生教授吳宏乾 ——— 審定

目　錄

▼ 第二章　補虛藥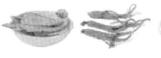

▽ 第三章　解表藥

▽ 第四章　清熱藥

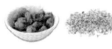

▼ 第七章　瀉下藥

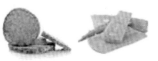

▼ 第八章　利水滲濕藥

▽ 第九章　溫裡化濕藥

第十章　祛風濕藥

第十一章 活血祛瘀藥

▼ 第十二章 止血藥

▽ 第十五章 收斂藥

▽ 第十六章 其他藥

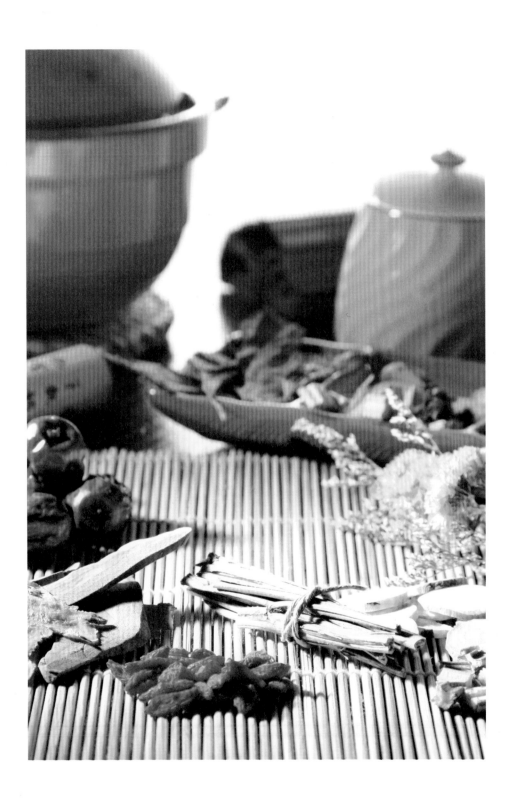

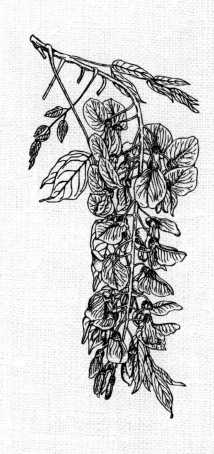

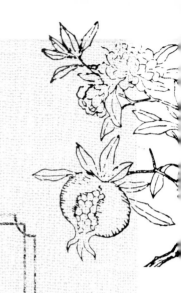

第一章

遇見最美的本草

中藥

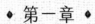

中藥的藥源有植物、動物和礦物,其中以植物占絕大多數,使用也最普遍。

目前各地與典籍有記載的中藥已達5,000種,而利用這些藥材配伍形成的方劑,更是不勝枚舉。淺談中藥的知識,至少就包含了藥物的採集、加工炮製、分類、煎煮等方面。

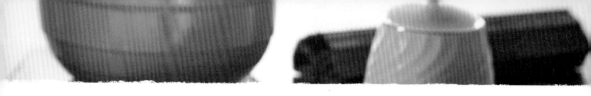

▼ 中藥材的來源

中藥的採集

　　中藥的採收季節、時間、方法和貯藏方式等，與其品質好壞有著密切的關係。因此，採藥需根據不同的藥用部分（如植物的根、莖、葉、花、果實、種子或全草，都有一定的生長成熟時期；動物亦有一定的捕捉與加工時間），有計劃地進行採製和儲存，才能得到較高的產量和較好的品質，以保證藥物的供應和療效，滿足大眾的需要。

採集原則	
全草、莖枝及葉類藥物	大多在夏秋季節，植株充分成長、莖葉茂盛或開花時期採集，但有些植物的葉，亦有在秋冬時採收的。多年生草本常割取地上部分，如益母草、薄荷等；一些莖較柔弱的矮小植物，及必須帶根用的藥物則連根拔起，如垂盆草、紫花地丁等。
根和根莖類藥物	一般是在秋季，植物地上部分開始枯萎，或早春植物抽苗時採集；這時，它們的養分多貯藏在根或根莖部，所採的藥物產量高、品質好。但也有些根及根莖，如孩兒參、半夏、延胡索等，則在夏天採收。多數的根及根莖類藥物，需生長一年或二年以上，才能採收供藥用。
花類藥物	多在花未開放的花蕾時期或剛開時採集，以免香味失散、花瓣散落，影響品質，如金銀花、月季花等。由於植物的花期一般很短，有的要分次及時採集，如紅花要採花冠由黃變紅的花瓣，花粉粒需盛開時採收，如松花粉、蒲黃等。採花最好在晴天的早晨，以便採後迅速晾曬乾燥。

果實類藥物	除少數採用未成熟果實如青皮、桑槐等外，一般應在果實成熟時採集。
種子類藥物	通常在完全成熟後採集。有些種子成熟後容易散落，如牽牛子、急性子（鳳仙花子）等，則在果實成熟而未裂開時採集。有些既用全草又用種子的藥物，則可在種子成熟時，割取全草，將種子取出後分別曬乾貯藏，如車前子、紫蘇子等。
樹皮和根皮類藥物	通常是在春夏間剝取，這時正值植物生長旺盛期，漿液較多，容易剝離。剝樹皮時，應注意不能將樹幹整圈剝下，以免影響植物的輸導組織，造成樹木的死亡。
動物類藥物	一般潛藏在地下的小動物，宜在夏秋季捕捉，如蚯蚓、蟋蟀等；大動物雖然四季皆可捕捉，但最好還是在秋冬季獵取，不過鹿茸必須在雄鹿幼角未角化時採收。

採集要點

1. 留根保種

　　有些多年生植物，地上部分是可以代根使用的，儘量不要連根拔起；必須用根或根莖的，應該注意留種。用全草的一年生植物，大量採集時，應留下一些茁壯的植株，以備留種繁殖。用葉的藥物，不要把全株葉子一次採光，應儘量摘取密集部分，以免影響植物的生長。

2. 充分利用

　　根、莖、葉、花都可入藥的多年生植物，應多考慮使用地上部分和產量較多的部分。此外，可結合環境衛生大掃除、墾地填洪和伐木修枝，隨時注意將可作藥用的樹皮、根皮、全草等收集起來，加以整理，以供日後所用。

3. 適當種植

　　根據實際需要，對於本地難以採集或野生較少的品種，可以適當地進行引種繁殖，以便採用。

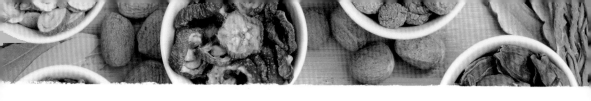

中藥的加工

　　加工即「炮製」，又稱「炮炙」，是藥物在製成各種劑型之前，對其整理及重新製作，以及根據醫療需要，而進行加熱處理的一些方法。

加工目的

消除或減少藥物的毒性、烈性等不良反應	如生半夏、生南星有毒，用生薑、明礬脆製，可解除毒性；又如巴豆有劇毒，去油用霜，可減少毒性。
改變藥物的性能	如地黃生用性寒涼血，蒸製成熟地則微溫而補血；何首烏生用潤暢通便、解瘡毒，製熟能補肝腎、益精血。
便於製劑和貯藏	如將植物類藥物切碎，便於煎煮；礦物類藥物煅燒，便於研粉。又如某些生藥在採集後必須烘焙，使其充分乾燥，以便貯藏。
使藥物潔淨、便於服用	如藥物在採集後，必須清除泥沙雜質和非藥用的部分；有些海產品與動物類，則需要漂去鹹味及腥味等。

常用的加工方法

1. 洗

　　洗是將藥材放在清水中，經過洗滌去除表面的泥沙雜質，從而達到潔淨衛生的目的。應注意浸洗的時間不要過長，以防止有效成分溶於水中。

2. 漂

　　有腥氣（如龜板、鱉甲、烏賊骨）、鹹味（如昆布、海藻）或毒性（如烏頭、附子）的藥物，可利用大量清水反覆浸漂，經常換水，來除去氣味或減少毒性。

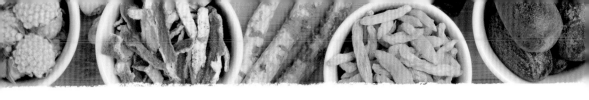

3. 泡

泡就是用藥物汁水浸泡，以減低原藥的烈性或刺激性，如用甘草水泡遠志、吳茱萸。

4. 漬

漬是在藥物上噴灑少量清水，讓水分漸漸滲透而使藥物柔軟，便於切片。某些藥物浸泡後藥性易於走失的，宜用此法。

5. 水飛

水飛是研粉方法之一，適用於礦石和貝殼類等不易溶解於水的藥物，如朱砂，目的是使藥物粉碎得更加細膩，便於內服和外用。在水飛前先將藥物打成粗末，然後放在研缽內和水同研，傾取上部的混懸液，然後再將沉於下部的粗末繼續研磨，這樣反覆操作，研至將細粉放在舌上嘗之無渣為度。水飛可防止粉末在研磨時飛揚，以減少損耗。

6. 煅

煅的作用，主要是將藥物透過烈火直接或間接加熱，使它質地鬆脆，易於粉碎，充分發揮藥效。

7. 炒

炒乃炮製加工中常用的一種加熱法，是將藥物放於鍋內加熱，用鐵鏟不斷鏟動，炒至一定程度取出。

8. 炮

與炒基本相同，但更要求火力猛烈，動作速度要快，這樣可使藥物（一般需切成小塊）透過高熱，達到體積膨脹鬆胖，如乾薑即用此法加工成為炮薑炭。

9. 煨

煨主要是緩和藥性和減少不良反應。常用的簡易煨法，是將藥物用草紙包裹兩三層，放在清水中浸濕，置於文火上直接加熱，至草紙焦黑內熟取出，煨生薑就是用此法。

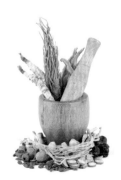

10. 煮

煮是將經過整理及洗淨的原藥，放在鍋內用清水與其他輔助材料同煮至熟透。如附子、川烏與豆腐同煮可減少其毒性。

藥材得來不易，請好好保存

藥物在採集、加工處理之後，還需要想辦法好好貯藏。

1 植物類藥物都應根據其性質來進行加工後，分別保存。

2 植物的果實或種子，如五味子、女貞子、萊菔子、葶藶子、白芥子等，需放在密封的甕內。

3 植物的莖葉或根部沒有芳香性的，如益母草、木賊草、夏枯草、大青葉、板藍根、首烏藤等，可放在乾燥陰涼處或貯於木箱內。

4 芳香性藥物及花類，如菊花、金銀花、月季花等，需放在石灰甕內，以防受潮、霉爛、變質。

5 種子類藥物要防蟲鼠。

6 動物藥及臟器組織，如蘄蛇、烏梢蛇、蜈蚣、地鱉蟲、胎盤等，烘乾後應放在有石灰的缸中以保持乾燥，並放在冷暗不潮濕的地方，以防蟲蛀或腐爛。

7 劇毒藥物要另行貯藏保管，防止發生事故。

8 礦物藥如石膏、滑石、靈磁石等可放在木箱內；但芒硝、硼砂等需放在甕內蓋緊，以防受潮。

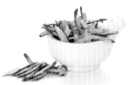

貯藏藥物的庫房需保持清潔乾燥，並防蟲、鼠的侵蝕；另外，還需勤加翻曬。對某些易生蟲蛀或容易受潮發油的藥物，如前胡、羌活、獨活、甘遂、當歸等，必須經常檢查，以防變質。

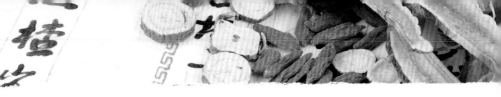

▼ 如何辨別藥材品質？

　　中藥材的品質，是指它本身商品價值的優劣程度，因為其真假、好壞，會直接影響臨床應用的效果，和患者的生命安全，因此鑑別中藥材，有非常重要的意義。

　　最基本的要求，就是安全有效。而對於中藥材的鑑別方法有很多種，除了最常用的對其外表性狀的鑑別外，還有用顯微鏡觀察它的結構，以及化學分析、生物測定等。

從外觀鑑定

NO.1 眼觀

看表面——不同種類的藥材，由於用藥部位不一樣，其外形特徵會有所差異。如根類藥材多為圓柱形或紡錘形，皮類藥材多為捲筒狀等等。另外，還有一些有屬於自己特殊的表面特徵，或光滑，或粗糙。

看顏色——藥材顏色的不同或變化，是鑑別過程的重要因素。透過對外表顏色的觀察，可分辨出藥材的品種、產地和好壞，例如黃連色要黃、丹參色要紅、玄參色偏黑等。

看斷面——不很多藥材的斷面都具有明顯的特徵，如防己的斷面呈「車輪」狀紋理，而黃耆的斷面是「菊花心」樣紋理，杜仲有膠狀的細絲相連等等。這些與眾不同的構造，也是鑑別藥材的重要依據。

NO.2 手摸

手摸法——用手去感受藥材的軟硬、輕重，質地是疏鬆還是緻密，表面是光滑還是黏膩，細緻還是粗糙，以此鑑別其好壞。如鹽附子質軟，黑附子則質地堅硬。

手捏法——用手感受藥材的乾濕、黏性，例如天仙子手捏有黏性。

手掂法——用手拿著藥材上下掂動，感受其輕重，疏鬆還是緻密。如荊三棱堅實體重，泡三棱則體輕。

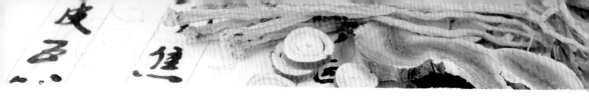

NO.3 鼻聞

直接鼻嗅法——將藥材靠近鼻子聞聞看，例如薄荷的香、阿魏的臭、白鮮皮的羊膻氣等。

浸鼻嗅法——將藥材放入熱水中浸泡，然後再用鼻子聞，如犀牛角有清香而不腥，水牛角略有腥氣。

揉搓鼻嗅法——因有些藥材的氣味微弱，不易直接嗅到，所以可將它揉搓、折斷後再聞味，如魚腥草的腥味、細辛的清香味等。

NO.4 口嘗

　　鑑別藥材的意義不僅在於味道，還包括「味感」。味分為辛、甘、酸、苦、鹹，如山楂的酸、黃連的苦、甘草的甜等。

（* 註：台灣農委會已於 1992 年正式公告，全面禁止核發犀牛角進出口及買賣許可證。）

從內在鑑別

　　中藥材的療效，和其有效物質的含量密切相關，因此，中藥材最科學合理的品質指標，應是有效物質的含量。《中國藥典》2005 年版收錄的 551 種藥材及飲片品種中，規定了 217 種中藥材有效物質的含量限度，如黃連中小檗鹼的含量不得少於 3.6％，國產沉香中醇浸出物的含量不得低於 10.0％。

（* 註：《台灣中藥典》第三版，已於 2019 年 6 月 1 日，經衛福部公告生效。）

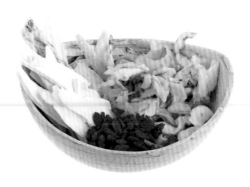

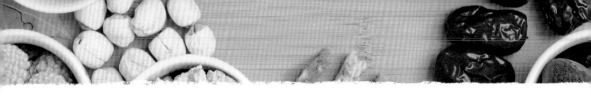

▼ 認識中藥的「四氣」與「五味」

寒、熱、溫、涼為四氣

　　四氣又稱四性，即寒熱溫涼四種藥性，反映藥物在影響人體陰陽盛衰、寒熱變化方面的作用傾向，用以說明藥物的性質。寒涼與溫熱是兩種對立的藥性，寒和涼之間、熱和溫之間，藥性相同，但在程度上有差別，溫次於熱，涼次於寒。

　　此外，在寒熱溫涼之外，還有「平性」。「平性」是指藥性平和，寒熱之性不甚明顯，但實際上仍有偏溫、偏涼之不同。稱其性平是相對而言的，仍未超出四性的範圍。故四性從本質而言，實際上是寒熱二性。

確定藥物四氣	藥性的寒、熱、溫、涼，是透過藥物作用於人體發生的反應歸納出來的；例如，感受風寒、怕冷發熱、流清涕、小便清長、舌苔白，這是寒的症狀，利用紫蘇、生薑煎湯飲服後，會使病人發一些汗，就能消除上列症狀，說明紫蘇、生薑的藥性是溫熱的。如果生了癰瘡，局部紅腫疼痛，甚至小便黃色、舌苔發黃，或有發熱，這就是熱的症狀，此時用金銀花、菊花來治療，效果很好，說明金銀花、菊花的藥性是寒涼的。
四氣的作用	中藥材的四氣，透過長久的臨床實踐，絕大多數已為人們所掌握，如果我們熟悉了各種藥物的四氣，就可以根據「療寒以熱藥、療熱以寒藥」和「熱者寒之、寒者熱之」的治療原則，來針對病情適當應用。一般寒涼藥，大多具有清熱、瀉火、解毒等作用，常用來治療熱性病症；溫熱藥大多具有溫中、助陽、散寒等作用，常用來治療寒性病症。

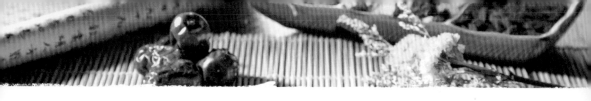

酸、苦、甘、辛、鹹為五味

　　「五味」是透過人的味覺，辨別出藥物有酸、苦、甘、辛、鹹五種味道，再透過長期實踐觀察，發現不同味道的藥物作用於人體會有不同的反應，產生相異的效果，因而歸納出五味的理論。可以這麼說，五味是對藥物作用的高度概括。

　　根據前人研究，將五味所代表的藥物作用及主治病症分述如下：

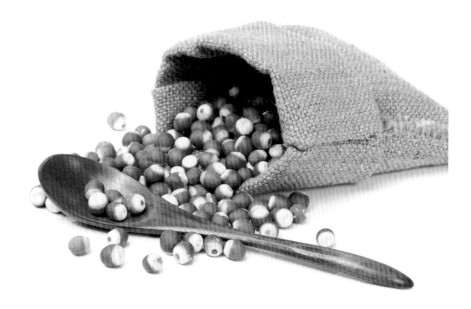

1. 酸

　　酸「能收、能澀」，有收斂、固澀的作用，一般固表止汗、斂肺止咳、澀腸止瀉、固精縮尿、固崩止帶的藥物多具有酸味。常用於治療體虛多汗、肺虛久咳、久瀉腸滑、遺精滑精、遺尿尿頻、崩帶不止等症，如五味子固表止汗、烏梅斂肺止咳、五倍子澀腸止瀉、山茱萸澀精止遺，以及赤石脂固崩止帶等。

2. 苦

　　苦「能泄、能燥、能堅」，具有清熱瀉火、泄降氣逆、通泄大便、燥濕堅陰等作用。一般來說，清熱瀉火、下氣平喘、降氣止嘔、通利大便、清熱燥濕、瀉火存陰的藥物多具有苦味，常用於治熱證、火證、喘證、嘔惡、便祕、濕證、陰虛火旺等。如黃芩、梔子清熱瀉火，杏仁、葶藶子降氣平喘，半夏降逆止嘔，大黃瀉熱通便，知母、黃檗瀉火存陰等。

3. 甘

甘「能補、能和、能緩」，具有補益和中、調和藥性和緩急止痛的作用。一般來說，滋養補虛、調和藥性及制止疼痛的藥物多具有甘味。常用於治療正氣虛弱、身體諸痛及中毒解救等幾個方面，如人參大補元氣、熟地滋補精血、飴糖緩急止痛、甘草調和藥性並解藥食中毒等。

4. 辛

辛「能散、能行」，有發散、行氣、行血的作用。一般而言，解表藥、行氣藥、活血藥多具有辛味，因此常用來治表證及氣血阻滯之症。如紫蘇葉發散風寒、木香行氣除脹、川芎活血化瘀等。此外，辛味藥還有潤養的作用，如款冬花潤肺止咳、菟絲子滋養補腎等。但大多數仍以形散為攻，「辛潤」之説缺乏代表性。

5. 鹹

鹹「能下、能軟」，具有瀉下通便、軟堅散結的作用。一般瀉下或潤下通便及軟化堅硬、消散結塊的藥物多具有鹹味。常用於治療大便燥結、痰咳、癭瘤（如甲狀腺腫，淋巴結腫）、癥瘕（如腫瘤，腫塊，硬塊）痞塊等症，如芒硝瀉熱通便，海藻、牡蠣消散癭瘤，鱉甲軟堅消症等。

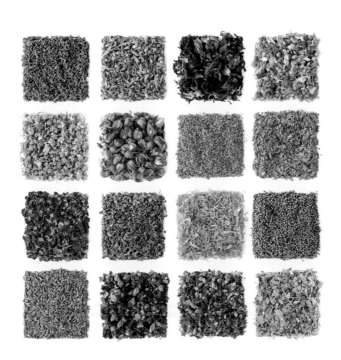

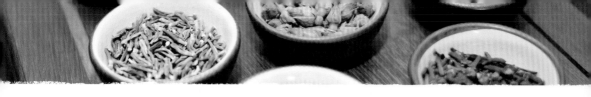

　　此外，有些藥物還具有淡味或澀味，因而實際上不只五味，但前述五種味道是最基本的，所以仍然稱為五味。

6. 淡

　　淡「能利、能滲」，具有滲濕、利尿的作用，故有些利水滲濕的藥物具有淡味。常用於治療水腫、腳氣、排尿不利之症，如薏米、通草、燈芯草、茯苓、豬苓、澤瀉等。由於《神農本草經》未提淡味，後世醫家主張「淡附於甘」，故只言五味，不稱六味。

7. 澀

　　澀與酸的作用相似，多用於治療虛汗、泄瀉、尿頻、遺精、滑精、出血等症，如蓮子能固精止帶、禹餘糧能澀腸止瀉、烏賊骨能收澀止血等。故本草文獻常以酸味代表澀味的功效，或與酸味並列，表明藥性。

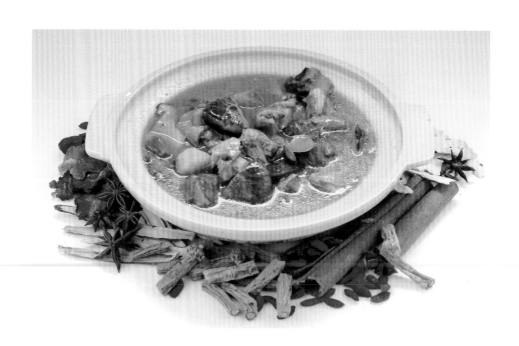

「四氣」與「五味」的關係

　　由於每一種藥物都具有性和味，因此兩者必須綜合起來看。例如某兩種藥物皆屬寒性，但是味不相同，一是苦寒，一是辛寒，它們的作用就有差異。反過來說，假使這兩種藥物都是甘味，但性不相同，一是甘寒，一是甘溫，其作用也不一樣。所以，不能把性與味分開。性味顯示了藥物的部分功能，也表示出它們的共同性。只有認識和掌握每一種藥物的全部功能，以及性味相同者之間同中有異的特性，才能全面且準確地了解和使用藥物。

　　通常性味相同的藥物，其主要作用也大致相同；性味不同的藥物，功效也就有所區別；性同味不同或味同性不同者，在功效上也有共同之處和不同之點。同屬寒性藥，但或為苦寒，或為辛寒，其作用就有所差異；如黃連苦寒，可以清熱燥濕；浮萍辛寒，可以疏解風熱。同樣是甘味藥，但或為甘溫，或為甘寒，其作用也不一樣；如黃耆甘溫，可以補氣；蘆根甘寒，能清熱生津。

　　在臨床具體應用時，一般都是既用其氣，又用其味；然在特殊情況時，配合其他藥物，則或用其氣，或用其味。

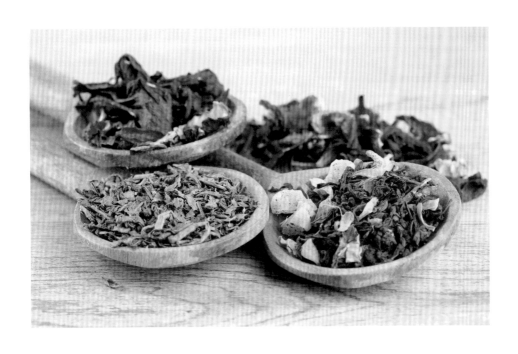

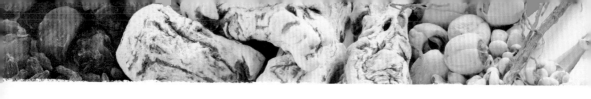

▼ 為何中藥藥效能直達臟腑？

　　中藥對於人體某些臟腑、經絡有著特別的作用，這在中醫上概括為「歸經」。例如，龍膽草歸膽經，說明它有治療膽相關病症的功效；藿香歸脾、胃二經，表示它有治療脾胃病症的功效……

　　藥物歸經的說法，是以臟腑、經絡理論為其基礎。由於經絡能夠溝通內外表裡，所以人體一旦發生病變，體表的病症會透過經絡影響內在的臟腑，臟腑的病變也可透過經絡反映到體表。各個臟腑經絡發生問題所產生的症狀是各不相同的，如肺有毛病時，常出現咳嗽、氣喘等症；肝有異樣時，常出現脅痛、抽搐等症；心有病變時，常出現心悸、神志昏迷等。

　　在臨床上，用貝母、杏仁能止咳，說明它們能歸入肺經；用青皮、香附能治脅痛，表示它們能歸入肝經；用麝香、石菖蒲能甦醒神志，意即它們能歸入心經。由此可見，藥物的歸經，也是人們長期從臨床療效觀察中總結出來的。

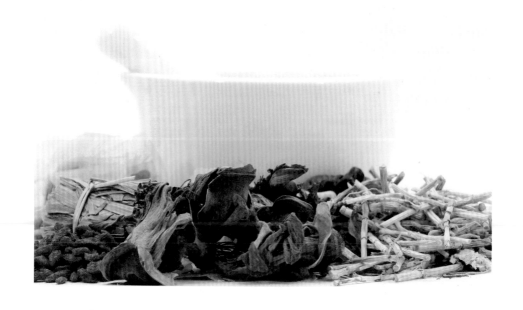

疾病的性質有寒、熱、虛、實等不同，用藥也必須採溫（治寒證）、清（治熱證）、補（治虛證）、瀉（治實證）來區分。但是發病的臟腑經絡可能不一致，如熱性病證，又有肺熱、胃熱、心火、肝火等，在用藥治療時，雖然都需要根據「療熱以寒藥」的原則，選用性質寒涼的藥物，然而還應該考慮臟腑經絡的差異，像是魚腥草可清肺熱、竹葉可清胃熱、蓮子心可清心火、夏枯草可清肝火，就是由於它們歸經不同而有所區別。

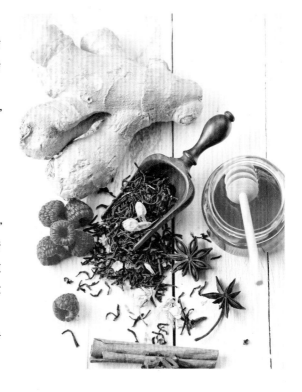

同樣的，對寒證也要進一步分肺寒、脾寒等，虛證則有脾虛、腎虛等。在治療上，溫肺的藥物，未必能暖脾；清心的藥物，未必能清肺；補肝的藥物，未必能補腎；瀉大腸的藥，未必能瀉肺……，所有這些情況，都說明藥物歸經的重要性。

但是，在應用藥物時，如果只掌握歸經，而忽略了四氣、五味、補、瀉等藥性，也是不夠全面的。因為某一臟腑經絡發生病變，可能有的屬寒、有的屬熱，也有可能屬實或屬虛，那就不能將歸經的藥物，不加區分地應用。相反的，同歸一經的藥物種類很多，卻有清、溫、補、瀉的不同，如肺病咳嗽，雖然黃芩、乾薑、百合、葶藶子都歸肺經，但在應用時卻不一樣，黃芩主要清肺熱、乾薑主要能溫肺、百合主要補肺虛、葶藶子主要瀉肺實，在其他臟腑經絡方面，也是同樣道理。

歸經是中藥的特性之一，古代文獻又將它和「五味」聯繫起來，認為：味酸能入肝；味苦能入心；味辛能入肺；味甘能入脾；味鹹能入腎。這種歸納，雖然對一部分藥物是符合的，但絕大部分與客觀實際情況並不一致，不能完全按照這個規律來執行。

（*註：台灣衛福部已於 2000 年公告禁止中藥藥品中，含穿山甲、熊膽、麝香、羚羊角、龜板（部分）等保育類中藥材成分。）

▼ 隨證用藥，注意升降沉浮

升降浮沉，就是藥物作用於人體的四種趨勢。它們的意義如下：

1. 升

升就是上升、升提的意思。能治病下陷的藥物，都有升的作用。

2. 降

降就是下降、降逆的意思。能治病勢上逆的藥物，都有降的作用。

3. 浮

浮就是輕浮、上行發散的意思。能治病位在表的藥物，都有浮的作用。

4. 沉

沉就是重沉、下行泄利的意思。能治病位在裡的藥物，都有沉的作用。

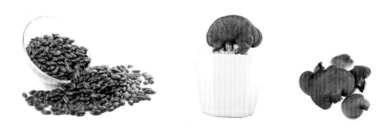

總結來說，凡屬於升浮者，都能上行、向外；如升陽、發表、散寒、催吐等作用的藥物，藥性都是升浮的。凡歸類沉降者，都能下行、向裡；如清熱、瀉下、利水、收斂、平喘、止呃等作用的藥物，藥性都是沉降的。

升降浮沉，既是四種不同的藥性，也是臨床上用藥的原則，這是它的意義所在。因為人體發生病變的部位，有上、下、表、裡的不同，病勢也有上逆和下陷的差別，在治療上就需要針對病情，選用藥物。

病勢上逆者，宜降不宜升，如胃氣上逆的嘔吐，當用薑半夏降逆止嘔，不可用瓜蒂等湧吐藥；病勢下陷者，宜升不宜降，如久瀉脫肛，當用黃耆、黨參、升麻、柴胡等益氣升提，

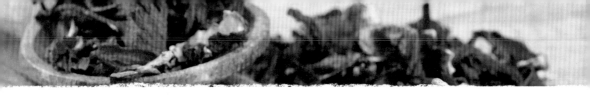

不可用大黃等通便藥；病位在表者，宜發表而不宜收斂，因表證須發汗解表，當用紫蘇、生薑等升浮藥，而不能用浮小麥、糯稻根等收斂止汗藥；病位在裡者，宜用清熱、瀉下或溫裡、利水等沉降藥，不宜用解表藥等。

舉例來說，如果肝陽上逆的頭痛，誤用升散藥，反而會造成肝陽更為亢盛的情況；脾陽下陷的泄瀉，誤用泄降藥，容易造成中氣更為下陷，導致久瀉不止的症狀。

升降浮沉，也是藥性的一種歸納方法，且應用上和歸經有密切聯繫。例如，肺病咳嗽，當用肺經藥物，但又須區分病勢，來考慮升浮沉降的藥物；例如外邪犯肺、肺氣失宣引起的咳嗽，當用升浮藥發散外邪、宣暢肺氣，如麻黃、桔梗等；肺虛久咳就應該用斂肺止咳的五味子、訶子等沉降的藥物來治療。

又如，氣分上逆的病症，應當用沉降藥來治療，但又須區別屬於何經的病症，如胃氣上逆、嘔吐呃逆，就要用半夏、丁香等胃經降逆藥；肺氣上逆、咳嗽氣喘，就要用旋覆花、白前等肺經降逆藥。

凡味屬辛甘、性屬溫熱的藥物，大都為升浮藥；味屬苦酸鹹，性屬寒涼的藥物，大都為沉降藥，因此有「酸鹹無升、辛甘無降、寒無浮散、熱無沉降」的說法。從藥物質地來說，凡花、葉以及質輕的藥物，大都為升浮藥；種子、果實、礦石以及質重的藥物，大都為沉降藥。

但是，上述情況又非絕對，還必須從各種藥物的功效特點來考慮，例如，諸花皆升，旋覆花獨降。在性味和質地方面，如紫蘇子辛溫、沉香辛微溫，從性味來說應是升浮，但因為質重，所以作用為沉降；胡荽子藥用種子應是沉降，但因為性味辛溫，所以作用為升浮，等等。此外，透過藥物的炮製，也能使升降浮沉有所轉化，如酒炒則升、薑製則散、醋炒則斂、鹽製則下行等。

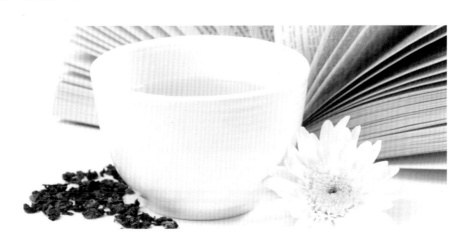

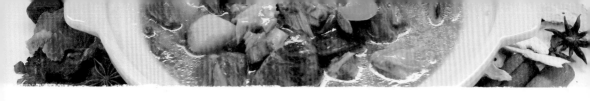

▼ 安全用藥，正確認識毒性

　　中藥的毒性是指藥物對人體的損害性。它與一般的不良反應不同，乃強調用藥後會導致器官衰竭、功能發生障礙，產生新的疾病，甚至造成死亡。

何謂中藥的毒性？

NO.1 藥物的毒性分類

　　凡有毒的藥物大都作用強烈，或者有不良反應，用之不當會導致中毒，甚至危及生命；無毒的藥物，性質比較平和，一般無不良反應。古人很重視藥物的毒性，《神農本草經》將其作為分類的依據，把可以攻病癒疾的藥物稱為有毒，可以久服補虛的藥物稱為無毒。

（＊註：台灣衛生署已禁用有毒性中藥。九十二年十一月四號公告二：禁用廣防己、青木香、關木通、馬兜鈴、天仙藤等五種含馬兜鈴酸之中藥材。）

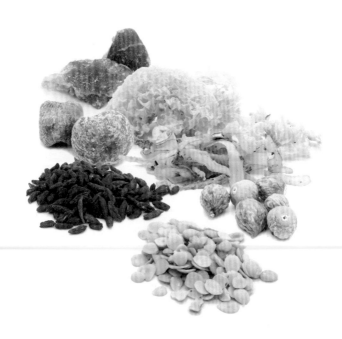

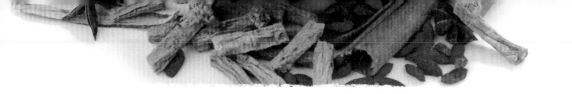

NO.2 毒性是藥物的偏性

古人認為毒藥是藥物的總稱，如張景嶽說：「藥以治病，因毒為能，所謂毒者，因氣味之有偏也……大凡可以辟邪安正者，均可稱為毒藥，故曰毒藥攻邪也。」這裡所指的毒藥，即是泛指一切藥物。

對於中藥的毒性，我們可以透過對重要毒性的確定、影響因素、中毒的原因和服用注意事項方面的了解，來加深對中藥的認識，同時改變人們對中藥的看法。

如何判定毒性？

NO.1 含不含有毒成分？

有些藥物本身帶有毒性，如砒石、馬錢子等。

NO.2 用量是否適當？

使用劑量是否適當為確定藥物有毒無毒的關鍵，未超過人體對藥物的最大承受量即為無毒，超過則為有毒。如果治療劑量與中毒劑量比較接近或相當，則用藥時安全度小，易引起中毒反應；無毒藥物雖安全度較大，但並非絕對不會引起中毒反應，如人參、知母等都曾有過中毒的報導，這與劑量過大或服用時間過長等有密切關係。

影響藥材有毒無毒的因素

藥物的毒性與品種、入藥的部位、產地、採集時間、貯存、加工炮製、配伍、劑型、給藥途徑、用量、使用時間的長短、在皮膚黏膜施用面積大小，以及病人的體質、年齡、性別、種屬、證候性質等都有相關，因此，使用有毒藥物時，應從上述環節進行控制，避免中毒的發生。

引起中毒的原因

NO.1 品種混淆

有些人不辨真偽，誤將混淆品種當成正品使用，如把有毒的香加皮作五加皮入藥，導致中毒。

NO.2 誤服毒藥

有些人道聽塗說和文獻錯載，誤服有毒中藥，如以為馬錢子能避孕，取七粒搗碎服，遂致中毒死亡。

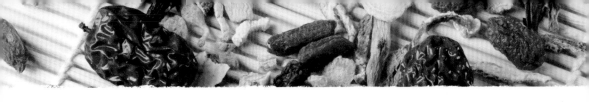

NO.3 用量過大

有些人誤認中藥均無毒或毒性甚小，不必嚴格控制劑量，在求癒心切的心理作用下，盲目加大用量，如有人過量服用人參或大面積塗敷斑蝥而致中毒死亡。

NO.4 炮製失度

某些有毒藥物生用毒大，炮製後毒減，若炮製失度，毒性不減，即會引發中毒。如有人服用含有炮製失度的草烏製劑而致中毒。

NO.5 劑型失宜

有些藥物在服用時，對劑型有一定要求，如砒石不能做酒劑，違之則斃命。

NO.6 管理不善

有些單位對劇毒藥物管理不善，造成藥物混雜，或錯發毒藥。如有人在調劑時，誤將砒石當花蕊石等發給病人，造成病人中毒身亡。

NO.7 療程過長

有些人誤認中藥均無毒或毒性甚小，長期使用有毒的中藥或含有毒成分的中成藥，導致不良反應的發生。

NO.8 配伍不當

中成藥組方不合理、中藥湯劑配伍不合理、中西藥聯用不合理等，也會導致不良反應的發生。

NO.9 辨證錯誤

臨床因辨證失準，寒熱錯投，攻補倒置，導致不良反應的案例時有發生。如明為脾虛泄瀉，反用大劑黃連，致使溏泄加重；雖為血虛，但兼便溏（大便不成形會沾黏），仍投大劑當歸，致使溏泄不已。

NO.10 個體差異

由於個體差異，對某些藥物的耐受性不同，乃至高度敏感，也常引起不良反應。如白芍、熟地、牡蠣本為無毒之品，常人服之一般不會有事，但個別病人服後卻容易引起過敏，臨床時有報導。

服用有毒藥物的注意事項

．用量要適當，採用小量漸增法投藥，忌初用即給足量，以免中毒。
．採製要嚴格，在保證藥效的前提下，嚴格把關採製的各個環節，杜絕偽品。
．用藥要合理，禁止亂用濫投，孕婦、老幼及體弱者忌用或慎用毒烈之品。
．識別過敏者，及早予以防治。

▼ 中醫用藥的不傳之祕在於「量」

　　用量，就是中藥在臨床上應用時的分量。一般包括重量（如若干兩、若干錢）、數量（如幾隻、幾片）、容量（如若干湯匙、若干毫升）等，它們都是醫師處方上給藥房配伍藥品的劑量。

　　中藥的用量，直接影響它的療效。應該用大劑量來治療的，反而用了少量藥物，可能因藥量太小，效力不夠，不能及早痊癒，以致貽誤病情；或者應該用小劑量來治療的，反而用大量，可能因用藥過量，以致傷害人體的正氣，都將對疾病的治療帶來不利的後果。此外，一張透過配伍組成的處方，如果將其中某些藥物的用量變更以後，它的功效和適應範圍也就有所不同。

　　一般說來，在使用藥物、確定劑量的時候，應該從下列三個方面來考慮：

藥物的性質與 劑量的關係	1. 在使用劇毒藥物時，用量宜小，並以少量開始，視症情變化，再考慮逐漸增加；一旦病勢已減，應逐漸減少或立即停服，以防中毒或產生不良反應。 2. 在使用一般藥物的時候，對質地較輕或容易煎出的如花、葉之類，用量不宜過大；質重或不易煎出的如礦物、貝殼之類，用量應較大。 3. 新鮮的藥物因含有水分，用量可大些，乾燥的應較少些。 4. 過於苦寒的藥物，多用會損傷腸胃，故劑量不宜過大，也不宜久服。
劑型、配伍與 劑量的關係	藥在一般情況下，同樣的藥物，入湯劑比丸、散劑用量要大一些；在複方應用時，比單味藥用量要小一些。
年齡、體質、 病情與劑量的 關係	1. 成人和體質較強實的病人，用量可適當大些；兒童及體弱患者，劑量宜酌減。 2. 病情輕者，不宜用重劑；病情較重者，劑量可適當增加。 3. 現今臨床上，對於藥物的用量大致為五錢至一兩，在用藥藥味較少、藥性無毒或不良反應的情況下是可以的；但是處方用藥藥味已經很多，或者有些藥物具有不良反應，用量就應該適當小些。特別是某幾種藥物，一方面固然有良好的療效，但價格又比較昂貴，如犀牛角、羚羊角、麝香、牛黃、猴棗、鹿茸、珍珠等，更應該注意它們的用量。

▼ 中藥煎服大有學問

煎藥的五大要點

　　煎藥法已有兩千多年的歷史，湯劑是中醫臨床上應用最早、最廣泛的劑型。煎藥的目的，是把藥物裡的有效成分，經過物理、化學作用（如溶解、擴散、滲透等），轉入到湯液裡。

煎藥時間	主要根據藥物和疾病的性質，以及藥物的情況而定。一般第一煎以沸騰開始計算需要 20 ～ 30 分鐘，第二煎 30 ～ 40 分鐘。
煎前浸泡	藥物在煎煮前一定要浸泡，因為植物類的中藥多是乾燥品，透過加水浸泡可以使藥材變軟，恢復其天然狀態，煎藥時易於有效成分析出。
煎藥溫度	溫度是藥材析出有效成分的重要因素。中醫將煎藥溫度稱為「火候」，即「文火」或「武火」。先「武火」沸騰，後「文火」煎出有效成分。
煎藥器具	中藥湯劑的品質與選用的煎藥器具有密切的關係。現在仍是以砂鍋為首選，陶瓷鍋、不銹鋼鍋和玻璃容器次之。但是不能使用鐵鍋、銅鍋，主要是因為它們會影響湯劑的品質，直接關係到臨床療效。
煎藥用水	現在多是用自來水、井水、泉水來熬藥，只要水質潔淨即可。通常加水量應控制在 5 ～ 10 倍。按照傳統的加水方法，將藥物放進鍋內後，第一次煎煮的水量應以超過藥物表面 3 ～ 5 公分為宜，第二次加水則以超過藥物表面 3 公分為宜。

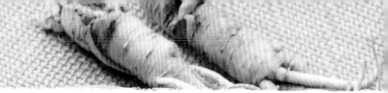

服藥的三大關鍵

根據病情選擇需要的藥物，煎好之後，服藥也有時限，古代醫家對此十分重視。

服藥時間

清晨空腹服	因胃中沒有食物，所服藥物可避免與食物混合，因此可以迅速到達腸中，充分發揮藥效。峻下逐水藥晨起空腹時服，不僅有利於藥物快速入腸發揮作用，且可避免晚間頻頻起床而影響睡眠。
飯前服	驅蟲藥、攻下藥及其他治療胃腸道疾病的藥物，宜在飯前服用。因有利於藥物的消化吸收，故多數藥適合飯前服用。
飯後服	對胃腸有刺激性的藥宜在飯後服用，如消食藥。服藥與進食應間隔一小時左右，以免影響食物的消化吸收與藥效的發揮。
特定時間服	為了讓藥物更能發揮功效，需在特定的時間服用。如安神藥應在晚間服用；截瘧藥應在瘧疾發作前兩小時服用；急性病藥則應不拘時服。

服藥量

一般疾病服用湯劑，多為每日劑，每劑分服或三服。病情急重者，可每隔四小時左右服藥一次，晝夜不停，使藥力持續，利於頓挫病勢。使用發汗藥、瀉下藥時，因藥力較強，服藥應適可而止。嘔吐病人服藥宜小量頻服，因藥量小對胃的刺激性也小，不致藥入即吐。

服藥冷熱

服藥的冷熱，多指湯劑。通常根據病情和藥物性質來決定，多宜溫服。若治寒證用熱藥，更宜熱服。至於治熱病所用寒藥，如熱在胃腸，患者欲冷飲者可涼服；如熱在其他臟腑，患者不欲冷飲者，寒藥仍以溫服為宜。

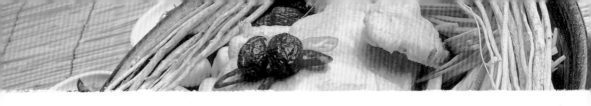

▼ 巧用與慎用中藥的 「七情」關係

　　應用中藥時，由於藥物彼此會出現相互作用的關係，所以有些因協同互助而增進療效，有些則可能互相對抗而抵消、削弱原有的功效；有些因為相互配用，而減輕或消除了毒性或不良反應，但是也有些反而因此而使作用減弱，或發生不利於人體的狀況等等。對於這些情形，古人將它總結歸納為藥性「七情」，內容如下：

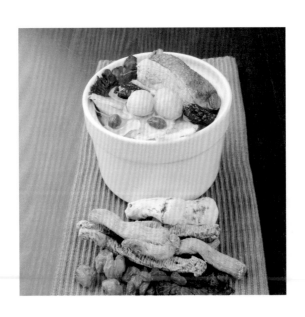

1　**單行**：就是單用一味藥來治療疾病。例如只用馬齒莧治療痢疾；獨參湯單用人參大補元氣、治療虛脫等。

2　**相須**：就是功能相類似的藥物，配合應用後可以發揮協同作用，加強療效，如石膏、知母都能清熱瀉火，兩者相加作用更強；大黃、芒硝都能瀉下通便，配用後作用更為明顯等。

3　**相使**：就是用一種藥物作為主藥，配合其他藥物來提高主藥的功效。如脾虛水腫，用黃芪配合茯苓，可加強益氣健脾利水的作用；胃火牙痛，用石膏清胃火，再配合牛膝引火下行，促使胃火牙痛更快地消除等。

4　**相畏**：就是一種藥物的毒性或其他有害作用能被另一種藥物抑制或消除。如生半夏有毒性，可以用生薑來消除它的毒性。

5　**相殺**：就是一種藥物能消除另一種藥物的毒性反應。如防風能解砒霜毒、綠豆能減輕巴豆毒性等。

6　**相惡**：就是兩種藥物配合應用以後，其中一種會減弱另一種的藥效。如人參能大補元氣，配合萊菔子同用，就會損失或減弱補氣的功能等。

7　**相反**：就是兩種藥物配合應用以後，可能發生劇烈的不良反應。

以上藥性「七情」，除了單行以外，都是說明藥物配伍時，需要注意的地方。相須、相使，是臨床用藥儘可能加以考慮的，以便讓藥物發揮更好的療效，一般用藥「當用相須、相使者良」。

相畏、相殺，是臨床使用有毒或具有不良反應的藥物時要注意的，「若有毒宜制，可用相畏、相殺者」。相惡、相反，則是臨床必須留心的禁忌，所以「勿用相惡、相反者」。

從應用單味藥，到多種藥物配伍，是醫學的進步與發展，可以對表裡同病、寒熱夾雜、虛中帶實等病情複雜的症狀，給予全面照顧；對有毒者則能使用其他藥物來消除或減弱其毒性，從而保證用藥的安全。

▼ 藥有配伍（君、臣、佐、使）即成方

　　方劑的組成不是單純藥物的堆積，而是有一定的原則和規律。古人用「君、臣、佐、使」四個部分加以概括，來說明藥物配伍的主從關係。一個療效確實的方劑，必須是針對性強、組方嚴謹、方義明確、重點突出、少而精悍的。現將「君、臣、佐、使」的含義分述如下：

1. 君藥
　　對病因或主證發揮主要治療作用的藥物，一般效力較強，藥量較大。

2. 臣藥
　　指方中能夠協助和加強主藥作用的藥物。

3. 佐藥
　　指方中另一種性質的輔藥。又分為：

　　（1）正佐：協助主藥治療兼證。

　　（2）反佐：抑制主藥，藉以減輕或消除其不良反應。

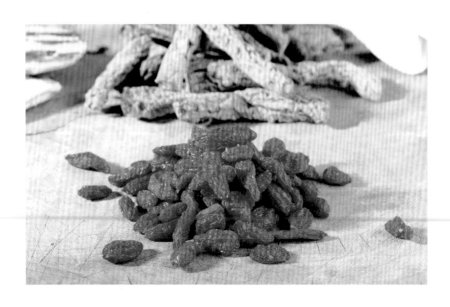

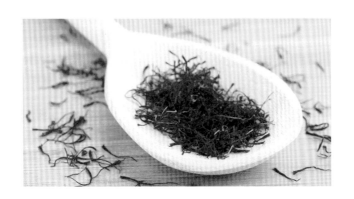

4. 使藥

分為引經藥、調和藥兩種，且配伍意義不同。

（1）引經藥：能引方中諸藥至病所的藥物。

（2）調和藥：具有調和方中諸藥作用的藥物。

一帖方劑中的君、臣、佐、使，主要是以藥物在方中發揮作用的主次地位為依據。除君藥外，臣、佐、使藥都具有兩種以上的意義。在遣藥組方時並沒有固定的模式，既不是每一種意義的臣、佐、使藥都必須具備，也不是每味藥只任一職。每一方劑的具體藥味多少，以及君、臣、佐、使是否齊備，全視具體病情及治療要求的不同，以及所選藥物的功能來決定。

但是，任何方劑的組成，君藥不可缺少。通常，君藥的藥味較少，而且不論何藥作為君藥，其用量均比作為臣、佐、使藥應用時要大。這是一般情況下對組方基本結構的要求。至於有些藥味繁多的大方，或多個基礎方劑組合而成的「複方」，分析時只需按其組成方藥的功用歸類，弄清主次即可。

例如某病人惡寒發熱、無汗而喘、頭痛、脈浮緊。其辨證是風寒表實證，擇用麻黃湯治療；方中之麻黃，辛溫，發汗解表，以除其病因（風寒）而治主證為主藥；桂枝，辛甘溫，溫經解肌，協助麻黃增強發汗解表之功，為輔藥；杏仁，甘苦溫，助麻黃宣肺平喘，以治咳喘之兼證為佐藥；甘草，甘溫，調和諸藥為使藥。

簡單的方劑，除了主藥外，其他成分不一定都有。如芍藥甘草湯，只有主、輔藥；左金丸，只有主藥黃連和佐藥吳茱萸；獨參湯，只有主藥人參。複雜的方劑主藥，可有兩味或兩味以上，輔、佐、使藥也可能兩味或多味。

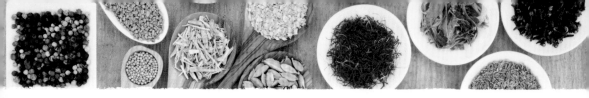

▼ 方藥治病有八法，辨證清楚再用藥

　　我們現在常引用的「八法」，是清代醫家程鐘齡從高層次治療大法的角度，根據歷代醫家對治法的歸類總結而來。程氏在《醫學心悟‧醫門八法》中說：「論病之源，以內傷、外感四字括之。論病之情，則以寒、熱、虛、實、表、裡、陰、陽八字統之。而論治病之方，則又以汗、和、下、消、吐、清、溫、補八法盡之。」

NO.1 汗法

　　汗法是經開泄腠理、調暢營衛、宣發肺氣等作用，使在表的外感六淫之邪隨汗而解的一類治法。主要是透過出汗，使腠理開、營衛和、肺氣暢、血脈通，從而能祛邪外出，正氣調和。所以，除了治療外感六淫之邪所致的表證外，凡是腠理閉塞，營衛鬱滯的寒熱無汗，或腠理疏鬆，雖有汗但寒熱不解的病症，皆可用汗法。

　　例如：麻疹初起，疹點隱而不透；水腫，腰以上腫甚；瘡瘍初起而有惡寒發熱；瘧疾、痢疾而有寒熱表證等均可應用汗法治療。

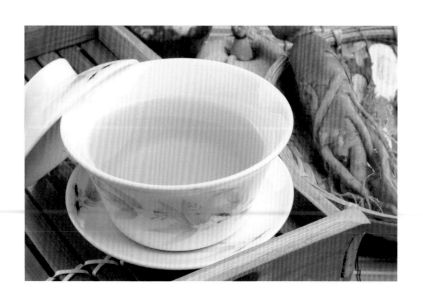

NO.2 和法

和法是透過和解或調和的方法，使半表半裡之邪，或臟腑、陰陽、表裡失和之證得以解除的一類治法。《傷寒明理論》說：「傷寒邪在表者，必漬形以為汗；邪在裡者，必蕩滌以為利；其於不內不外，半表半裡，既非發汗之所宜，又非吐下之所對，是當和解則可矣。」所以和解是專治邪在半表半裡的一種方法。至於調和之法，戴天章說：「寒熱並用之謂和，補瀉合劑之謂和，表裡雙解之謂和，平其亢厲之謂和。」（《廣溫疫論》）

可見和法是一種既能祛除病邪，又能調整臟腑功能的治法，無明顯寒熱補瀉之偏，性質平和，全面兼顧，適用於邪犯少陽、肝脾不和、腸寒胃熱、氣血營衛失和等證。

NO.3 下法

下法是透過瀉下、蕩滌、攻逐等作用，使停留於胃腸的宿食、燥屎、冷積、瘀血、結痰、停水等從下竅而出，以祛邪除病的一類治法。凡邪在腸胃而致大便不通、燥屎內結，或熱結旁流，以及停痰留飲、瘀血積水等形症俱實之證，均可使用。由於病情有寒熱，正氣有虛實，病邪有兼夾，所以下法又有寒下、溫下、潤下、逐水、攻補兼施之別，並與其他治法結合運用。

NO.4 消法

消法是透過消食導滯、行氣活血、化痰利水、驅蟲等方法，使氣、血、痰、食、水、蟲等漸積形成的有形之邪漸消緩散的一類治法。該法適用於飲食停滯、氣滯血瘀、癥瘕積聚、水濕內停、痰飲不化、疳積蟲積以及瘡瘍癰腫等病症。

消法與下法雖同是治療內蓄有形實邪的方法，但在適應病症上有所不同。下法所治病症，大抵病勢急迫，形症俱實，邪在腸胃，必須速除，而且是可以從下竅而出者。消法所治，主要是病在臟腑、經絡、肌肉之間，邪堅病固而來勢較緩，屬漸積形成，且多虛實夾雜，尤其是氣血積聚而成之癥瘕痞塊、痰核瘰癧等，不可能迅即消除，必須漸消緩散。（瘰癧指發生在頭側耳後皮裡膜外，累累如串珠的結核。大者屬瘰，小者屬癧。）

NO.5 吐法

吐法是透過湧吐的方式，使停留在咽喉、膈、胃脘的痰涎、宿食或毒物從口中吐出的一類治法。該法適用中風痰壅，宿食壅阻胃脘，毒物尚在胃中；痰涎壅盛之癲狂、喉痺（咽喉痛），以及乾霍亂吐瀉不得（絞腸痧）括號刪除等，屬於病位居上、病勢急暴、內蓄實邪、體質壯實之證。因吐法易傷胃氣，故體虛氣弱者、婦人新產者、孕婦等均應慎用。

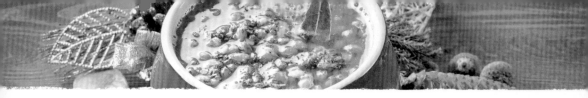

NO.6 清法

　　清法是透過清熱、瀉火、解毒、涼血等作用，以清除裡熱之邪的一類治法。該法適用於裡熱證、火證、熱毒證以及虛熱證等病症。由於裡熱證有熱在氣分、營分、血分、熱壅成毒以及熱在某一臟腑之分，因而在清法之中，又有清氣分熱、清營涼血、清熱解毒、清臟腑熱等不同。熱證最易傷陰，大熱又易耗氣，所以清熱劑中常配伍生津、益氣之品。若溫病後期，熱灼陰傷，或久病陰虛而熱伏於裡的，又當清法與滋陰並用，更不可純用苦寒直折之法，熱必不除。

NO.7 溫法

　　溫法是透過溫裡祛寒的作用，來治療裡寒證的一類治法。裡寒證的形成，有外感內傷的不同，或由寒邪直中於裡，或因失治誤治而損傷人體陽氣，或因素體陽氣虛弱，以致寒從中生。同時，裡寒證又有部位淺深、程度輕重的差別，故溫法又有溫中祛寒、回陽救逆和溫經散寒的區別。由於裡寒證在形成和發展過程中，往往陽虛與寒邪並存，所以溫法又常與補法配合運用。

NO.8 補法

　　補法是透過補益人體氣血陰陽，以主治各種虛弱症候的一類治法。補法的目的，在於利用藥物的補益，使人體氣血陰陽虛弱，或臟腑之間的失調狀態得到糾正，復歸於平衡。

　　此外，在正虛不能祛邪外出時，也可以補法扶助正氣，並配合其他治法，達到助正祛邪的目的。雖然補法有時可收到間接祛邪的效果，但一般是在無外邪時使用，以避免「閉門留寇」之弊。補法的具體內容甚多，既有補益氣、血、陰、陽的不同，又有分補五臟之側重，但較常用的治法分類仍以補氣、補血、補陰、補陽為主。

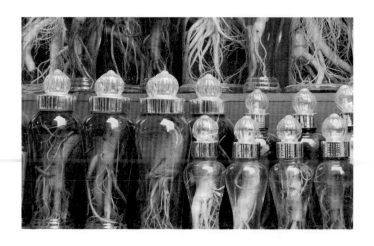

❤ 中藥有禁忌，不可恣意使用

「十八反」與「十九畏」

　　有些藥物配伍讓治療作用減弱，導致效果不彰；有些藥物配伍使毒性增強，引起嚴重不良反應；還有些會過度增強其效，超出人體所能耐受的程度，也會誘發副作用，甚至危害病人等。前人有「十八反」與「十九畏」的記述，所謂反者即是前文藥物「七情」中的「相反」而言，所謂畏者則指「相惡」而言。

1. 十八反：

　　甘草反甘遂、大戟、芫花、海藻。

　　烏頭反貝母、栝蔞、半夏、白蘞、白芨。

　　藜蘆反人參、沙參、丹參、玄參、細辛、芍藥。

2. 十九畏：

　　硫黃畏樸硝；水銀畏砒霜；狼毒畏密陀僧；

　　巴豆畏牽牛；丁香畏鬱金；川烏、草烏畏犀牛角；

　　牙硝畏三稜；官桂畏石脂；人參畏五靈脂。

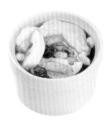 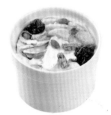

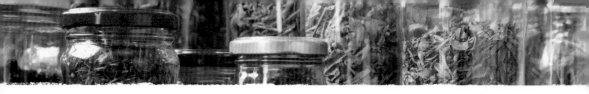

孕期用藥禁忌

妊娠期間服用某些藥物，容易引起胎動不安，甚至造成流產。根據藥物對胎兒影響程度的強弱，分禁用和慎用兩類。

禁用藥	大多毒性較強或藥性猛烈。如劇烈瀉下藥巴豆、蘆薈、番瀉葉；逐水藥芫花、甘遂、大戟、商陸、牽牛子；催吐藥瓜蒂、藜蘆；麻醉藥鬧羊花；破血通經藥乾漆、三棱、莪朮、阿魏、水蛭、虻蟲；通竅藥麝香、蟾酥、穿山甲；其他劇毒藥如水銀、砒霜、生附子、輕粉等。
慎用藥	大多是烈性或有小毒的藥物。如瀉下藥大黃、芒硝；活血祛瘀藥桃仁、紅花、乳香、沒藥、王不留行、益母草、五靈脂等；通淋利水藥冬葵子、薏苡仁；重鎮降逆藥磁石；其他如半夏、南星、牛黃、貫眾等。

凡禁用藥都不能使用，慎用藥則應根據孕婦病情酌情使用。但無論可用可不用者，都應儘量避免使用，以免發生事故。

服藥飲食禁忌

俗話說：「吃藥不忌口，壞了大夫手。」無論西藥還是中藥，我們都要注意忌口的常識，輕則減輕藥效，重則威脅生命健康。那麼，在吃中藥時該如何避免飲食影響呢？

NO.1 忌濃茶

服用中藥時不要喝濃茶，因為茶葉裡含有鞣酸，濃茶裡更多。與中藥同服，會影響人體吸收藥中有效成分，降低療效；例如阿膠、銀耳，忌與茶水同服。如平時有喝茶習慣，可以少喝一些，最好在服藥 2～3 小時後再喝。

NO.2 忌蘿蔔

服用中藥時不宜吃生蘿蔔（理氣化痰藥除外），因蘿蔔有消食、破氣等作用，特別是遇到人參、黃耆等滋補類中藥時，吃蘿蔔會削弱其補益作用，降低藥效而達不到治療目的。

NO.3 忌生冷

生冷食物性多寒涼，難以消化，還易刺激胃腸，影響藥物吸收。故在治療寒證服用溫經通絡、袪寒逐濕藥，或健脾暖胃藥時，不可不忌生冷食物。

NO.4 忌辛辣

熱性辛辣食物性多溫熱，耗氣動火。如服用清熱敗毒、養陰增液、涼血滋陰等中藥或在癰瘍瘡毒等熱性病治療期間，須忌食辛辣，如蔥、蒜、胡椒、羊肉等辛辣熱性之品；若食之，則會抵消中藥效果，有的還會引起發炎，傷陰動血。

NO.5 忌油膩

油膩食物性多黏膩，助濕生痰，滑腸滯氣，不易消化和吸收，而且與藥物混合，更容易阻礙胃腸吸收藥物有效成分，從而降低療效。故服用中藥期間，痰濕較重、脾胃虛弱、消化不良、高血壓、冠心病、高脂血症、血液黏稠以及肥胖症等患者，更須忌食動物油脂等油膩之物。

NO.6 忌腥膻

一般中藥均有芳香氣味，特別是芳香化濕、芳香理氣類藥物，皆含有大量的揮發油，以發揮治療作用；這類芳香物質與腥膻氣味最不相容。若服用中藥時不避腥膻（如海鮮腥氣、牛羊膻味），往往影響藥效。過敏性哮喘、過敏性鼻炎和瘡癤、濕疹、蕁麻疹等過敏性皮膚炎患者，除了在服藥期間忌食腥膻之物外，還應少吃雞、羊、豬頭肉、蟹、鵝肉等發物。因為這類食物中含有異性蛋白，部分病人特別敏感，容易產生過敏，從而加重病情。

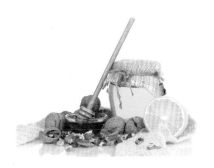
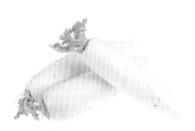

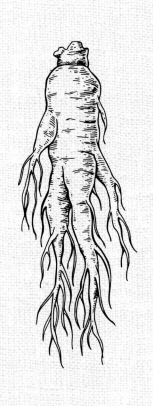

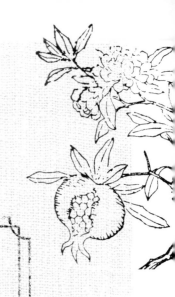

第二章

補虛藥

補虛藥主要用於虛證。所謂虛證,一般來説,有氣虛、陽虛、血虛、陰虛等不同類型。補虛藥根據它的效果及應用範圍,也分為補氣藥、助陽藥、養血藥、滋陰藥等。

在臨床上用藥,主要根據虛證的不同,而給予相對應的藥物,如氣虛補氣,陽虛助陽,血虛養血,陰虛滋陰。但人體氣血陰陽有著相互依存的關係,故益氣和助陽,養血和滋陰,往往同用。

補 氣 藥

人參

別名 | 棒棰、神草、人銜

【植物形態】多年生宿根草本；主根肥厚，肉質，黃白色，圓柱形或紡錘形，下面稍有分枝，根狀莖短，直立；莖圓柱形；複葉掌狀，有小葉柄，小葉片橢圓形或微呈倒卵形；夏季開花，繖形花序單一頂生葉叢中，花瓣5，淡黃綠色；漿果扁圓形，成熟時鮮紅色。

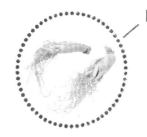

【藥用部分】根。

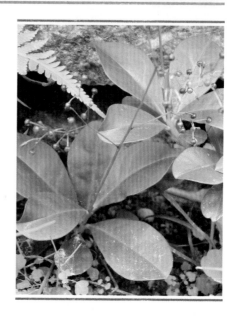

【性味歸經】生者性微寒，制後性微溫，味甘、苦；歸脾、肺經。

【功效主治】大補元氣、補肺益脾、生津、安神；主治勞傷虛損、反胃吐食、大便滑泄、虛咳喘促、驚悸以及一切氣血、津液不足之證。

【用法用量】多以水煎湯內服，2.5～15克，大劑15～50克；亦可熬膏，或入丸、散。

【用藥宜忌】實證、熱證忌服。

實用小祕方

藥方	人參末100克，鹿角膠（炙，研）50克，薄荷、豉湯、蔥各適量。
用法	煎沸後倒入杯內，咳嗽時溫服，每次服用15毫升。
適應症	肺久咳。

藥膳食療方

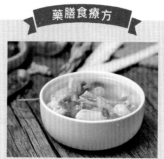

人參滋補湯
固本培元、補虛益氣

材料 豬瘦肉300克，人參、龍眼、枸杞子、紅棗、薑片各適量，鹽、雞粉各適量。

做法 豬瘦肉汆燙後放進燉盅，再加入洗淨的藥材和薑片，煮沸，加鹽、雞粉調味，加蓋燉1小時至熟即成。

黃耆

別名 | 黃蓍、箭耆、綿黃耆

【植物形態】多年生草本；莖上部有分枝。奇數羽狀複葉互生，小葉 12～18 對，小葉片廣橢圓形或橢圓形，下面被柔毛，托葉披針形。總狀花序腋生，花萼鐘狀，密被短柔毛，具 5 萼齒，花冠黃色，旗瓣長圓狀倒卵形。莢果膜質，卵狀長圓形。花期 6～7 月，果期 7～9 月。

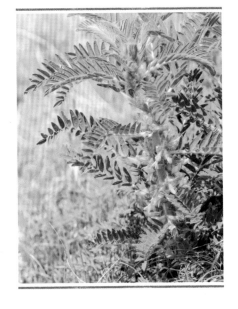

【藥用部分】根。

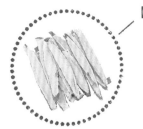

【性味歸經】性溫，味甘；歸肺、脾經。
【功效主治】補氣固表、利尿托毒；主治氣虛乏力、食少便溏、中氣下陷、久瀉脫肛等。
【用法用量】多水煎內服，15～25 克，大量可用 50～100 克；或入丸、散。
【用藥宜忌】內有積滯者不宜用。

藥方	黃耆 100 克，木蘭 50 克。
用法	研磨成細粉，每次服一點，一天服 3 次，酒送下。
適應症	酒疸黃疾（因酒食不節造成的黃疸類疾病）。

藥膳食療方

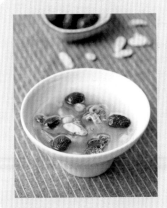

黃耆紅棗鱔魚湯
補中益氣、調和氣血

材料 鱔魚肉 350 克，鱔魚骨 100 克，黃耆、紅棗、薑片、蒜苗各少許，鹽 2 克，雞粉 2 克，料酒 4 毫升。

做法 鱔魚肉、鱔魚骨切段汆燙，砂鍋注水，倒入紅棗、黃耆、薑片、鱔魚骨，燒開後用小火煮約 30 分鐘，放入鱔魚肉、鹽、雞粉、料酒，煮熟後撒上蒜苗即可。

山藥

別名 │ 懷山藥、白山藥

【植物形態】多年生纏繞藤本。塊莖肉質肥厚，呈圓柱形，外皮灰褐色，有鬚根。莖細長，蔓性，有棱，光滑無毛。葉對生或 3 葉輪生，葉腋間常生珠芽；葉片三角狀卵形至三角狀廣卵形；葉脈 7～9 條基出；葉柄細長。蒴果有 3 翅。種子扁卵圓形，有闊翅。花期 7～8 月，果期 9～10 月。

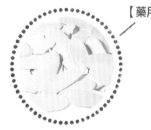

【藥用部分】塊莖。

【性味歸經】性平，味甘；歸脾、腎經。

【功效主治】補脾養胃、生津益肺、補腎澀精；主治久瀉不止、氣虛便祕、消化不良、肺虛喘咳、腎虛遺精等。

【用法用量】多煎湯內服，15～30 克；或入丸、散；可搗敷外用。

【用藥宜忌】有實邪者忌服。

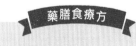
實用小祕方

藥方	山藥 20 克，粳米 30 克。
用法	上述藥物共研磨為末，加水煮成糊狀食用。
適應症	脾虛泄瀉。

藥膳食療方

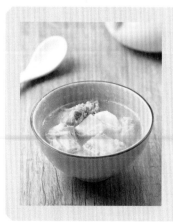

健脾山藥湯
健脾益氣、和胃補虛

材料 排骨 250 克，薑片 10 克，山藥 200 克，鹽 2 克，料酒 5 毫升。

做法 排骨先加 2 毫升料酒焯煮，再與薑片、料酒一同放入砂鍋，用小火煮 30 分鐘至排骨八九分熟，放入山藥煮熟，加入鹽，關火後盛出煮好的湯，裝碗即可。

白朮

別名 │ 山薊、山精、冬朮

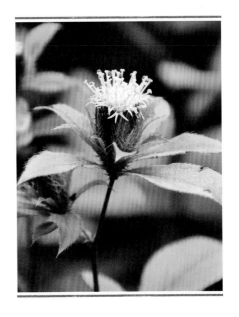

【植物形態】多年生草本,根莖粗大,略呈拳狀。莖直立,上部分枝,基部木質化。單葉互生;莖下部葉有長柄,橢圓形或卵狀披針形。頭狀花序頂生;總苞鐘狀,膜質,覆瓦狀排列;花多數,著生於平坦的花托上。瘦果長圓狀,微扁。花期9～10月,果期10～11月。

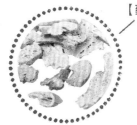

【藥用部分】根莖。

【性味歸經】性溫,味苦、甘;歸脾、胃經。

【功效主治】補脾、益胃、利水、止汗、安胎;主治脾胃氣弱、不思飲食、倦怠少氣、泄瀉、水腫、自汗、胎動不安等。

【用法用量】多以水煎湯內服,7.5～15克;熬膏,或入丸、散。

【用藥宜忌】陰虛燥渴、氣滯脹悶者忌服。

實用小祕方

藥方	白朮100克,橘皮200克。
用法	研磨成粉末,用米糊或麵糊製成丸子,如梧桐子大小(約黃豆大小),每頓飯前服用30顆。
適應症	脾虛脹滿。

藥膳食療方

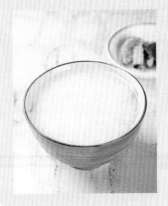

白朮陳皮粥

開胃消食、健脾化痰

材料 水發白米150克,白朮、陳皮各適量。

做法 砂鍋中注入適量清水燒開,倒入洗淨的白朮、陳皮,再放進洗好的白米,拌勻,加蓋,燒開後用小火煮30分鐘至熟,揭蓋,揀出白朮、陳皮,關火後盛出煮好的粥即可。

黨參

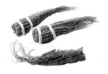

別名 | 台黨參、潞黨參

【植物形態】多年生草本。根圓柱形，頂端有一膨大的根頭。莖纏繞。葉對生、互生或假輪生。花萼綠色；花冠廣鐘形，直立；花柱短，呈漏斗狀。蒴果圓錐形。花期 8～9 月，果期 9～10 月。

【藥用部分】根。

【性味歸經】性平，味甘；歸脾、肺經。

【功效主治】補中、益氣、生津；主治脾胃虛弱、氣血兩虧、體倦無力等。

【用法用量】多煎湯內服，15～25 克；或入丸、散。

【用藥宜忌】有實邪者忌服。

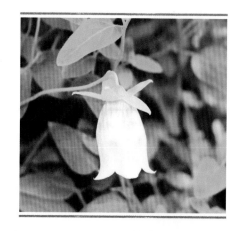

實用小祕方

藥方	黨參 50 克，黃檗 25 克。
用法	共為細末，吹撒患處。
適應症	小兒口瘡。

白扁豆

別名 | 扁豆、羊眼豆、蛾眉豆

【植物形態】一年生纏繞草本植物。三出複葉，先生小葉菱狀廣卵形，側生小葉斜菱狀廣卵形，長 6～11 公分，寬 4.5～10.5 公分，頂端短尖或漸尖，兩面沿葉脈處有白色短柔毛。

【藥用部分】成熟種子。

【性味歸經】性微溫，味甘淡；歸脾、胃經。

【功效主治】化濕、消暑、健胃；主治脾虛泄瀉、婦女白帶多、暑濕吐瀉、食欲不振等。

【用法用量】水煎內服，9～15 克。

【用藥宜忌】寒熱病者勿食。

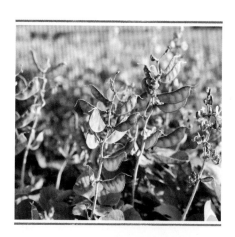

實用小祕方

藥方	白扁豆 40 克，大豆 120 克，紅豆 80 克。
用法	水 8 碗，煎 2 碗，分 2 次服。
適應症	腳氣水腫。

紅棗

別名 ｜ 大棗、棗子、乾棗

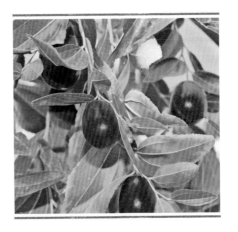

【植物形態】落葉灌木或小喬木，高可達 10 公尺。具成對的針刺。葉卵圓形至卵狀披針形，先端短尖而鈍，邊緣具細鋸齒。花呈短聚繖花序，黃綠色。核果卵形至長圓形。花期 4 ～ 5 月，果期 7 ～ 9 月。

【藥用部分】成熟果實。

【性味歸經】性平，味甘；歸脾、肺經。

【功效主治】補脾和胃、益氣生津；主治胃虛食少、脾弱便溏、氣血津液不足等。

【用法用量】煎湯內服，15 ～ 30 克；或搗爛做丸。

【用藥宜忌】凡有濕痰、積滯者，均不宜用。

實用小祕方

藥方	紅棗 3 枚，胡椒 10 粒，甜杏仁 5 個。
用法	混合研末，用溫水調服。
適應症	胃寒胃痛。

蜂蜜

別名 ｜ 白蜜、食蜜、百花精

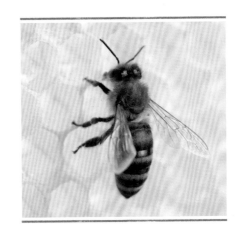

【昆蟲形態】有蜂后、工蜂和雄蜂三種。工蜂形小，頭、胸、背面密生灰黃色的細毛。背面黃褐色，1 ～ 4 節有黑色環帶，末端有毒腺和螫針。蜂后體型最大，翅短小。雄蜂頭呈球狀，尾端圓形，無毒腺和螫針。

【藥用部分】昆蟲蜜蜂等所釀的蜜糖。

【性味歸經】性平，味甘；歸肺、脾、大腸經。

【功效主治】潤燥、止痛、解毒；主治肺燥咳嗽、腸燥便祕、胃脘疼痛等。

【用法用量】沖調內服，15 ～ 50 克；外用塗局部。

【用藥宜忌】痰濕內蘊、腸滑泄瀉者忌服。

實用小祕方

藥方	蜂蜜 50 克，黑芝麻 45 克。
用法	黑芝麻蒸熟搗泥，攪入蜂蜜，用溫開水沖化。
適應症	高血壓、慢性便祕。

甘草

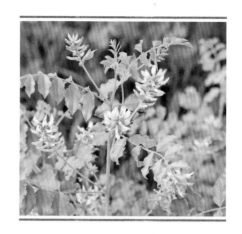

別名 | 美草、蜜甘、蜜草

【植物形態】多年生草本。根莖圓柱狀，主根甚長、粗大，外皮紅褐色至暗褐色。小葉片卵圓形、卵狀橢圓形或偶爾近於圓形。花密集。種子扁圓形或腎形，黑色，光滑。花期6～7月，果期7～9月。

【藥用部分】根及根狀莖。

【性味歸經】性平，味甘；歸脾、胃、肺經。

【功效主治】清熱解毒、潤肺止咳、調和諸藥；主治咽喉腫痛、咳嗽、脾胃虛弱。

【用法用量】煎湯內服，2.5～15克；外用煎水洗。

【用藥宜忌】不宜與甘遂、大戟、芫花、海藻同用。

實用小祕方

藥方	甘草10克，雞蛋殼15克，曼陀羅葉0.5克。
用法	研磨成細粉，每次服3克，每天服用3次。
適應症	胃及十二指腸潰瘍。

太子參

別名 | 孩兒參、異葉假繁縷

【植物形態】多年生草本，塊根紡錘形。莖下部紫色。葉對生，下部葉匙形或倒披針形，上部葉卵狀披針形至長卵形。花腋生，普通花1～3朵，白色。種子扁圓形。花期4～5月，果期5～6月。

【藥用部分】乾燥塊根。

【性味歸經】性平，味甘、微苦；歸脾、肺經。

【功效主治】益氣健脾、生津潤肺；主治病後虛弱、氣陰不足、自汗口渴等。

【用法用量】煎湯內服，10～20克。

【用藥宜忌】表實邪盛者不宜用。

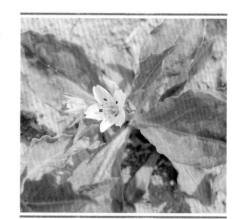

實用小祕方

藥方	太子參15克，浮小麥25克。
用法	煎湯內服。
適應症	自汗症。

粟

別名 | 穀子、小米、狗尾粟

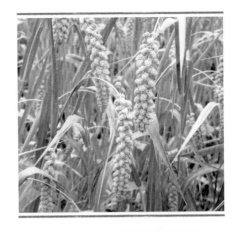

【植物形態】一年生草本植物；葉片披針形或線狀披針形，先端尖長。夏秋季開花，頂生圓錐花序，呈穗狀，通常下垂；小穗橢圓形。穀粒卵狀或圓球狀，具細點狀皺紋，成熟後與其他小穗部分脫離。

【藥用部分】粱或粟的種仁。

【性味歸經】性涼，味甘、鹹；歸腎、脾、胃經。

【功效主治】和中、益腎、除熱、解毒；主治脾胃虛熱、反胃嘔吐、消渴、泄瀉等。

【用法用量】25 ～ 50 克，煎湯內服（包煎，即紗布包好入煎）

【用藥宜忌】虛寒者慎用；勿與杏仁同食。

實用小祕方

藥方	粟米 500 克。
用法	杵如粉，水和丸，煮熟，加鹽，和汁吞下。
適應症	脾胃氣弱、食不消化、嘔逆反胃。

西洋參

別名 | 洋參、西參、花旗參

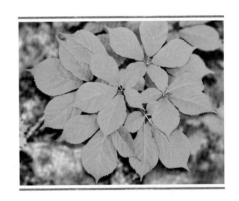

【植物形態】多年生草本。根肉質，紡錘形。莖圓柱形，有縱條紋，或略具棱。掌狀 5 出複葉，輪生於莖端。繖形花序，花多數；花瓣綠白色。漿果熟時鮮紅色。花期 7 月，果熟期 9 月。

【藥用部分】根。

【性味歸經】性涼，味苦、甘；歸心、肺、腎經。

【功效主治】補氣養陰、清熱生津；主治氣虛陰虧、內熱、咳喘痰血等。

【用法用量】煎湯內服，4 ～ 10 克。

【用藥宜忌】不宜與藜蘆同用。

實用小祕方

藥方	西洋參 10 克，蜂蜜 50 克，冰糖 200 克。
用法	燉煮參湯，加蜂蜜和冰糖調服。
適應症	中暑、便祕、上火

菱角

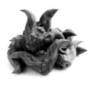

別名 | 水栗、菱實、芰實

【植物形態】一年生水生草本。根二型，除吸收根外，尚有同化根。莖細長。葉集生莖頂，呈蓮座狀，菱狀三角形，邊緣上半部有粗鋸齒。花兩性，單生葉腋。果實為稍扁的倒三角形，兩端有刺。

【藥用部分】菱的果肉。

【性味歸經】性涼，味甘；歸腸、胃經。

【功效主治】健脾益胃、除煩、解毒；主治胃潰瘍、痢疾、食道癌、乳腺癌、子宮頸癌等。

【用法用量】煎湯內服，9～60克；或生食。

【用藥宜忌】過食有腹滿填脹、損陽痿莖之虞。

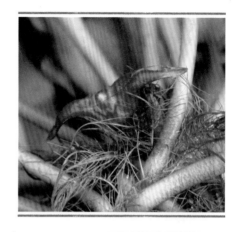

實用小祕方

藥方	菱莖 50 克，白茅根 50 克，薏苡仁 50 克。
用法	水 6 碗，煎 3 碗，當作茶飲。
適應症	胃癌。

楮實子

別名 | 穀樹子、楮桃

【植物形態】落葉喬木，莖、葉具乳液；嫩枝被柔毛，後脫落，葉互生；葉片卵形，先端尖，基部圓形或心臟形。

【藥用部分】構樹的乾燥成熟果實。

【性味歸經】性寒、平，味甘；歸心、肺、脾、胃經。

【功效主治】滋腎、清肝、明目；主治虛勞、頭暈目昏、眼翳、水腫、腎虛陽痿、腰膝痠痛等。

【用法用量】內服 15～25 克，曬乾研末調蜜服。

【用藥宜忌】脾胃虛寒者慎用。

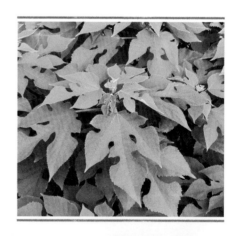

實用小祕方

藥方	楮實子 150 克（曬乾，研成細末），蜂蜜適量。
用法	每次服 15 克，以蜂蜜調溫開水送服。
適應症	肝熱眼睛生翳。

紅景天

別名 ｜ 薔薇紅景天、掃羅瑪布爾

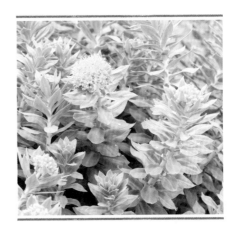

【**植物形態**】多年生草本。根粗壯，圓錐形，肉質，褐黃色，根頸部具多數鬚根。根莖短，粗壯，圓柱形，被多數覆瓦狀排列的鱗片狀的葉。花莖上下部均有肉質葉，葉片橢圓形。聚繖花序頂生。

【**藥用部分**】全瓣紅景天的全草。

【**性味歸經**】性寒，味甘、澀；歸肺經。

【**功效主治**】活血止血、清肺止咳；主治咯血、肺炎咳嗽、婦女白帶等。

【**用法用量**】煎湯內服，3～9克；研末搗敷。

【**用藥宜忌**】兒童、孕婦慎用。

實用小祕方

藥方	紅景天3～6克。
用法	浸泡3～4個小時後，用小火煎煮40分鐘。
適應症	高原反應。

絞股藍

別名 ｜ 七葉膽、五葉參、小苦藥

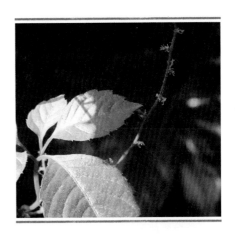

【**植物形態**】多年生攀緣草本。莖細弱。葉互生，鳥足狀，卵狀長圓形或長圓狀披針形。雌雄異株，圓錐花序，花冠均似雄花。

【**藥用部分**】絞股藍的全草。

【**性味歸經**】性寒，味苦；歸肺、脾、腎經。

【**功效主治**】清熱解毒、止咳袪痰；主治慢性支氣管炎、傳染性肝炎、胃腸炎等。

【**用法用量**】煎湯內服，15～30克；研末，3～6克；泡茶飲；搗爛塗擦。

【**用藥宜忌**】暫無明顯禁忌。

實用小祕方

藥方	絞股藍5克，桔梗5克。
用法	沸水浸泡飲用，每日1次。
適應症	咽乾喉痛。

補 血 藥

阿膠

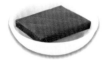

別名 | 驢皮膠

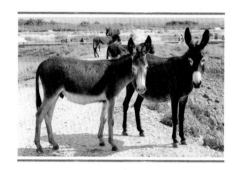

【動物形態】驢，體形比馬小。頭型較長，眼圓，其上生有一對顯眼的長耳。四肢短粗，蹄質堅硬。

【藥用部分】驢的皮去毛後熬製而成的膠塊。

【性味歸經】性平，味甘。歸肺、肝、腎經。

【功效主治】滋陰補血；主治血虛、虛勞咳嗽等。

【用法用量】煎湯內服，6 ～ 9 克；黃酒或開水烊化（用熱溶液溶化）；或入丸、散。

【用藥宜忌】脾胃虛弱者慎服。

（*註：因有腎毒性與致癌疑慮，台灣衛福部已於 2003 年公告禁用含馬兜鈴酸之廣防己、青木香、關木通、馬兜鈴、天仙藤等五種中藥材及其製劑。）

實用小祕方

藥方	馬兜鈴 25 克，阿膠 75 克，甘草 15 克。
用法	上藥研末，每服 5 ～ 10 克，水煎，食後溫服。
適應症	小兒肺虛。

白芍

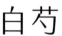

別名 | 白芍藥

【植物形態】多年生草本。根肥大。莖直立。葉互生，小葉片橢圓形至披針形，上面深綠色，下面淡綠色。花大，單生於花莖的分枝頂端，每花莖有 2 ～ 5 朵花；花瓣倒卵形，白色、粉紅色或紅色。

【藥用部分】芍藥（栽培種）的根。

【性味歸經】性微寒，味苦、酸；歸肝、脾經。

【功效主治】養血柔肝、緩中止痛；主治胸腹脅肋疼痛、瀉痢腹痛、自汗盜汗等。

【用法用量】煎湯內服，10 ～ 20 克；或入丸、散。

【用藥宜忌】虛寒腹痛泄瀉者慎服。

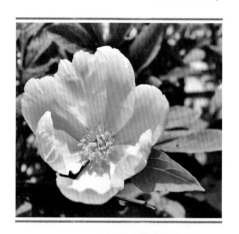

實用小祕方

藥方	白芍 300 克，甘草 50 克。
用法	研為末，白湯點服（一點一點喝）。
適應症	腳氣腫痛。

熟地黃

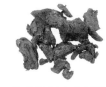

別名｜熟地

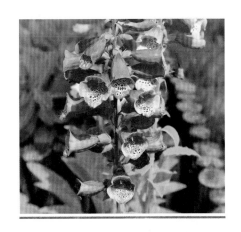

【植物形態】多年生草本，全株被灰白色長柔毛及腺毛。根莖肥厚，肉質。莖直立。根生葉叢生；葉片倒卵形或長橢圓形，邊緣有不整齊鈍齒。花多毛；紫紅色或淡紫紅色。蒴果卵形或卵圓形。

【藥用部分】地黃的根莖，經加工蒸曬而成。

【性味歸經】性微溫，味甘；歸肝、腎經。

【功效主治】滋陰補血，主治陰虛血少、腰膝痿弱。

【用法用量】煎湯內服，20～50克；或入丸、散；外用熬膏或浸酒。

【用藥宜忌】脾胃虛弱、腹滿便溏者忌服。

實用小祕方

藥方	熟地黃、黨參各30克，當歸10克，茜草11克。
用法	煎湯內服。
適應症	貧血、月經不調。

何首烏

別名｜首烏、地精、紫烏藤

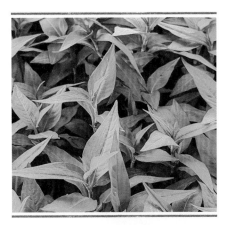

【植物形態】多年生纏繞草本。根末端為肥大的塊根，外表紅褐色至暗褐色。葉互生，具長柄，葉片狹卵形或心形。花小，多數。瘦果橢圓形。

【藥用部分】何首烏的塊根。

【性味歸經】性微溫，味苦、甘、澀；歸肝、腎經。

【功效主治】解毒、消癰、潤腸通便；主治瘰癧瘡癰、風疹瘙癢、腸燥便祕等。

【用法用量】煎湯內服，15～25克；熬膏，浸酒或入丸、散；外用煎水洗、研末撒或調塗。

【用藥宜忌】大便溏泄及有濕痰者不宜。

實用小祕方

藥方	何首烏、牛膝各500克，白酒1升。
用法	浸7宿，曝乾搗末製丸，酒下30～50丸。
適應症	腰膝痛、行履不得、遍身瘙癢。

當歸

別名 | 十歸、秦歸

【植物形態】多年生草本。莖直立，帶紫色，有明顯縱直槽紋，光滑無毛。葉片卵形。複繖形花序，頂生；萼齒 5，細卵形；花瓣 5，白色，長卵形，無毛；雄蕊 5，花絲向內彎；子房下位，花柱短，花柱基部圓錐形。雙懸果橢圓形。

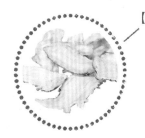

【藥用部分】根。

【性味歸經】性溫，味甘、苦、辛；歸心、肝、脾經。
【功效主治】補血和血、潤燥滑腸；主治月經不調、經閉腹痛、痛經、骨盆腔發炎、血瘀腹痛、便祕、癥瘕結聚等。
【用法用量】煎湯內服，7.5 ～ 15 克；浸酒，熬膏或入丸、散。
【用藥宜忌】濕阻中滿及大便溏泄者慎服。

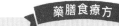
實用小祕方

藥方	當歸、貝母、苦參各 200 克。
用法	研末，煉蜜丸如小豆大，飲服 3 丸，加至 10 丸。
適應症	妊娠小便難。

藥膳食療方

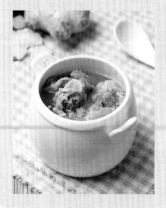

當歸生薑羊肉湯
溫陽養血、散寒健體

材料 羊肉 400 克，當歸 10 克，薑片 40 克，香菜段少許，料酒 8 毫升，鹽 2 克，雞粉 2 克。
做法 羊肉加 4 毫升料酒汆燙，與當歸、薑片、料酒用小火燉 2 小時至羊肉軟爛，放鹽、雞粉，拌勻調味，關火，盛出煮好的湯料，撒上香菜段即可。

龍眼肉

別名 ｜ 桂圓肉、蜜脾、龍眼

【植物形態】幼枝被鏽色柔毛，雙數羽狀複葉，互生，橢圓形至卵狀披針形。花兩性，或單性花與兩性花共存；為頂生或腋生的圓錐花序；花小，黃色，花瓣 5。核果球形，外皮黃褐色，粗糙，假種皮白色肉質，內有黑褐色種子 1 顆。

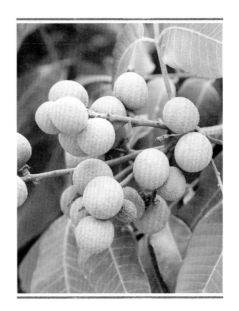

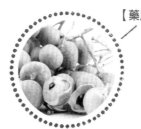

【藥用部分】假種皮。

【性味歸經】性溫，味甘；歸心、脾經。

【功效主治】益心脾、補氣血、安神助眠；主治虛勞羸弱、失眠、健忘、神經衰弱、焦慮症、心悸、飲食不佳等。

【用法用量】煎湯內服，10 ～ 25 克；熬膏、浸酒或入丸劑。

【用藥宜忌】內有痰火及濕滯停飲者忌服。

實用小祕方

藥方	龍眼乾 14 粒，生薑 3 片。
用法	煎湯內服。
適應症	脾虛泄瀉。

藥膳食療方

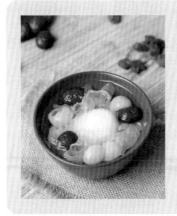

桂圓紅棗銀耳燉雞蛋
健脾養血、安神益氣

材料 水發銀耳 50 克，桂圓肉 20 克，紅棗 30 克，剝殼的熟雞蛋 1 個；冰糖適量。

做法 鍋中注水燒開，放入熟雞蛋、銀耳、桂圓肉、紅棗，煮熟，加入備好的冰糖，攪拌片刻，至冰糖完全溶化，將煮好的甜湯盛出，裝入碗中即可。

補　陰　藥

南沙參

別名　|　輪葉沙參

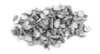

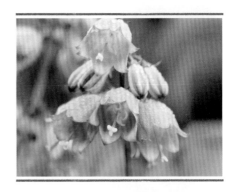

【植物形態】根粗壯，胡蘿蔔形。莖直立。葉片
橢圓形；花冠鐘形，藍色。

【藥用部分】輪葉沙參的根。

【性味歸經】性微寒，味甘、苦；歸肺、肝經。

【功效主治】養陰清肺；主治燥咳、虛勞久咳等。

【用法用量】熬湯，15～25克（鮮者50～150克）。

【用藥宜忌】不宜與藜蘆同用。

北沙參

別名　|　遼沙參、銀條參、萊陽參

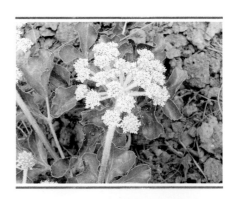

【植物形態】主根細長圓柱形。葉基出，互生；
葉柄長，基部鞘狀；葉片卵圓形。複繖形花
序頂生；花白色；花瓣 5，卵狀披針形。果實
近圓球形。

【藥用部分】珊瑚菜的根。

【性味歸經】性微寒，味甘；歸肺、脾經。

【功效主治】養陰清肺、祛痰止咳；主治肺熱
燥咳、虛勞久咳、陰傷咽乾等。

【用法用量】煎湯內服，15 ～ 25 克；亦可熬
膏或入丸劑。

【用藥宜忌】風寒作嗽及肺胃虛寒者忌服。

麥冬

別名 ｜ 麥門冬、沿階草

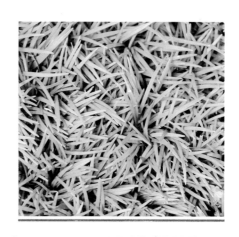

【植物形態】地下具細長匍匐枝，鬚根常有部分膨大成肉質的塊根。葉叢生，窄線型，總狀花序頂生；花淡紫色，偶為白色；花被 6 片，開展，卵圓形。漿果球狀，成熟時深綠色或黑藍色。

【藥用部分】麥冬的乾燥塊根。

【性味歸經】性寒，味甘、微苦；歸心、肺、胃經。

【功效主治】養陰生津、潤肺清心；主治肺燥乾咳、虛勞咳嗽、津傷口渴等。

【用法用量】煎湯內服，10 ～ 20 克；或入丸、散。

【用藥宜忌】脾胃虛寒泄瀉、胃有痰飲者忌服。

實用小祕方

藥方　麥冬 30 克，黃連 15 克。

用法　上藥研末煉蜜丸如梧桐子大，每服 30 丸。

適應症　咽喉生瘡。

天門冬

別名 ｜ 天冬

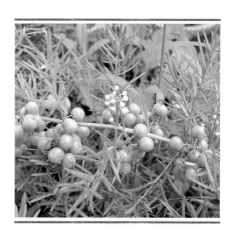

【植物形態】塊根肉質，長橢圓形或紡錘形，灰黃色。莖細；葉扁平，先端銳尖。花 1 ～ 3 朵簇生葉腋，單性，雌雄異株，淡綠色；花藥卵形。漿果球形，成熟時紅色；具種子一顆。

【藥用部分】天門冬的塊根。

【性味歸經】性寒，味甘、苦；歸肺、腎經。

【功效主治】滋陰潤燥、清肺降火；主治燥熱咳嗽、陰虛勞嗽、熱病傷陰等。

【用法用量】煎湯內服，6 ～ 15 克；熬膏或入丸，浸酒或入丸、散；外用煎水洗、研末撒或調塗。

【用藥宜忌】虛寒泄瀉及外感風寒致嗽者皆忌服。

實用小祕方

藥方　天門冬、麥冬、桔梗各 15 克，甘草 10 克

用法　煎湯內服。

適應症　扁桃腺炎、咽喉腫痛。

枸杞子

別名 | 杞子、枸杞果

【植物形態】小灌木或經栽培後而成的大灌木，高1～3公尺。主莖數條，粗壯。葉片披針形或長圓狀披針形。花腋生；花冠漏斗狀，花柱上端弓彎，柱頭綠色。漿果卵圓形，紅色或橘紅色，果皮肉質。種子近腎形而扁平，黃色。

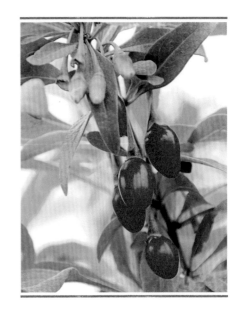

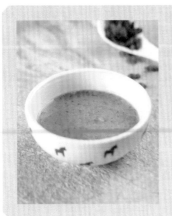

【藥用部分】成熟果實。

【性味歸經】性平，味甘；歸肝、腎、肺經。
【功效主治】養肝、滋腎、潤肺；主治肝腎虧虛、頭暈目眩、腰膝痠軟等。
【用法用量】煎湯內服，5～15克；或入丸、散、膏、酒劑。
【用藥宜忌】外邪實熱、脾虛有濕及腹痛泄瀉者忌服本品。

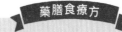
實用小祕方

藥方	枸杞子、熟地黃、山萸肉、茯苓、山藥、丹皮、澤瀉、菊花各等量。
用法	煉蜜為丸。
適應症	肝腎不足、乾澀眼痛。

藥膳食療方

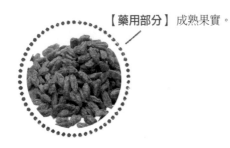

紅棗枸杞米糊
滋補肝腎、養血明目

材料 米碎50克，紅棗20克，枸杞子10克。
做法 紅棗切開去果核，切成丁，取榨汁機，選擇攪拌刀座組合，放入枸杞子、紅棗丁、米碎，攪拌成碎末，倒進鍋中煮片刻至米漿呈糊狀，關火後盛出煮好的米糊，裝在碗中即可。

百合

別名 ｜ 藥百合、番韭、百合蒜

【植物形態】多年生草本。鱗莖球狀，白色，肉質，下面著生多數鬚根。莖直立，圓柱形，常有褐紫色斑點。葉互生；無柄。花大，單生於莖頂，少有1朵以上者。

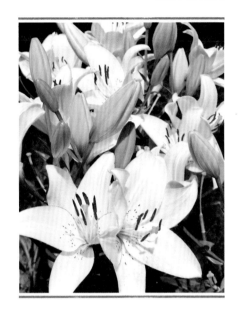

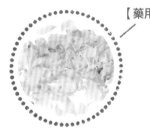

【藥用部分】鱗莖。

【性味歸經】性微寒，味苦；歸心、肺經。

【功效主治】潤肺止咳、清心安神；主治肺熱久嗽、咳唾痰血、腳氣浮腫等。

【用法用量】煎湯內服，15～50克；蒸食或煮粥食；外用搗敷。

【用藥宜忌】風寒痰嗽、中寒便滑者忌服。

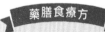
實用小祕方

藥方　百合、蛤粉、百部各100克，白芨200克。

用法　共研為細末，煉蜜為丸，每丸重10克，每次1丸，日服3次。

適應症　支氣管擴張、咯血。

藥膳食療方

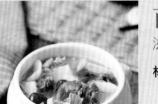

百合紅棗龜肉湯
滋陰清熱、養血安神

材料　龜肉（人工養殖）300克，紅棗15克，百合20克，薑片、蔥段各少許；鹽、雞粉各2克，料酒5毫升。

做法　龜肉加料酒汆燙；砂鍋注水燒熱，倒入紅棗、薑片、蔥段、龜肉煮90分鐘，加進百合，續煮熟，加入鹽、雞粉，關火後將煮好的湯料盛出即可。

石斛

別名 | 林蘭

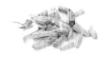

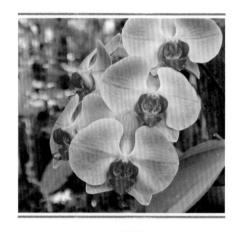

【植物形態】莖叢生，直立，黃綠色，多節。葉片長圓形或長圓狀披針形。總狀花序自莖節生出；花亮麗，花瓣通常較窄，唇瓣完整或三裂，與蕊柱基部相連。花瓣卵狀長圓形或橢圓形。

【藥用部分】鐵皮石斛的新鮮或乾燥莖。

【性味歸經】性微寒，味甘、淡；歸胃、腎經。

【功效主治】生津益胃、清熱養陰；主治熱病傷津、口乾煩渴、病後虛熱等。

【用法用量】煎湯內服，10～20克；熬膏。

【用藥宜忌】胃腎有虛熱者宜之，虛而無火者忌用。

實用小祕方

藥方	鐵皮石斛鮮條適量。
用法	洗淨後切薄片，用開水沖泡後飲用。
適應症	慢性咽喉炎。

玉竹

別名 | 尾參、葳蕤鈴鐺菜

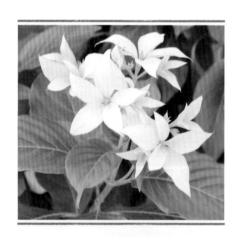

【植物形態】地下根莖橫走，黃白色。莖單一，光滑無毛。葉互生於莖的中部以上；葉片橢圓形或狹橢圓形，罕為長圓形。花被筒狀，白色，帶淡綠色；花狹長圓形，黃色。漿果球形，暗藍色。

【藥用部分】玉竹的根狀莖。

【性味歸經】性平，味甘；歸肺、胃經。

【功效主治】養陰潤燥、生津止渴；主治肺胃陰傷、燥熱咳嗽、咽乾口渴等。

【用法用量】煎湯內服，10～15克；熬膏。

【用藥宜忌】胃有痰濕氣滯者忌服。

實用小祕方

藥方	玉竹250克。
用法	煮汁飲。
適應症	發熱口乾、排尿澀。

銀耳

別名 | 白木耳、白耳子

【植物形態】銀耳子實體純白色，膠質，半透明，由多數寬而薄的瓣片組成，柔軟潔白，富有彈性。新鮮時軟，乾後收縮。孢子無色，光滑，近球形。

【藥用部分】銀耳的子實體。

【性味歸經】性平，味甘；歸肺、胃、腎經。

【功效主治】滋補生津、潤肺養胃；主治虛勞咳嗽、痰中帶血、津少口渴、病後體虛、氣短乏力等。

【用法用量】煎湯內服，3～10克；或燉冰糖、肉類服用。

【用藥宜忌】風寒咳嗽者及濕熱釀痰致咳者禁用。

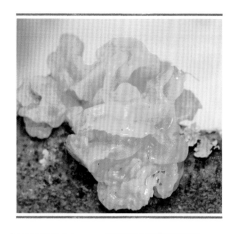

實用小祕方

藥方	銀耳 8 克，紅棗 10 枚，冰糖 35 克。
用法	泡 3～4 個小時後，用小火煎煮 40 分鐘。
適應症	便祕、心悸。

女貞子

別名 | 女貞實、冬青子、爆格蚤

【植物形態】樹幹直立，樹皮灰綠色。葉對生，卵形至卵狀披針形。夏季開白色小花，圓錐花序頂生，花芳香，密集，幾乎無梗。漿果狀核果，長圓形，一側稍凸，長約 1 公分，熟時藍黑色。

【藥用部分】女貞的果實。

【性味歸經】性平，味甘、苦；歸肝、腎經。

【功效主治】滋補肝腎、明目烏髮；主治眩暈耳鳴、腰膝痠軟、鬚髮早白等。

【用法用量】煎湯內服，7.5～15克。

【用藥宜忌】脾胃虛寒泄瀉及陽虛者忌服。

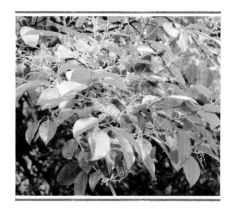

實用小祕方

藥方	女貞子 15 克，地骨皮、夏枯草各 10 克。
用法	水煎，每日服 3 次。
適應症	頸淋巴結結核。

桑葚

別名 | 桑實、桑果、桑葚子

【植物形態】通常灌木狀，植物體含乳液。樹皮黃褐色，枝灰白色或灰黃色，細長疏生，嫩時稍有柔毛。葉互生；卵形或橢圓形，先端銳尖，基部心臟形或不對稱。花單性，雌雄異株；花黃綠色，與葉同時開放。聚合果腋生，肉質，有柄，橢圓形，深紫色或黑色，少有白色的。。

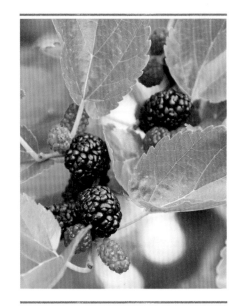

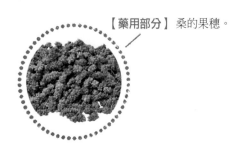

【藥用部分】桑的果穗。

【性味歸經】性寒，味甘；歸肝、腎經。
【功效主治】滋陰養血、息風鎮靜；主治肝腎陰虧、消渴、便祕、潮熱盜汗、失眠多夢、心悸、腰膝痠軟等。
【用法用量】湯內服，15～25克；熬膏或浸酒；外用浸水洗。
【用藥宜忌】脾胃虛寒作泄者勿服。

實用小祕方

藥方	黑熟的桑葚 2,000 克。
用法	以布袋取汁，熬成薄膏，加 1 匙白湯，日 3 服。
適應症	瘰癧（頸部腫塊）。

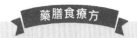

藥膳食療方

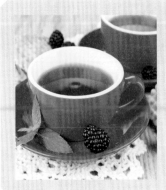

桑葚補血茶
補血強心、養肝益腎

材料 桂圓 15 克，桑葚 9 克，迷迭香 3 克，冰糖適量。
做法 砂鍋注水燒開，倒入桂圓、桑葚，用小火煮 15 分鐘，加入迷迭香、冰糖，續煮片刻，關火後盛出煮好的茶，裝入杯中，待稍微放涼後即可飲用。

鱉甲

【動物形態】 體呈橢圓形,腹背均有甲,頭尖,頸粗長;頭頸可完全縮入甲內。背腹甲均無角質板而被有軟皮。背面橄欖綠色,或黑棕色。腹面黃白色,有淡綠色斑。背、腹骨板間無緣板接連。

【性味歸經】 性平,味甘、鹹;歸肝、脾經。

【功效主治】 養陰清熱、平肝息風、軟堅散結;主治勞熱骨蒸、陰虛風動、勞瘧(瘧疾遇勞即發)、瘧母(久瘧後瘀血結於脅下,出現腫塊)等。

【用法用量】 煎湯內服,15 ～ 40 克,熬膏。

【用藥宜忌】 脾胃陽衰、食減便溏及孕婦慎服。

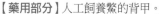
【藥用部分】人工飼養鱉的背甲。

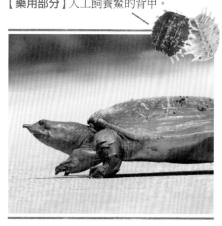

黃精

【植物形態】 根莖橫走,肥大肉質,黃白色。莖直立,圓柱形。葉無柄;葉片線狀披針形至線型。花腋生,白色。漿果球形,成熟時黑色。

【性味歸經】 性平,味甘;歸脾、肺、腎經。

【功效主治】 補中益氣、潤肺、強筋骨;主治虛損寒熱、肺癆咯血等。

【用法用量】 煎湯內服,15 ～ 25 克(鮮者 50 ～ 100克);熬膏或入丸、散;外用煎水洗。

【用藥宜忌】 中寒泄瀉、痰濕痞滿氣滯者忌服。

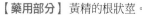
【藥用部分】 黃精的根狀莖。

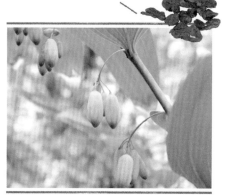

盤龍參

【植物形態】 根莖短,有簇生、粗厚的肉質根。葉數枚生於莖的基部,線型至線狀披針形。穗狀花序旋扭狀;花白而帶粉紅;花柱短,有一卵形的柱頭在前面和一直立的花藥在背面。

【性味歸經】 性平,味甘、苦;歸心、肺經。

【功效主治】 益陰清熱、潤肺止咳;主治病後虛弱、陰虛內熱、咳嗽吐血等。

【用法用量】 煎湯內服,鮮者 25 ～ 50 克;外用搗敷。

【用藥宜忌】 有寒濕瘀滯者忌服。

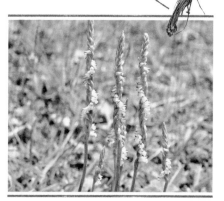
【藥用部分】 綏草的根或全草。

補 陽 藥

鹿茸

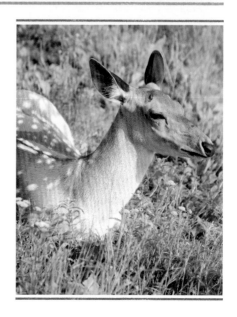

【動物形態】梅花鹿為中型獸,長約1.5公尺。耳大直立,頸及四肢細長,尾短。雄鹿第二年開始生角,密被黃色或白色細茸毛。雌鹿無角。冬毛厚密,呈棕灰色或棕黃色,四季均有白色斑點。夏毛薄,全身紅棕色。耳內及腹面毛白色。

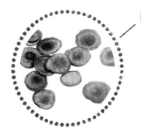

【藥用部分】人工飼養梅花鹿的未骨化幼角。

【性味歸經】性溫,味甘、鹹;歸腎、肝經。
【功效主治】壯元陽、補氣血;主治虛勞羸瘦、精神倦乏等。
【用法用量】研末內服,1～2.5克;或入丸、散;亦可浸酒。
【用藥宜忌】陰虛陽亢者忌服。

藥膳食療方

鹿茸酒
補腎壯陽、強筋健骨

材料 白酒200毫升,鹿茸6克,懷山20克。
做法 取一個玻璃罐,放入備好的鹿茸、懷山,注入適量白酒,上蓋,置於陰涼乾燥處浸泡1周,取泡好的鹿茸酒,倒入杯中即可。

實用小祕方

藥方 鹿茸、茯苓各25克,附子、菟絲子各15克,草果5克。
用法 煎湯內服。
適應症 舌白身痛、足跗浮腫。

杜仲

別名 | 扯絲皮、思仲、絲棉皮

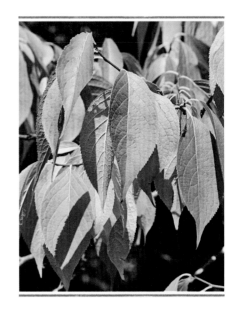

【植物形態】落葉喬木，高達 20 公尺。小枝光滑，黃褐色或較淡，具片狀髓。皮、枝及葉均含膠質。單葉互生；橢圓形或卵形。花單性，雌雄異株，與葉同時開放，或先葉開放，有花柄。翅果卵狀長橢圓形而扁，先端下凹，內有種子 1 粒。

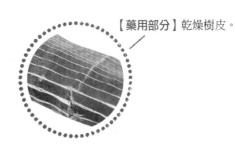

【藥用部分】乾燥樹皮。

【性味歸經】性溫，味甘、微辛；歸肝、腎經。
【功效主治】補益肝腎、強健筋骨、安胎；主治腰脊痠痛、足膝痿弱、排尿餘瀝、胎動不安、中風偏癱等。
【用法用量】煎湯內服，15 ～ 25 克；或浸酒；或入丸、散。
【用藥宜忌】陰虛火旺者慎服。

實用小祕方

藥方	杜仲（炒去絲）、八角茴香各 15 克，川木香 5 克，水 400 毫升，酒 200 毫升。
用法	煎服，渣再煎服。
適應症	腰痛。

藥膳食療方

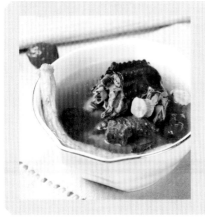

田七牛膝杜仲煲烏骨雞
益腎興陽、強筋健骨

材料 烏骨雞塊 300 克，杜仲 15 克，紅棗 30 克，田七、牛膝、黃耆、黨參各少許，鹽 2 克。
做法 烏骨雞塊汆燙；砂鍋注水燒熱，倒入烏骨雞塊、杜仲、紅棗、田七、牛膝、黃耆和黨參，煮熟，加鹽略煮，至湯汁入味，關火後盛出煮好的烏骨雞湯即可。

核桃仁

別名 │ 胡桃仁、胡桃肉、核桃

【植物形態】小落葉喬木。羽狀複葉互生；小葉
5～11，對生，卵形、橢圓形或橢圓狀卵形，先
端尖，全緣。花單性，雌雄同株，與葉同時開放；
有花1～3。核果球形，外果皮皮狀，綠色；內
果皮骨質，堅硬。花期5月，果期10月。

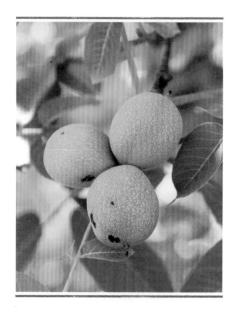

【藥用部分】成熟種子。

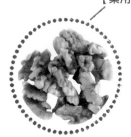

【性味歸經】性溫，味甘；歸腎、肺、大腸經。
【功效主治】補腎、溫肺、潤腸；主治腰膝痠軟、
陽痿遺精、大便祕結等。
【用法用量】煎湯內服，9～15克；嚼服，10～
30克；或入丸、散；外用研末搗敷。
【用藥宜忌】孕婦慎用。

實用小祕方

藥方	鮮核桃1,000克。
用法	去殼取肉搗碎，加蜂蜜100克，密封備用，每次服1湯匙，每日2～3次，用溫開水送服。兒童減半。
適應症	神經衰弱、慢性咳嗽。

藥膳食療方

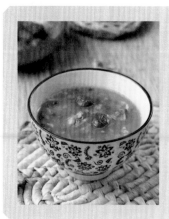

紫米核桃紅棗粥
補腎壯陽、養血潤腸

材料　水發紫米250克，水發紅豆150克，核桃仁8克，
　　　紅棗3枚；紅糖15克。
做法　砂鍋注水，倒入紅豆、紫米、紅棗、核桃仁，
　　　煮熟軟，加入紅糖，拌勻，關火，將煮好的粥
　　　盛出裝入碗中即可。

巴戟天

別名 ｜ 雞腸風、兔子腸、巴戟

【植物形態】常綠灌木，攀緣狀。根莖肉質肥厚，圓柱形，支根多少呈念珠狀。有蜿蜒狀條紋，斷面呈紫紅色。莖圓柱狀，有縱條棱。葉長橢圓形；托葉鞘狀。花序頭狀，生於小枝頂端；花冠肉質，白色，花冠管的喉部收縮，內面密生短毛。

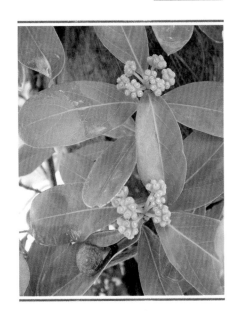

【藥用部分】乾燥根和根狀莖。

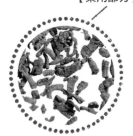

【性味歸經】性微溫，味辛、甘；歸肝、腎經。

【功效主治】補腎陽、壯筋骨、祛風濕；主治陽痿、少腹冷痛、排尿不盡等。

【用法用量】熬湯內服，7.5 ～ 15 克；入丸、散或浸酒。

【用藥宜忌】陰虛火旺者忌服。

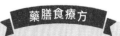
實用小祕方

藥方	巴戟天、土牛膝各等量，白酒 10 倍量。
用法	用白酒浸泡，每次飲 1 小杯。
適應症	月經不調。

藥膳食療方

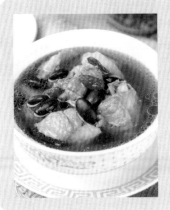

巴戟杜仲健腎湯
補腎益陽、強身健體

材料 巴戟杜仲健腎湯湯料包 1/2 包（巴戟天、杜仲、懷山藥、茯苓、枸杞子、黑豆），排骨 200 克，鹽 2 克。

做法 將湯料泡發，排骨汆燙，一同放入砂鍋，燉煮熟，加入鹽，稍稍攪拌至入味，關火後盛出煮好的湯，裝入碗中即可。

冬蟲夏草

別名 ｜ 蟲草

【動物形態】子囊菌之子實體出自寄主幼蟲的頭部，單生，細長如棒球棍狀。寄主為鱗翅目、鞘翅目等昆蟲的幼蟲，冬季菌絲侵入蟄居於土中的幼蟲體內，夏季長出子實體。

【藥用部分】冬蟲夏草菌的子實體及其寄主蝙蝠、蛾等幼蟲屍體的複合體。

【性味歸經】性溫，味甘；歸肺、腎經。

【功效主治】補虛損、益精氣；主治痰飲喘嗽、虛喘。

【用法用量】煎湯內服，7.5～15 克；或入丸、散。

【用藥宜忌】胃有表邪者慎用。

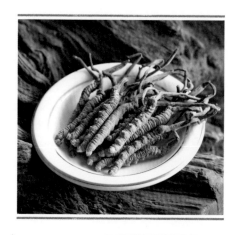

實用小祕方

藥方	冬蟲夏草 15～30 克，白酒 500 毫升。
用法	泡 7 天後服，每次 10～20 毫升。
適應症	神經衰弱。

補骨脂

別名 ｜ 破故紙、補骨鴟、胡韭子

【植物形態】莖直立，枝堅硬。葉互生，葉寬卵形，先端圓形或鈍，基部心形；花冠蝶形，淡紫色或白色；倒卵形或線型，花柱絲狀。莢果橢圓形，種子 1，氣香而腥。花期 7～8 月，果期 9～10 月。

【藥用部分】補骨脂的種子。

【性味歸經】性溫，味苦、辛；歸腎經。

【功效主治】補腎助陽；主治腎虛冷瀉、遺尿、滑精等。

【用法用量】煎湯內服，7.5～15 克。

【用藥宜忌】陰虛火旺者忌服。

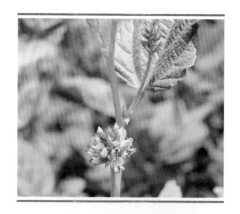

實用小祕方

藥方	補骨脂 50 克（炒）。
用法	研為末，每服 5 克，熱湯調下。
適應症	小兒遺尿。

肉蓯蓉

別名 | 大芸、寸芸、地精

【植物形態】莖肉質，上部漸變細；穗狀花序，線狀披針形或卵狀披針形。蒴果卵形，種子多數，微小，橢圓狀卵形。花期 5～6 月，果期 6～7 月。

【藥用部分】肉蓯蓉帶鱗片的肉質莖。

【性味歸經】性微溫，味甘；歸腎、大腸經。

【功效主治】補腎陽、益精血、潤腸道；主治腎陽虛衰、精血不足之陽痿及遺精等。

【用法用量】煎湯內服，10～15 克；或入丸、散；或浸酒。

【用藥宜忌】胃弱便溏、相火旺者忌服。

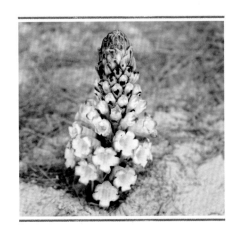

實用小祕方

藥方	肉蓯蓉 200 克。
用法	水煮爛，切薄研細，燉羊肉吃。
適應症	勞傷、精敗面黑。

鎖陽

別名 | 鏽鐵棒、地毛球、鎖嚴子

【植物形態】地下莖粗短，具有多數瘤突狀吸收根。莖圓柱形，暗紅色。穗狀花序頂生，棒狀矩圓形；花雜性，暗紫色，長卵狀楔形；雌花具數枚線狀、肉質總苞片。小堅果球形。

【藥用部分】鎖陽的乾燥肉質莖。

【性味歸經】性溫，味甘；歸肝、腎經。

【功效主治】補腎潤腸；主治陽痿、尿血、血枯便祕、腰膝痿弱等。

【用法用量】煎湯內服，7.5～15 克；或入丸、散。

【用藥宜忌】泄瀉及陽易舉而精不固者忌之。

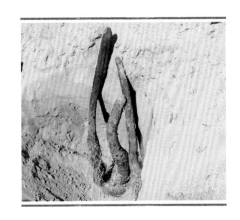

實用小祕方

藥方	鎖陽 25 克，黨參、山藥各 20 克。
用法	煎湯內服。
適應症	陽痿、早洩。

菟絲子

別名 | 豆寄生、無根草、黃絲

【植物形態】莖細柔呈絲狀，左旋纏繞，多分枝，黃色。無綠色葉，而有三角狀卵形的鱗片葉。花白色，簇生；苞片及小苞片鱗狀，卵圓形。種子卵圓形或扁球形，黃褐色。

【藥用部分】菟絲子或大菟絲子的種子。

【性味歸經】性平，味辛、甘；歸肝、腎、脾經。

【功效主治】滋補肝腎、固精縮尿、安胎；主治陽痿、遺精、尿有餘瀝、遺尿等。

【用法用量】煎湯內服，15～25克；或入丸、散。

【用藥宜忌】血崩、便結、陰虛火動者及孕婦禁用。

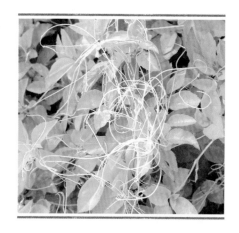

實用小祕方

藥方	菟絲子、油各適量。
用法	菟絲子炒後研末，油調敷之。
適應症	眉間生瘡。

益智仁

別名 | 益智子

【植物形態】根莖延長。莖直立，叢生。葉片披針形。總狀花序頂生，花序軸棕色，被短毛，下端具一環形苞片，包圍花軸。蒴果橢圓形至紡錘形，被疏毛，表面有纖維束線條，果柄短。

【藥用部分】益智的成熟乾燥種子。

【性味歸經】性溫，味辛；歸脾、腎經。

【功效主治】溫脾止瀉、暖腎、固精縮尿；主治脾寒泄瀉、腹中冷痛、口多唾涎等。

【用法用量】煎湯內服，5～15克；或入丸、散。

【用藥宜忌】陰虛火旺者忌服。

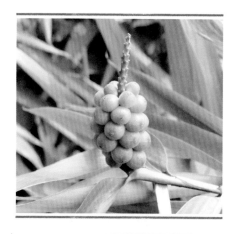

實用小祕方

藥方	益智仁、白朮、黨參、茯苓各9克，陳皮6克。
用法	煎湯內服，每日1劑。
適應症	脾虛多涎、口水自流。

仙茅

【植物形態】 根莖延長，圓柱狀，肉質，外皮褐色。葉披針形，先端漸尖，綠白色。花腋生；花梗藏在葉鞘內。漿果橢圓形，稍肉質，種子稍呈球形，亮黑色。花期為 6 ～ 8 月。

【性味歸經】 性溫，味辛，有毒；歸腎、肝經。

【功效主治】 溫腎陽、壯筋骨；主治陽痿精冷、排尿失禁、崩漏等。

【用法用量】 煎湯內服，7.5 ～ 15 克，或入丸、散。

【用藥宜忌】 凡陰虛火旺者忌服。

【藥用部分】 仙茅的乾燥根莖。

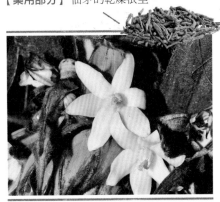

續斷

【植物形態】 多年生草本，高 60 ～ 90 公分。根圓錐形，主根明顯，或有數條並生，外皮黃褐色。莖直立，多分枝，具棱和淺溝。葉對生。夏末秋初開花，頭狀花序近球形。瘦果橢圓楔形，淺褐色。

【性味歸經】 性微溫，味苦；歸肝、腎經。

【功效主治】 補肝腎、強筋骨、止崩漏；主治腰膝痠軟、風濕痹痛、崩漏等。

【用法用量】 煎湯內服，10 ～ 20 克；或入丸、散。

【用藥宜忌】 初痢者勿用，怒氣鬱者禁用。

【藥用部分】川續斷的乾燥根。

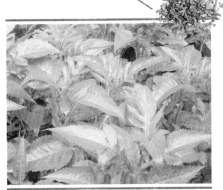

淫羊藿

【植物形態】 小葉片卵圓形或近圓形，先端寬闊銳尖，邊緣具鋸齒，基部心形，側生小葉不對稱，外側有小尖頭。花成聚繖狀圓錐花序，花梗有腺毛；花通常白色。花期 6 ～ 7 月，果期 8 月。

【性味歸經】 性溫，味辛、甘；歸肝、腎經。

【功效主治】 補腎壯陽、祛風除濕；主治陽痿不舉、排尿淋瀝、筋骨攣急等。（攣急：肌肉緊張或抽動）。

【用法用量】 煎湯內服，5 ～ 15 克；或入丸、散。

【用藥宜忌】 陰虛而相火易動者忌服。

【藥用部分】 淫羊藿的乾燥地上部分。

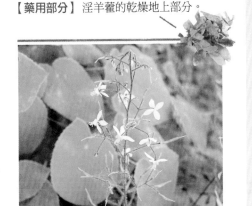

海馬

別名 | 水馬、馬頭魚

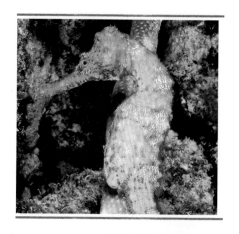

【動物形態】體形側扁，腹部稍凸出，軀幹部呈七棱形，尾部四棱形。頭冠短小，尖端有 5 個短小的棘，略向後方彎曲。吻長，呈管狀。眼較大。鼻孔很小，緊位於眼的前方。

【藥用部分】克氏海馬、日本海馬等去內臟的全體。

【性味歸經】性溫，味甘、鹹；歸肝、腎經。

【功效主治】補腎壯陽、調氣活血；主治陽痿、遺尿、虛喘等。

【用法用量】煎湯內服，3～9 克；外用研末調敷。

【用藥宜忌】孕婦及陰虛陽亢者禁服。

實用小祕方

藥方	海馬 1 對，穿山甲、雄黃各 15 克。
用法	研末，針破瘡口，點藥入內，一日 1 點。
適應症	發背諸惡瘡。

牛鞭

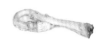

別名 | 黃牛鞭、水牛鞭

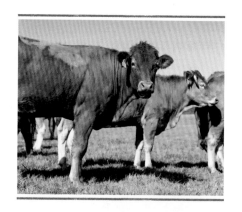

【動物形態】頭大額廣，鼻闊口大，上唇上部有兩個大鼻孔，基間皮膚硬而光滑，無毛。眼、耳都較大。頭上有角 1 對，左右分開。尾較長，尾端具叢毛，毛色大部分為黃色。

【藥用部分】公牛的生殖器。

【性味歸經】性溫，味甘、鹹；歸肝、腎經。

【功效主治】壯陽、溫中止痛；主治腎寒陽痿、性慾減退、氣陷疝氣、胃脘寒痛等。

【用法用量】煮食，30～60 克；銼粉入丸、散。（在質地堅硬的藥材上反覆摩擦，使成細粉的方法稱為銼。）

【用藥宜忌】食用時，少吃辛辣刺激食物。

實用小祕方

藥方	牛鞭 1 根，韭菜子 25 克，蜂蜜適量。
用法	將上藥焙乾為末，制為丸，黃酒沖服。
適應症	陽痿。

韭菜子

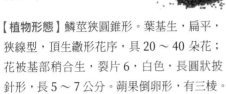

別名 │ 韭子

【植物形態】鱗莖狹圓錐形。葉基生，扁平，狹線型，頂生繖形花序，具 20 ～ 40 朵花；花被基部稍合生，裂片 6，白色，長圓狀披針形，長 5 ～ 7 公分。蒴果倒卵形，有三棱。種子 6，黑色。

【藥用部分】韭的種子。

【性味歸經】性溫，味辛、甘；歸肝、腎經。

【功效主治】溫補肝腎、壯陽固精；主治陽痿遺精、腰膝痠痛、白濁帶下等。

【用法用量】煎湯內服，5 ～ 10 克。

【用藥宜忌】孕婦慎用。

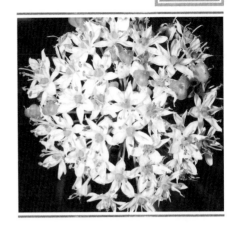

實用小祕方

藥方	韭菜子 1.5 克。
用法	醋煮焙乾研末，煉蜜丸，溫酒下。
適應症	女人帶下及男子腎虛冷、夢遺。

棉花子

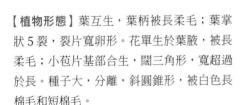

別名 │ 棉子、棉花核

【植物形態】葉互生，葉柄被長柔毛；葉掌狀 5 裂，裂片寬卵形。花單生於葉腋，被長柔毛；小苞片基部合生，闊三角形，寬超過於長。種子大，分離，斜圓錐形，被白色長棉毛和短棉毛。

【藥用部分】草棉等的種子。

【性味歸經】性熱，味辛；歸腎、脾經。

【功效主治】溫腎、通乳、止血；主治陽痿、腰膝冷痛、白帶等。

【用法用量】煎湯內服，6 ～ 10 克；或入丸、散。

【用藥宜忌】陰虛火旺者慎服。

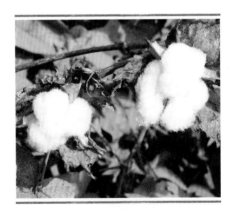

實用小祕方

藥方	棉花子 15 ～ 20 克。
用法	每日煎湯 1 碗，空心服（飯前服用）3 ～ 4 日。
適應症	盜汗不止。

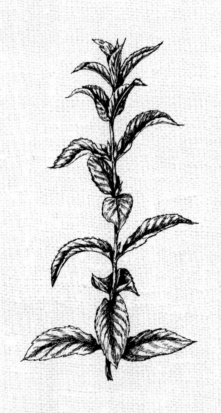

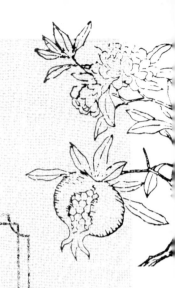

第三章

解表藥

　　凡能疏肌解表、促使發汗，用以發散表邪、解除表證的藥物，稱為解表藥。

　　解表藥多屬辛散之品，辛能發散，可使外邪從汗而解，故適用於邪在肌表的病症。

　　解表藥雖能透過發汗解除表證，但出汗過多會耗散陽氣，損傷津液；因此，凡自汗、盜汗、熱病傷津，以及陰虛發熱等症，都應慎用。根據解表藥的性質，可以分為發散風寒、發散風熱兩類。

麻黃

別名 | 龍沙、狗骨、卑相、卑鹽

【植物形態】木質莖粗長，直立，小枝細圓柱形，對生或輪生的分枝較多。鱗葉膜質鞘狀，常呈棕色，裂片鈍三角形。雄球花單生或 3～4 個集生於節上，無梗或有短梗；雌球花單生，常在節上成對，無柄。種子通常 1，窄長卵形，多有明顯的縱紋。

【藥用部分】草質莖。

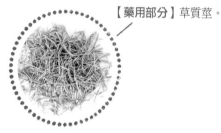

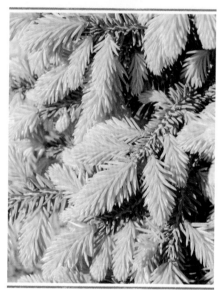

【性味歸經】性溫，味辛、苦；歸肺、膀胱經。

【功效主治】發汗解表、宣肺平喘、利水消腫；主治風寒表實證、咳嗽氣喘、排尿不利。

【用法用量】煎湯內服，每次 1.5～10 克；或入丸、散；外用研末吹鼻或研末敷。

【用藥宜忌】表虛自汗及陰虛盜汗、咳喘（由於腎不納氣的虛喘）者慎用。

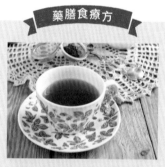

藥膳食療方

麻黃五味子湯
疏風散寒、降氣平喘

材料 五味子、麻黃各 8 克，細辛 7 克，紫菀 5 克，薑片適量。

做法 砂鍋注水，倒入薑片、五味子、麻黃、細辛、紫菀，用大火煮開後轉小火續煮 90 分鐘，關火後將煮好的茶湯濾出，裝杯即可。

實用小祕方

藥方	麻黃、杏仁、甘草各等分。
用法	研為粗末，每服 25 克，加薑 5 片同煎服，以衣被蓋覆睡，取微汗為度。
適應症	感冒鼻塞聲重、傷風。

桂枝

別名 | 柳桂、玉樹

【植物形態】常綠喬木，芳香，樹皮灰褐色，枝條被灰黃色短柔毛。葉互生或近對生，葉片長橢圓形或近披針形。圓錐花序腋生或近頂生，被黃色茸毛。花兩性，白色，被黃褐色短茸毛，花被裂片卵狀，先端鈍或銳尖。果實橢圓形，顯紫色。

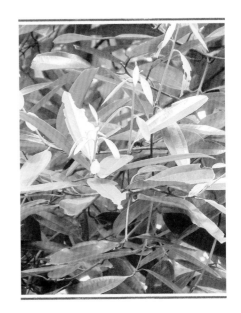

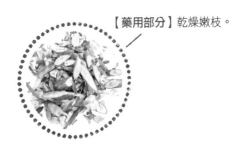

【藥用部分】乾燥嫩枝。

【性味歸經】性溫，味辛、甘；歸心、肺、膀胱經。
【功效主治】發汗解肌、溫經通脈、通陽化氣；主治風寒表證、肩背肢節痠痛、經閉症等。
【用法用量】水煎湯內服，2.5～10克，大劑量可用15～30克；研末入丸、散。
【用藥宜忌】凡溫熱病、陰虛陽盛及血熱妄行、月經過多者忌服。

實用小祕方

藥方	桂枝、生薑各150克，枳實5枚。
用法	研上三味藥以水6升煮取3升，適溫時3次服完。
適應症	心胸滿痛。

藥膳食療方

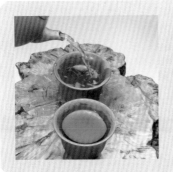

甘草桂枝茶
解表散寒、溫肺化飲

材料 炙甘草10克，桂枝15克。
做法 將炙甘草、桂枝放入砂壺中，注入適量開水，上蓋，靜置10分鐘至藥材析出有效成分，待稍微放涼後即可飲用。

紫蘇葉

別名 | 蘇、蘇葉、香蘇

【植物形態】一年生草本。具特殊芳香氣味。莖
直立，鈍四棱形，紫色、綠紫色或綠色，密被長
柔毛。葉對生，闊卵形、卵狀圓形或卵狀三角形，
邊緣具粗鋸齒。輪狀花序，頂生和腋生。小堅果
近球形，灰棕色或黃褐色，有網紋。

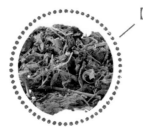

【藥用部分】葉。

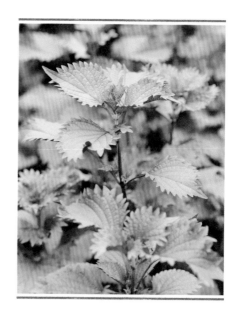

【性味歸經】性溫，味辛，氣香；歸肺、脾經。

【功效主治】散寒解表、行氣化痰、安胎、解魚
蟹毒；主治風寒表證、咳嗽痰多、胸脘脹滿、
噁心嘔吐、腹痛吐瀉、胎氣不和、妊娠惡阻、
食魚蟹中毒等。

【用法用量】煎湯內服，3～10克，若治魚蟹中毒，
單用可用30～60克；外用搗敷、研末擦或煎湯洗。

【用藥宜忌】陰虛、氣虛及溫病者慎服。

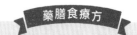
實用小祕方

藥方	紫蘇葉、防風、川芎、陳皮各5克，甘草3克，生薑5克。
用法	上藥煎服。
適應症	傷風發熱。

藥膳食療方

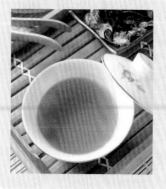

黨參紫蘇茶
益氣散寒、化痰止嘔

材料 黨參5克，陳皮3克，紫蘇8克。

做法 砂鍋中注入適量清水燒開，放入備好的紫蘇葉、
陳皮、黨參，攪拌均勻，加蓋，用小火煮約15
分鐘至其析出有效成分，揭蓋，撈出材料，關
火後盛出煮好的藥茶即可。

生薑

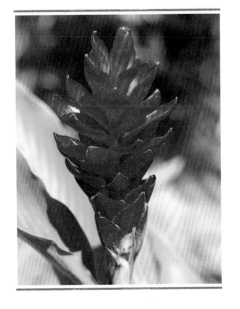

【植物形態】多年生草本。根莖肉質肥厚，扁圓橫走，分枝，斷面黃白色，有濃厚的辛辣味。葉互生，葉片披針形至線狀披針形。花莖自根莖中抽出，穗狀花序橢圓形，稠密。蒴果3瓣裂，種子黑色。花期7～8月（栽培的很少開花），果期12月至翌年1月。

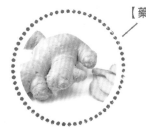

【藥用部分】根莖。

【性味歸經】性微溫，味辛；歸肺、脾、胃經。
【功效主治】散寒解表、降逆止嘔、化痰止咳、解諸毒；主治風寒感冒、惡寒發熱、頭痛鼻塞、嘔吐、反胃、痰飲喘咳、泄瀉等。
【用法用量】煎湯內服，5～15克；搗汁沖服；外用搗敷擦患處或絞汁調擦。
【用藥宜忌】陰虛內熱者及實熱證者忌服。

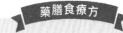

實用小祕方

藥方	生薑3～4片，紅糖半勺。
用法	煮水喝，一日2～3次。
適應症	受涼感冒。

藥膳食療方

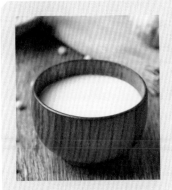

薑汁豆漿
解表發汗、化痰止嘔

材料 生薑片25克，水發黃豆60克，白糖少許。
做法 將已浸泡8小時的黃豆搓洗乾淨，倒入豆漿機中，放入薑片、白糖，注入適量清水，蓋上豆漿機蓋，開始打漿，待豆漿機運轉約15分鐘，即成豆漿，把煮好的豆漿倒入濾網，濾取豆漿即可。

荊芥

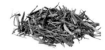

別名 | 假蘇、土荊芥、小荊芥

【植物形態】多年生草本，高 40 ～ 150 公分。莖直立，四棱形，基部木質化，被白色短柔毛。葉對生，葉柄長 0.7 ～ 3 公分；葉片卵狀或三角狀心形。

【藥用部分】荊芥的全草。

【性味歸經】性溫，味辛；歸肝、肺經。

【功效主治】疏風清熱、活血止血；主治外感風熱、頭痛、咽喉腫痛等。

【用法用量】煎湯內服，9 ～ 15 克；研末入丸、散；外用鮮品搗敷。

【用藥宜忌】表虛自汗、陰虛頭痛者忌服。

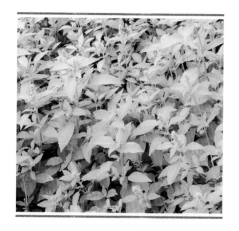

實用小祕方

藥方	荊芥、縮砂仁等量，米湯適量。
用法	研為末，以米湯服下 15 克，日服 3 次。
適應症	尿血。

防風

別名 | 屏風、關防風

【植物形態】根粗壯，淡黃棕色，根頭處密生纖維狀葉柄殘基及明顯的環紋。莖單生，有細棱。基生葉叢生；葉片卵形或長圓形。複繖形花序多數。雙懸果狹圓形或橢圓形，幼時有疣狀凸起。

【藥用部分】防風的根。

【性味歸經】性微溫，味辛、甘；歸膀胱、肝、脾經。

【功效主治】解表祛風、除濕止痙；主治感冒頭痛、風濕痹痛、風疹瘙癢、破傷風等。

【用法用量】煎湯內服，7.5 ～ 15 克；研末入丸、散。

【用藥宜忌】陰虛火旺、血虛者慎用。

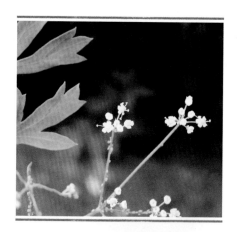

實用小祕方

藥方	防風、白芷各 200 克。
用法	研末，加蜜和丸，空腹服 1 丸。
適應症	偏正頭風（頭痛）。

香薷

別名 ｜ 香茹、香茸、蜜蜂草

【植物形態】落直立草本植物，高 9 ～ 35 公分。全株香氣甚濃。莖細方柱形，多分枝，均四棱形，被灰白色捲曲柔毛。葉對生，呈線狀長圓形至披針形。

【藥用部分】香薷的帶花全草。

【性味歸經】性微溫，味辛；歸肺、胃經。

【功效主治】發汗解暑、行水散濕、溫胃調中；主治夏季感寒、腳氣等。

【用法用量】煎湯內服，5 ～ 15 克；研末入丸、散。

【用藥宜忌】汗多表虛者忌服。

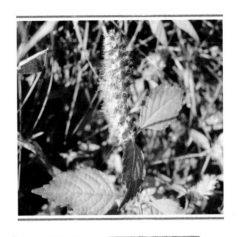

實用小祕方

藥方	香薷、綠茶各 3 克，羌活 5 克。
用法	用 250 毫升沸水沖泡後飲用。
適應症	濕重頭痛。

藁本

別名 ｜ 野芹菜、山香菜

【植物形態】莖直立，中空，表面有縱直溝紋。葉互生；基生葉三角形，上面葉脈上有乳頭狀凸起。複繖形花序，頂生或腋生。雙懸果廣卵形，無毛，分果具 5 條果棱，合生面有 5 個油管。

【藥用部分】藁本的乾燥根莖。

【性味歸經】性溫，味甘、辛；歸膀胱經。

【功效主治】散風寒濕邪、止痛；主治風寒頭痛、巔頂痛（頭頂痛）、寒濕腹痛、疝瘕（或因風熱與濕相結而致小腹熱痛，溺竅流白色黏液；或因風寒氣結，腹皮隆起，腹痛牽引腰背）、疥癬等。

【用法用量】煎湯內服，3 ～ 10 克；研末入丸、散。

【用藥宜忌】血虛者忌服。

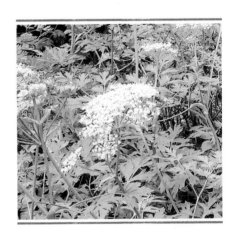

實用小祕方

藥方	藁本、蒼朮、防風各 9 克，牛膝 12 克。
用法	煎湯內服。
適應症	風濕關節痛。

白芷

別名 ｜ 川白芷

【植物形態】多年生草本，根圓錐形，莖和葉鞘均為黃綠色。葉互生，羽狀分裂，終裂片呈闊卵形、卵形或長卵形，先端尖，邊緣密生尖銳重鋸齒；莖中部葉小，上部葉僅存卵形囊狀的葉鞘。花瓣白色，卵狀披針形，先端漸尖，向內彎曲。

【藥用部分】乾燥根。

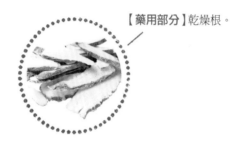

【性味歸經】性溫，味辛；歸胃、大腸、肺經。

【功效主治】散風除濕、通竅止痛、消腫排膿；主治感冒頭痛、眉棱骨痛、鼻塞、鼻淵（鼻流清涕，如泉下滲，量多不止）、牙痛、白帶、瘡瘍腫痛等。

【用法用量】煎湯內服，4～10克；入丸、散；外用研末或調敷。

【用藥宜忌】血虛有熱及陰虛陽亢頭痛者禁服。

實用小祕方

藥方	白芷、大黃等量，米湯適量。
用法	白芷、大黃研為末，每次以米湯送服 10 克。
適應症	癰疽赤腫。

藥膳食療方

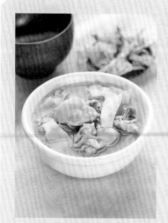

玉竹白芷潤肺湯
通竅止痛、潤肺止咳

材料 雞腿 700 克，薏米 100 克，白芷、玉竹各 10 克，蔥段、薑片各少許，鹽、雞粉各 2 克，料酒 10 毫升。

做法 雞腿加料酒汆燙；砂鍋注水，倒入玉竹、白芷、薏米、雞腿、薑片、蔥段、料酒，煮熟軟，加入鹽、雞粉調味，關火後盛出煮好的湯料，裝入碗中即可。

細辛

別名 │ 北細辛、金盆草、少辛

【植物形態】多年生草本。根莖較長,橫走,密生
鬚根,節間短,撚之有辛香。葉片腎狀心形,頂
端銳尖或長銳尖,基部深心形。花單生於葉腋。
花被筒質厚,筒部扁球形,頂端 3 裂,裂片平展;
雄蕊 12,花絲長於花藥;子房下位,花柱 6。

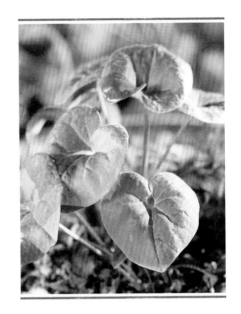

【藥用部分】帶根全草。

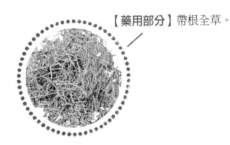

【性味歸經】性溫,味辛,有毒;歸心、肺經。
【功效主治】祛風散寒、止痛、溫肺化飲、開竅;
主治風冷頭痛、鼻淵、痰飲咳逆、風濕痹痛等。
【用法用量】煎湯內服,1.5 ～ 9克;研末入丸、散;
外用研末吹入鼻內或煎水含漱。
【用藥宜忌】陰虛、血虛、氣虛多汗及火升炎上者
禁服,反藜蘆(不宜和藜蘆同用)。

實用小祕方

藥方　細辛(去苗葉)、瓜蒂各
　　　0.5 克。
用法　搗敷為散,少許吹入鼻中。
適應症　鼻塞不通。

藥膳食療方

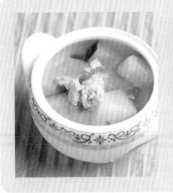

細辛冬瓜排骨湯
散寒利水、補虛健體

材料　冬瓜 500 克,排骨段 300 克,細辛 5 克,薑片、
　　　蔥花各少許,鹽少許,雞粉 2 克,料酒 10 毫升。
做法　冬瓜切塊,排骨段汆燙;砂鍋注水,放入細辛、
　　　薑片、排骨段、料酒,煮熟,倒入冬瓜塊,煮熟,
　　　加入雞粉、鹽,關火後盛湯入碗,撒蔥花即成。

蒼耳子

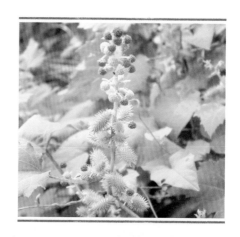

別名 | 菓耳實、牛蝨子、道人頭

【植物形態】一年生草本，莖直立。單葉互生，葉片三角狀卵形或心形，通常 3 淺裂，頭狀花序頂生或腋生，花單性，雌雄同株，雄花序球狀，總苞片 1 裂。瘦果紡錘形，包在有刺的總苞內。

【藥用部分】蒼耳帶總苞的果實。

【性味歸經】性溫，味辛、苦，有小毒；歸肺經。

【功效主治】發汗、止痛、通竅；主治風寒頭痛、鼻淵、齒痛、風寒濕痹、四肢攣痛、疥癩、瘙癢等。

【用法用量】水煎內服，10 ～ 15 克。

【用藥宜忌】果實最毒，應在醫師指導下使用。

實用小祕方

藥方	蒼耳子、牛蒡子、甘菊花各 15 克。
用法	水煎分 2 次服。
適應症	偏頭痛、頭痛連眼。

檉柳

別名 | 西河柳、觀音柳、山川柳

【植物形態】灌木或小喬木，莖多分枝，枝條柔弱，樹皮及枝條均為紅褐色。葉片細小，呈鱗片狀、卵狀長圓形或披針形，先端尖。花為圓錐狀複總狀花序；花小，苞片線狀錐形。

【藥用部分】檉柳的細嫩枝葉。

【性味歸經】性平，味甘、鹹；歸肺、胃、心經。

【功效主治】疏風散寒、解表止咳、升散透疹；主治麻疹難透、風疹身癢、感冒、咳喘、風濕骨痛等症。

【用法用量】煎湯內服，每次 3 ～ 10 克。

【用藥宜忌】麻疹已透者及體虛汗多者忌服。

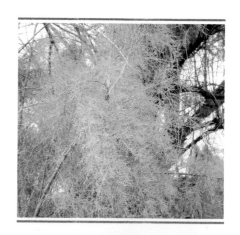

實用小祕方

藥方	檉柳、虎杖根、雞血藤各 30 克。
用法	煎湯內服。
適應症	風濕痹痛。

辛夷

別名 | 紫玉蘭、木筆

【植物形態】落葉大灌木,高可達5公尺。木質有香氣,小枝紫褐色,芽有細毛。一般先開花後長葉,單葉,互生,倒卵狀橢圓形;有托葉痕。花兩性,單生,頂生,為鐘狀,外面紫色或紫紅色,內面白色,花絲和心皮紫紅色。花期4~5月。

【藥用部分】紫玉蘭的乾燥花蕾。

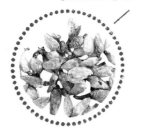

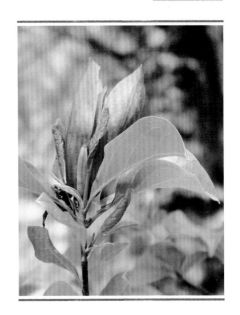

【性味歸經】性溫,味辛;歸肺、胃經。

【功效主治】驅散風寒、宣通鼻竅;主治頭痛、鼻竇炎等。

【用法用量】水煎內服,5~15克;也可入丸、散;外用研末塞鼻或用水浸液、蒸餾液滴鼻。

【用藥宜忌】陰虛火旺者忌服。

實用小祕方

藥方	辛夷、蒼耳子各10克。
用法	包煎,滴鼻,每日3~4次。
適應症	急、慢性鼻炎,鼻竇炎。

藥膳食療方

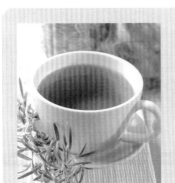

紅花辛夷茶
活血化瘀、宣通鼻竅

材料 紅花15克,辛夷10克,冰糖20克。

做法 將紅花、辛夷洗淨,取電解養生壺底座,放上配套的水壺,加清水,倒進紅花、辛夷,選定「泡茶」功能,開始煮茶,煮至材料析出有效成分,放入冰糖,煮至溶化,將茶水倒入杯中即可。

芫荽

別名 | 香菜、胡荽

【植物形態】一年生或二年生草本，有強烈的香氣。根細長，圓錐形，有多數支根。莖直立，多分枝，有條紋。基生葉羽狀全裂，裂片廣卵形或楔形，莖生葉互生，羽狀細裂，全緣。複繖形花序頂生；花小，花瓣白色或淡紅色，倒卵形。

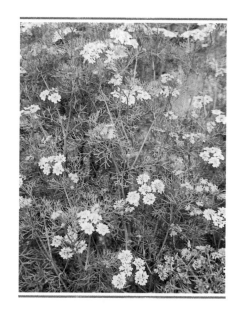

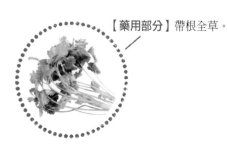

【藥用部分】帶根全草。

【性味歸經】性溫，味辛；歸脾、肺經。

【功效主治】發表透疹、止痛解毒；主治風寒感冒、麻疹透發不暢、食積、脘腹脹痛、嘔噁等。

【用法用量】煎湯內服，乾品 9 ～ 15 克，鮮品 15 ～ 30 克。

【用藥宜忌】不可多食、久食。疹子已發透者也不可應用。

實用小祕方

藥方	芫荽葉 1,000 克，葡萄酒 500 毫升。
用法	將芫荽葉浸入，3 日後去葉飲酒，痛時服 15 毫升。
適應症	虛寒胃痛。

藥膳食療方

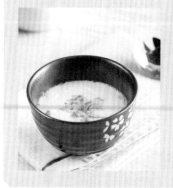

香菜雞蛋羹
散寒解表、補虛透疹

材料 雞蛋 1 個，香菜碎 30 克，鹽 1 克，香油適量。

做法 取碗，打入雞蛋，加鹽，注入 30 毫升清水，將雞蛋打散成蛋液，撒入備好的香菜碎，封上保鮮膜，用大火蒸 10 分鐘成蛋羹，撕開保鮮膜，最後淋上適量香油即可。

蔥白

別名 │ 蔥莖白、蔥白頭

【植物形態】多年生草本，全體辛臭，鬚根叢生，白色。鱗莖圓柱形，先端稍肥大。葉基生，圓柱形，中空，先端尖，綠色；花莖自葉叢抽出，通常單一；繖形花序圓球狀。蒴果三棱形；種子黑色，三角狀半圓形。

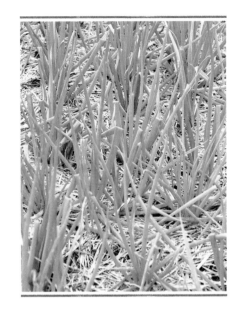

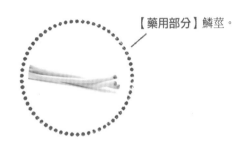

【藥用部分】鱗莖。

【性味歸經】性微溫，味辛；歸肺、胃經。

【功效主治】發汗解表、散寒解毒；主治傷寒、寒熱頭痛、陰寒腹痛、蟲積內阻、二便不通、痢疾等。

【用法用量】煎湯內服；外用搗敷、炒熨（熱熨：將藥物加熱處理後，敷熨於身體的特定部位）、煎水洗，或塞耳鼻中。

【用藥宜忌】表虛多汗者忌服。本品忌與蜂蜜、紅棗、地黃、常山同食。

實用小祕方

藥方	蔥白 4 個，紅糖 200 克。
用法	將蔥白搗爛，混入紅糖，蒸熟，每日食 3 次，每次 15 克。
適應症	胃酸過多、消化不良。

藥膳食療方

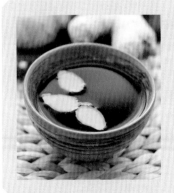

蔥薑紅糖茶
發散風寒、解毒通陽

材料 生薑 10 克，蔥白適量，紅糖 20 克。

做法 將洗淨的蔥白切成長段；生薑先切片，然後再切成細絲，將蔥白、生薑一起放進鍋中，倒入適量清水，煮沸，然後加入紅糖，攪拌均勻，趁熱一次服下，蓋被微取汗。

牛至

別名 | 小葉薄荷、滿坡香

【植物形態】多年生草本，氣芳香。莖直立，近基部伏地生鬚根。葉對生，葉片卵圓形或長圓狀卵圓形。花序呈繖房狀聚繖花序，開張，多花密集，由多數長圓狀小假穗狀花序組成。

【藥用部分】牛至的全草。

【性味歸經】性涼，味辛、苦；歸肺、胃、肝經。

【功效主治】發汗解表、消暑化濕；主治中暑、感冒、急性胃腸炎、腹痛等。

【用法用量】煎湯內服，3～9克；外用煎水洗。

【用藥宜忌】表虛汗多者禁服。

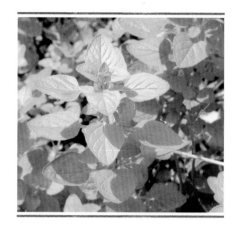

千隻眼

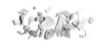

別名 | 九里香、月橘、過山香

【植物形態】落葉小喬木。奇數羽狀複葉互生，葉柄及葉軸渾圓；小葉呈長圓狀披針形或狹長圓形，先端漸狹長尖頭。頂生繖房花序，花瓣4，白色，長圓形。漿果淡紅色，圓球形，有腺點。

【藥用部分】九里香的莖葉和根。

【性味歸經】性微溫，味辛、苦，有毒；歸肝、胃經。

【功效主治】祛風解表、行氣活血；主治感冒發熱、咳嗽、哮喘、胃痛、風濕痹痛、筋骨疼痛等。

【用法用量】煎湯內服，葉6～12克，根6～9克。

【用藥宜忌】陰虛火亢者忌用。

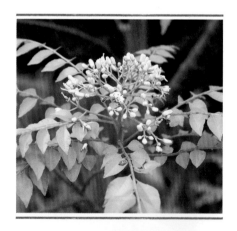

香茅

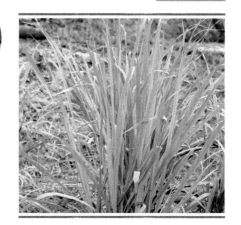

別名 ｜ 檸檬茅、香巴茅、大風茅

【植物形態】多年生草本植物，具有檸檬香氣。稈高達 2 公尺，節下被白色蠟粉。葉片寬條形，長度可達 1 公尺，寬 1.5 ～ 3 公分。葉片兩面粗糙呈灰白色，葉鞘光滑，葉舌厚，鱗片狀。

【藥用部分】香茅的全草。

【性味歸經】性溫，味辛；歸肺、膀胱、胃經。

【功效主治】止咳平喘、化痰、疏風解表、散寒利濕；主治跌打腫痛、頭痛、胃痛等。

【用法用量】煎服，15 ～ 25 克，鮮品 25 ～ 50 克。

【用藥宜忌】陰虛火燥者忌服。

實用小祕方

藥方　香茅 20 ～ 40 克。
用法　煎湯內服。
適應症　感冒、咳喘。

羅勒

別名 ｜ 九層塔、香草、鴨香

【植物形態】一年生直立草本，全體芳香，莖四方形，表面通常紫綠色，葉對生，卵形或卵狀披針形，先端急尖或漸尖。輪繖花序頂生，呈間斷的總狀排列。小堅果 4 粒，卵形至矩圓形，長約 2 公釐。

【藥用部分】羅勒的全草。

【性味歸經】性溫，味辛；歸肺、脾、胃、大腸經。

【功效主治】疏風解表、祛風活血；主治腸炎腹瀉、胃痛、胸痛、胃痙攣、外感風寒等。

【用法用量】煎湯內服，3 ～ 10 克；研末入丸、散。

【用藥宜忌】氣虛血燥者慎服。

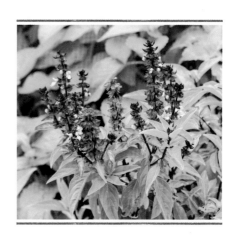

實用小祕方

藥方　鮮羅勒葉 50 克。
用法　搗爛，外敷傷處。
適應症　跌打傷。

薄荷

別名 | 蕃荷菜、菝蘭、南薄荷

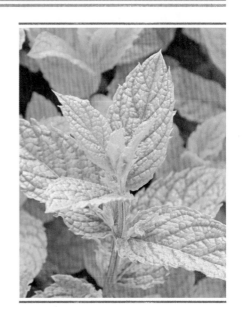

【植物形態】芳香草本，莖直立。莖銳四棱形，被逆生的長柔毛及腺點。單葉對生；葉片長卵形至橢圓狀披針形。輪繖花序腋生，輪廓球形，愈向莖頂，則節間、葉及花序遞漸變小；花冠淡紫色至白色。小堅果長卵球形，黃褐色或淡黃褐色。

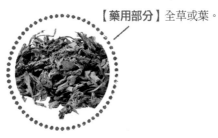

【藥用部分】全草或葉。

【性味歸經】性涼，味苦，無毒；歸肝、肺經。
【功效主治】解熱發汗、清頭目、利咽喉；主治風熱表證、頭痛眩暈、目赤腫痛、咽痛聲啞等。
【用法用量】內服乾品 5 ～ 15 克，小兒 2.5 ～ 5 克，煎湯內服，不宜久煎。
【用藥宜忌】陰虛血燥、肝陽偏亢、身體虛弱等人群忌服。

藥膳食療方

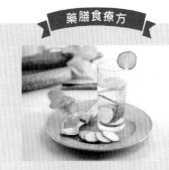

黃瓜薄荷水
醒神開竅、疏風散熱

材料 黃瓜 1 根，薄荷葉 5 克，冰塊適量。
做法 將黃瓜洗淨，切成薄片，取乾淨玻璃杯，加入黃瓜片和薄荷葉，加冰塊，倒入礦泉水，靜置片刻，待味道濃郁即可。

實用小祕方

藥方 鮮薄荷（用開水洗淨後晾乾）50 克。
用法 搗爛，絞汁，滴入耳中 2 ～ 3 滴。
適應症 耳痛。

牛蒡子

別名 ｜ 惡實、鼠粘子、大力子

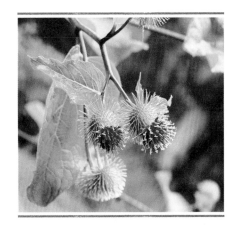

【植物形態】根粗壯，肉質，圓錐形。莖直立，上部多分枝，帶紫褐色。基生葉叢生；葉大，表面有縱溝，廣卵形或心臟形。頭狀花序簇生於莖頂或排列成繖房狀。瘦果呈長圓形或長圓狀倒卵形。

【藥用部分】牛蒡的成熟果實。

【性味歸經】性寒，味辛、苦；歸肺、胃經。

【功效主治】疏散風熱、宣肺透疹、消腫解毒、利咽散結；主治風熱咳嗽、咽喉腫痛、斑疹不透等。

【用法用量】煎湯內服，7.5～15克；研末入丸、散。

【用藥宜忌】氣虛色白、大便自利或泄瀉者慎服之。

實用小祕方

藥方	牛蒡子100克。
用法	炒半生半熟，研細，每服1匙，熱酒送下。
適應症	風熱浮腫、咽喉閉塞。

升 麻

別名 ｜ 綠升麻、龍眼根

【植物形態】根莖粗狀、堅實，莖直立，上部有分枝，被疏柔毛。數回羽狀複葉；小葉片卵形或披針形。複總狀花序著生於葉腋或枝頂，狹窄或有時擴大成大形的圓錐花序。果長矩圓形，略扁。

【藥用部分】升麻的根莖。

【性味歸經】性寒，味甘、辛；歸肺、脾、胃經。

【功效主治】發表透疹、清熱解毒；主治風熱頭痛、齒痛、口瘡、咽喉腫痛、麻疹不透等。

【用法用量】煎湯內服，3～10克；入丸、散。

【用藥宜忌】麻疹已透、陰虛火旺者忌服。

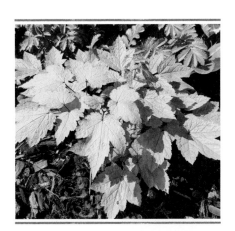

實用小祕方

藥方	升麻、蒼朮各25克，荷葉1張。
用法	煎湯內服。
適應症	頭面疙瘩腫痛。

桑葉

別名 | 鐵扇子、冬桑葉

【植物形態】樹皮灰白色，單葉互生，葉片卵圓形或寬卵圓形，邊緣有粗鋸齒或圓齒。花單性，雌雄異株；雌雄花序均排列成穗狀柔荑花序，瘦果多數，密集成一圓形或長圓形的聚合果，初時綠色，熟後黑紫色或紅色，也有白色。種子小。

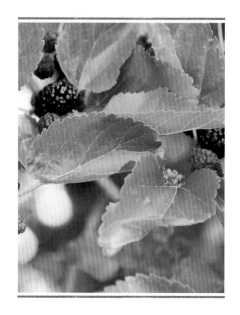

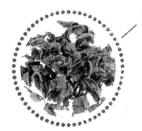

【藥用部分】葉。

【性味歸經】性寒，味甘、苦；歸肺、肝經。
【功效主治】發散風熱、潤肺止咳、清肝明目；主治風熱感冒、肺熱燥咳、身熱、頭暈、頭痛、目赤昏花等。
【用法用量】煎湯內服，9～10克；研末入丸、散；外用煎水洗或搗敷。
【用藥宜忌】肝燥者禁用。

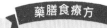
實用小祕方

藥方	薄荷4克，桑葉12克，菊花5克，苦梗10克，甘草4克（生），葦根10克。
用法	水2杯煮取1杯，日服2次。
適應症	只咳嗽，身不甚熱，微渴。

藥膳食療方

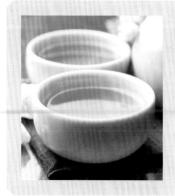

桑葉枇杷葉茶
潤肺清痰、散熱解毒

材料 桑葉3克，枇杷葉5克，甜杏仁8克，蜂蜜適量。
做法 砂鍋中注入適量清水燒開，倒入備好的枇杷葉、桑葉、甜杏仁。加蓋，用大火煮20分鐘至藥材析出有效成分，關火後將藥材撈乾淨。盛出藥汁，裝入碗中，加入蜂蜜調勻即可。

菊花

別名 | 菊、杭菊、甘菊

【植物形態】莖直立，全體密被白色茸毛。莖基部稍木質化，葉互生，有短柄，卵形或卵狀披針形，邊緣通常羽狀深裂。頭狀花序頂生成腋生，單個或數個集生於莖枝頂端；舌狀花白色、紅色、紫色或黃色。瘦果不發育。

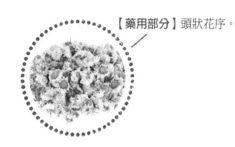

【藥用部分】頭狀花序。

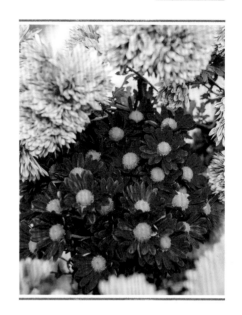

【性味歸經】性涼，味甘、苦；歸肝、肺經。

【功效主治】發散風熱、清肝明目、平抑肝陽、清熱解毒；主治頭痛、目赤、心胸煩熱、疔瘡、腫毒、諸風頭眩、酒毒疔腫等。

【用法用量】煎湯內服，10～15克；泡茶或研末入丸、散；外用煎水洗或搗爛敷。

【用藥宜忌】表虛胃寒、食少泄瀉少用之。

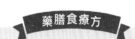

實用小祕方

藥方	菊花、石膏、川芎各 15 克。
用法	共研為末，每次服 7 克，用茶調下。
適應症	風熱頭痛。

藥膳食療方

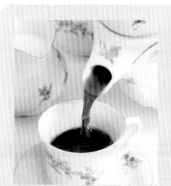

決明菊花茶
疏風散熱、清肝明目

材料 菊花 25 克，決明子 30 克，蜂蜜 25 克。

做法 取 1 碗，放入菊花，清洗乾淨；砂鍋注水燒開，倒入備好的菊花、決明子，拌勻，加蓋，大火煮 5 分鐘至析出有效成分。關火後燜 5 分鐘至入味，揭蓋，盛出煮好的茶，調入蜂蜜即可。

葛根

別名 | 乾葛、粉葛

【植物形態】全株被黃褐色粗毛。塊根肥厚,圓柱狀,外皮灰黃色,內部粉質,纖維性很強。葉互生,三出複葉,葉片菱狀圓形。總狀花序腋生;花密生;苞片狹線型。莢果線型,扁平,密被黃褐色的長硬毛。種子卵圓形而扁,赤褐色,有光澤。

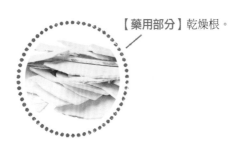

【藥用部分】乾燥根。

【性味歸經】性平,味甘、辛;歸脾、胃經。

【功效主治】升陽解肌、透疹止瀉、除煩止溫;主治傷寒、溫熱頭痛、煩熱消渴、泄瀉、斑疹不透、高血壓、心絞痛、耳聾等。

【用法用量】煎湯內服,10 ～ 15 克;退熱生津宜生用,升陽止瀉宜煨用;生津以鮮葛根為優。

【用藥宜忌】表虛多汗與虛陽上亢者慎用。

實用小祕方

藥方	葛根 15 克,薄荷 10 克。
用法	煎湯內服。
適應症	風熱感冒汗出、燒不退而又口渴。

藥膳食療方

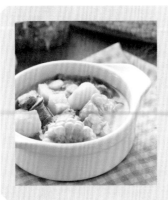

玉米葛根豬骨湯
升陽止瀉、生津止渴

材料 玉米 2 條,豬骨 400 克,葛根 1 塊,鹽少許。

做法 豬骨、玉米、葛根洗淨切塊;砂鍋注入適量清水,放入豬骨,煮沸,把火調小一些,繼續煮大概 20 分鐘;加進葛根、玉米後,開大火煮沸,再調小火煮 20 分鐘,關火放鹽調味即可。

柴胡

別名 | 北柴胡、紅柴胡、狹葉柴胡

【植物形態】多年生草本。主根圓錐形，外皮紅褐色，質疏鬆而稍脆。莖單一或數分枝。葉細線型，抱莖、質厚，稍硬挺，葉緣白色，骨質；上部葉小，同形。小繖形花序；花黃色，雙懸果深褐色，棱淺褐色，粗鈍，略凸。

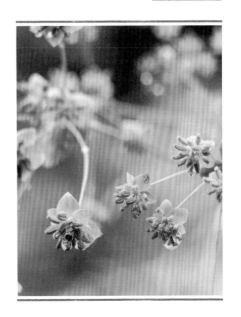

【藥用部分】根。

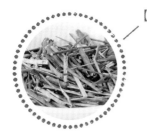

【性味歸經】性微寒，味苦、辛；歸肝、膽經。

【功效主治】疏風退熱、疏肝解鬱、升舉陽氣、清膽截瘧；主治感冒發熱、寒熱往來、瘧疾、胸脅脹痛、月經不調、子宮脫垂、脫肛等。

【用法用量】煎湯內服，3～10克；研末入丸、散；外用煎水洗，或研末調敷。

【用藥宜忌】肝陽上亢、肝風內動者忌用或慎用。

實用小祕方

藥方	柴胡12克，黃芩、半夏各10克，太子參、炙甘草各5克，生薑6克，去核紅棗3枚，板藍根15克。
用法	煎湯內服，日服1劑。
適應症	流行性感冒。

藥膳食療方

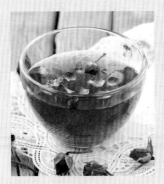

柴胡香瑰飲
疏肝解鬱、行氣散熱

材料 柴胡15克，香附9克，玫瑰6克，蜂蜜適量。

做法 砂鍋注水燒開，放入備好的藥材，煮沸後用小火煮約20分鐘，至其析出有效成分。揭蓋，轉中火拌勻，略煮片刻，關火後盛出煮好的藥茶。濾取茶汁，裝入茶杯中，趁熱飲用即可。

蔓荊子

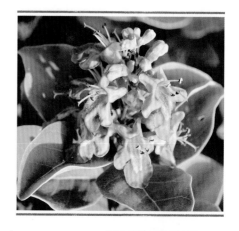

別名 | 蔓荊實、荊子、萬荊子

【植物形態】落葉灌木，具香味。三葉互出，對生，偶有單葉；小葉片卵形、長倒卵形或倒卵狀長圓形，先端鈍或短尖。圓錐花序頂生，花萼鐘形，花冠淡紫色或藍紫色。漿果球形，熟時黑色。

【藥用部分】蔓荊的果實。

【性味歸經】性涼，味辛、苦；歸肺、膀胱、肝經。

【功效主治】疏散風熱、清利頭目；主治風熱感冒頭痛、齒齦腫痛、目暗不明、頭暈目眩。

【用法用量】煎湯內服，5～15克；或研末入丸。

【用藥宜忌】血虛者慎服。

實用小祕方

藥方	蔓荊子 2,000 克（末），酒 10 升。
用法	泡 7 天，每次溫服 45 毫升，日服 3 次。
適應症	頭風。

淡豆豉

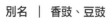

別名 | 香豉、豆豉

【植物形態】莖直立或上部蔓性，密生黃色長硬毛。三出複葉；托葉小，披針形；頂生小葉 3 片，卵形、廣卵形或狹卵形。兩側的小葉為斜卵形，種子卵圓形或近於球形，種皮黃、綠或黑色。

【藥用部分】大豆種子的加工品。

【性味歸經】性寒，味苦、辛；歸肺、胃經。

【功效主治】解表、除煩、散鬱熱；主治感冒、寒熱頭痛、煩躁胸悶、虛煩不眠等。

【用法用量】煎湯內服，5～15克；研成細末，入丸。

【用藥宜忌】胃寒易泛酸者慎服。

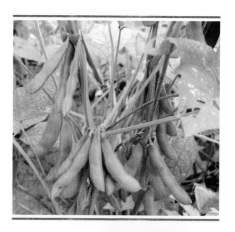

實用小祕方

藥方	淡豆豉 500 克，薤白 300 克。
用法	煎湯內服。
適應症	傷寒暴痢腹痛。

浮萍

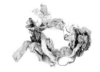

別名 | 水浮萍、青萍

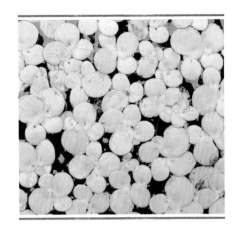

【植物形態】落纖細，根冠鈍圓或截切狀。
葉狀體對稱，倒卵形、橢圓形、長圓形，
綠色，下面淺黃色或紫色，全緣。新葉狀
體於囊內形成浮出，以極短的細柄與母體
相連，隨後脫落。

【藥用部分】浮萍的全草。

【性味歸經】性寒，味辛；歸肺、膀胱經。

【功效主治】發汗解表、利水消腫、清熱解
毒；主治風熱表證、麻疹不透、隱疹瘙癢、
水腫尿少等。

【用法用量】煎服，乾品9克，鮮品15～
30克。

【用藥宜忌】表虛自汗者禁服。

實用小祕方

藥方	浮萍、牛蒡子各等分，薄荷湯適量。
用法	以薄荷湯調下，每次10克，日服2次。
適應症	皮膚風熱、遍身生癮疹。

木賊

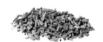

別名 | 木賊草、銼草、節骨草

【植物形態】根莖粗，棕黑色，地上莖直立，
中空。葉退化成鱗片狀，鞘齒線狀鑽形，頂
部尾狀早落而成鈍頭，周圍輪列橢圓形的孢
子囊；孢子多數，球形，具彈絲，遇水就彈開，
便於散播。

【藥用部分】木賊的地上部分。

【性味歸經】性平，味甘、苦；歸肺、肝、膽經。

【功效主治】散風熱、退目翳、止血；主治風熱
目赤、迎風流淚、目生雲翳。

【用法用量】水煎內服，25～50克；絞汁
調蜜服。

【用藥宜忌】氣血虛者慎服。

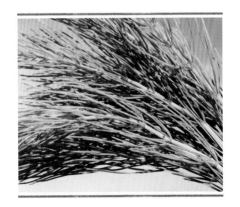

實用小祕方

藥方	木賊草（去節）50克。
用法	為末，和羊肝搗為丸，每服10克
適應症	目障、昏蒙（眼光昏花）、多淚。

楨香藤

別名 | 桶交藤、桶鉤藤、箕箕藤

【植物形態】全體密被黃色星狀柔毛。葉互生，菱狀橢圓形、三角卵形或卵形，先端漸尖，基部圓、截平或稍呈心形，全緣；春夏間開黃綠色小花，花單性，雌雄異株；種子黑色，球形。

【藥用部分】石岩楓的根、莖、葉。

【性味歸經】性溫，味苦、辛；歸心、肝、脾經。

【功效主治】袪風解熱、殺蟲；主治肝炎、傷風感冒、慢性潰瘍、風濕腫痛、頭暈頭痛、跌打損傷等。

【用法用量】內服乾品 25 ～ 150 克，煎湯內服。

【用藥宜忌】不可過量使用。

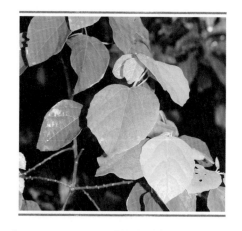

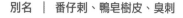
實用小祕方

藥方	楨香藤 50 克，鹿茸草、狗頭芙蓉各 25 克。
用法	水 10 碗煎至 3 碗，分 3 次服。
適應症	嚴重尿酸。

金合歡

別名 | 番仔刺、鴨皂樹皮、臭刺

【植物形態】多分枝，樹皮粗糙；枝條呈之字形，具雙叉刺，托葉硬化如尖刺。葉軸被灰色長柔毛，有腺體；小葉 10 ～ 20 對，線狀長圓形。頭狀花序簇生於葉腋，花黃色，有香味。

【藥用部分】金合歡的根、莖、樹皮。

【性味歸經】性平，味酸、澀；歸心、肝經。

【功效主治】收斂止血、解熱消炎；主治關節炎、久年風痛、痙攣、手腳風、麻痹、跌打傷等。

【用法用量】煎湯內服，25 ～ 200 克。

【用藥宜忌】孕婦忌服；肝邪過甚者應少用。

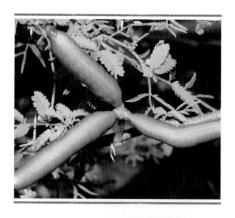

實用小祕方

藥方	金合歡 50 克，桑寄生 25 克，豬腳 1 節。
用法	燉爛服，早、晚飯後及睡前各服 1 次。
適應症	風濕痛、四肢麻痹。

五色梅

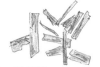

別名 ｜ 龍船花、臭金鳳、五色花

【植物形態】全株被短毛。莖枝常有下彎鉤刺。葉對生，卵形或長圓狀卵形。四季開花，花冠高腳碟狀，有紅、粉紅、黃、橙黃、白等多種顏色。

【藥用部分】馬櫻丹的葉或帶花葉的嫩枝。

【性味歸經】根：性寒，味淡；枝、葉：性涼，味苦，具臭氣；有小毒；歸肺、肝、腎經。

【功效主治】疏風清熱、止血；主治肺癆咯血、腹痛吐瀉、濕疹、陰癢等。

【用法用量】煎湯內服，5 ～ 10 克；研末，3 ～ 5 克。

【用藥宜忌】孕婦忌服。

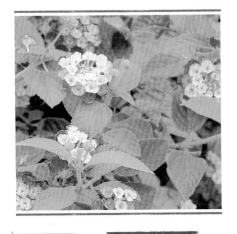

實用小祕方

藥方　　五色梅葉 15 克，薄荷 10 克。
用法　　煎湯內服。
適應症　風熱感冒。

大葉桉葉

別名 ｜ 桉葉、大葉有加利

【植物形態】樹皮不剝落，暗褐色，有不規則斜裂溝；嫩枝有棱。幼嫩葉對生，卵形；成熟葉互生，葉片厚革質，卵狀披針形，兩側不等。繖形花序粗大，有花 4 ～ 8 朵；花瓣與萼片合成一帽狀體。

【藥用部分】大葉桉的葉。

【性味歸經】性寒，味辛、苦；歸肺、胃、脾、肝經。

【功效主治】疏風發表、清熱解毒；主治感冒、高熱頭痛、肺熱喘咳、瀉痢腹痛、瘧疾等。

【用法用量】煎湯內服，9 克（鮮品 15 ～ 30 克）。

【用藥宜忌】內服用量不宜過大，以免嘔吐。

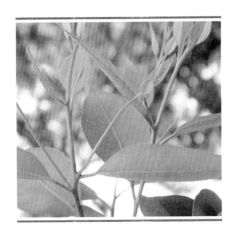

實用小祕方

藥方　　大葉桉葉約 2,500 克。
用法　　煎湯熏浴。
適應症　感冒及流感。

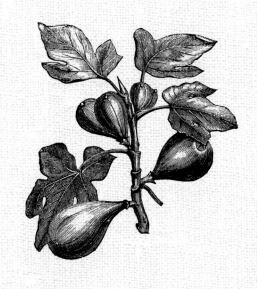

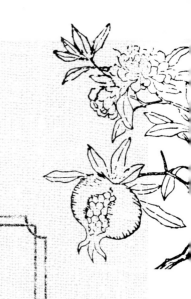

第四章

清熱藥

凡以清解裡熱為主要作用的藥物,稱為清熱藥。

清熱藥的藥性寒涼,主要用於高熱、痢疾、癰腫瘡毒,以及目赤腫痛、咽喉腫痛等各種裡熱證候,療法即《黃帝內經》所説的「熱者寒之」。

正因清熱藥性屬寒涼,多服會損傷陽氣,故陽氣不足,或脾胃虛弱者需慎用,如遇到真寒假熱的證候,應當忌用。

清　熱　瀉　火　藥

石膏

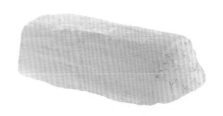

別名　｜　大石膏、玉大石、冰石

【礦物形態】顏色通常為白色，結晶體無色透明，當成分不純時會呈現灰色、肉紅色、蜜黃色等。

【藥用部分】硫酸鹽類礦物石膏的礦石。

【性味歸經】性大寒，味甘、辛；歸肺、胃經。

【功效主治】清熱瀉火、除煩止渴；主治高熱煩渴。

【用法用量】煎服，15～60克，宜打碎先煎。內服宜生用，外用宜火煅研末。

【用藥宜忌】脾胃虛寒及血虛、陰虛發熱者忌服。

實用小祕方

藥方	石膏、炙甘草等分。
用法	製為末，每服10克，漿水（取炊熟粟米，浸冷水中發酵而成的白色漿液）調下。
適應症	濕溫多汗、妄言煩渴。

知母

別名　｜　地參、穿地龍、羊鬍子根

【植物形態】根莖橫走，下部生有多數肉質鬚根。葉基生，線型，基部常擴大成鞘狀，具多條平行脈，而無明顯中脈。花葶直立，不分枝，其上生有尖尾狀苞片，生在頂部成穗狀。

【藥用部分】知母的乾燥根莖。

【性味歸經】性寒，味苦；歸肺、胃、腎經。

【功效主治】清熱瀉火、生津潤燥；主治外感熱病、高熱煩渴、肺熱燥咳、內熱消渴、腸燥便祕等。

【用法用量】煎湯內服，6～12克；或入丸、散。

【用藥宜忌】脾胃虛寒、大便溏泄者禁服。

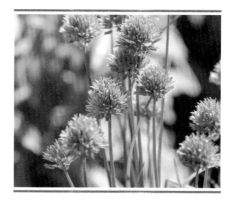

實用小祕方

藥方	生山藥50克，生黃耆25克，知母30克。
用法	煎湯內服。
適應症	消渴（多飲而煩渴不止、多食而肌肉消瘦，屬於糖尿病的一部分）。

天花粉

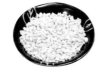

別名 | 栝樓根、蔞根

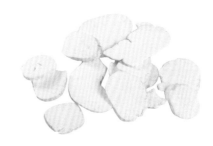

【植物形態】塊根圓柱狀，肥厚，富含澱粉。
莖較粗，多分枝。葉互生；輪廓近圓形或
近心形，常3～5淺裂至中裂。雌雄異株；
花冠白色，裂片倒卵形。果實橢圓形，壓扁，
淡黃褐色。

【藥用部分】栝樓的根。

【性味歸經】性微寒，味甘、微苦、酸；歸肺、
胃經。

【功效主治】生津、止渴、降火、潤燥、排
膿、消腫；主治熱病口渴、消渴、黃疸、
肺燥咳血等。

【用法用量】煎湯內服，9～15克；或入
丸、散。

【用藥宜忌】脾胃虛寒、大便滑泄者忌服。

實用小祕方

藥方	天花粉50克，人參15克。
用法	制為末，每服5克，米湯下。
適應症	虛熱咳嗽。

梔子

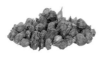

別名 | 黃梔子、黃果子、山梔子

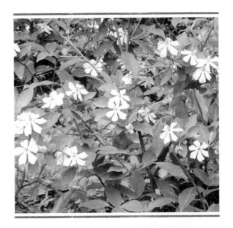

【植物形態】常綠灌木。葉長橢圓形或倒卵狀
披針形。果實橢圓形或長卵圓形，果皮薄而脆。
種子多扁長圓形。

【藥用部分】梔子的乾燥根莖。

【性味歸經】性寒，味苦；歸心、肺、胃、三
焦經。

【功效主治】清熱、瀉火、涼血；主治熱病虛煩
不眠、黃疸、淋病（泌尿系統疾病）、消渴、目
赤、咽痛、吐血、衄血（非外傷所致的某些部位
外部出血）等。

【用法用量】煎服，10～20克；研末入丸、
散；外用研末或調敷。

【用藥宜忌】脾虛便溏、胃寒作痛者忌服。

實用小祕方

藥方	梔子20克，雞骨草、田基黃各50克。
用法	水煎，日分3次服。
適應症	濕熱黃疸。

夏枯草

別名 ｜ 麥夏枯、鐵色草

【植物形態】多年生草本。莖方形，基部匍匐，全株密生細毛。葉對生；近基部的葉有柄，上部葉無柄；葉片橢圓狀披針形，全緣，或略有鋸齒。輪繖花序頂生，呈穗狀；花冠紫色或白色。小堅果褐色，長橢圓形，具3稜。

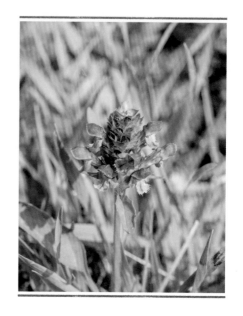

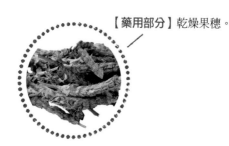

【藥用部分】乾燥果穗。

【性味歸經】性寒，味辛、苦；歸肝、膽經。

【功效主治】清肝明目、散結解毒；主治瘰癧（頸部腫塊）、瘰瘤（生在皮膚、肌肉筋骨等處的腫塊）、乳癰（乳房腫脹膿瘍）、乳癌、目珠夜痛、羞明流淚、帶下、小便熱痛等。

【用法用量】煎湯內服，6～15克，大劑量可用至30克；熬膏或入丸、散；外用煎水洗或搗敷。

【用藥宜忌】脾胃虛弱者慎服。

實用小祕方

藥方	夏枯草300克。
用法	煎濃膏服，並塗患處，多服益善。
適應症	瘰癧。

藥膳食療方

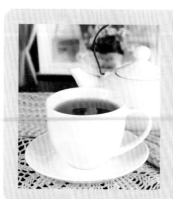

夏枯草金錢草茶
清熱解毒、利尿通淋

材料 夏枯草5克，金錢草5克，蜂蜜適量。

做法 砂鍋中注入適量清水燒熱，放入備好的夏枯草、金錢草。加蓋，用大火煮約15分鐘至藥材析出有效成分。關火後將煮好的藥汁濾入杯中，調入蜂蜜即可。

蘆根

別名 | 葦根、蘆通、蘆柴根

【植物形態】多年生高大草本，具有匍匐狀地下莖，粗壯，橫走，節間中空，每節上具芽。莖高 2 ～ 5 公尺，節下通常具白粉。葉二列式排列，具葉鞘；葉灰綠色或藍綠色，較寬，線狀披針形，粗糙，先端漸尖；葉舌呈一輪毛狀。

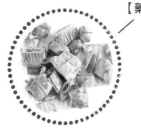

【藥用部分】根莖。

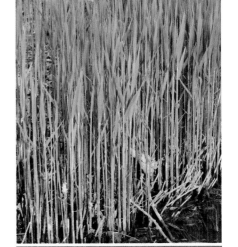

【性味歸經】性寒，味甘；歸肺、胃經。

【功效主治】清熱生津；主治肺熱咳嗽、胃熱嘔吐、高熱口渴、肺癰咳吐膿血、小便熱痛、糖尿病等。

【用法用量】煎湯內服，15 ～ 30 克（鮮品 60 ～ 120 克）；外用煎湯洗。

【用藥宜忌】脾胃虛寒者慎服。

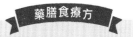

實用小祕方

藥方	蘆根 1,500 克。
用法	切段，水煮成濃汁，頻飲。
適應症	嘔噦（嘔吐）不止、呃逆（打嗝）。

藥膳食療方

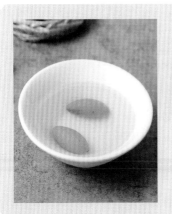

橄欖蘆根茶
清熱生津、除煩止嘔

材料 橄欖 40 克，蘆根 15 克。

做法 砂鍋中注入適量清水燒開，倒入洗淨的蘆根。加蓋，用中火煮約 20 分鐘，至藥材析出有效成分。揭蓋，撈出藥材，再放入洗淨的橄欖。轉大火煮約 3 分鐘，至其變軟。關火後盛出煮好的蘆根茶，裝在杯中即可。

淡竹葉

別名 │ 竹葉、碎骨子、山雞米

【植物形態】多年生草本。根狀莖粗短，堅硬。鬚根稀疏，黃白色，其近頂端或中部膨大，形似紡錘塊根。稈纖弱，多少木質化。葉尖端漸尖，基部呈圓形或楔形，無柄或有短柄。葉脈平行，小橫脈明顯。圓錐花序，分枝稀疏，小穗條狀披針形。

【藥用部分】乾燥莖葉。

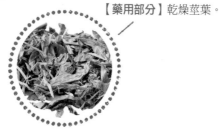

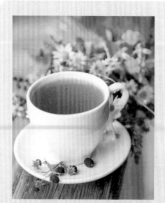

【性味歸經】性寒，味甘、淡；歸肺、膀胱經。

【功效主治】清熱除煩、利尿；主治熱病煩渴、小便赤澀淋痛、口舌生瘡、口臭、牙痛、胃熱、胃痛、上火頭痛等等。

【用法用量】煎湯內服，9～15克。

【用藥宜忌】無實火、濕熱者慎服，體虛有寒者應禁服。

實用小祕方

藥方	淡竹葉、白茅根各 15 克。
用法	煎湯內服，每日 1 劑。
適應症	尿血。

藥膳食療方

淡竹葉茅根茶
清熱利尿、生津止渴

材料 淡竹葉 15 克，白茅根 15 克。

做法 砂鍋中注入適量清水燒開。放入備好的淡竹葉、白茅根，用勺攪拌均勻。加蓋，燒開後用小火煮約 10 分鐘，至其析出有效成分。揭蓋，撈出藥材。關火後盛出煮好的藥茶，裝入杯中即可。

決明子

別名 ｜ 草決明

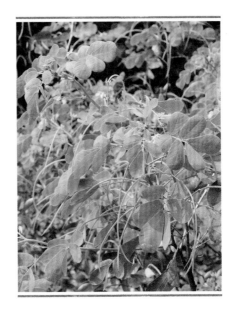

【植物形態】一年生半灌木狀草本，莖直立，上部多
分枝，全體被短柔毛。葉互生；偶數羽狀複葉；托葉
線狀，早落；小葉 3 對，倒卵形，先端圓形，有微凸
尖，基部廣楔形或近圓形。花瓣倒卵形或橢圓形，黃
色。莢果線型，略扁，弓形彎曲，被疏柔毛。

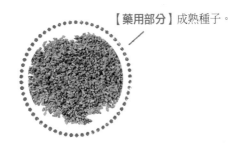

【藥用部分】成熟種子。

【性味歸經】性微寒，味甘、苦、鹹；歸肝、膽、
胃、腎經。

【功效主治】清肝明目、利水通便；主治風
熱赤眼、青盲（眼睛外觀良好，而視力逐漸
下降至盲無可見）、雀目（夜盲症）、高血
壓、肝炎、肝硬化腹水、習慣性便祕等。

【用法用量】煎湯內服，6 ～ 15 克。

【用藥宜忌】脾胃虛寒及便溏者慎服。

實用小祕方

藥方	決明子 25 克，海埔薑 25 克，野菊花 20 克，莎草根 15 克。
用法	水 5 碗煎 2 碗，分 2 次服。
適應症	偏頭痛。

藥膳食療方

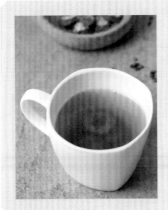

山楂決明子消脂飲

清肝明目、降低血壓

材料 乾山楂 60 克，決明子 7 克。

做法 乾山楂、決明子洗淨；砂鍋中注入適量清水燒
開，放進洗淨的決明子，倒入山楂，拌勻，加
蓋，用小火煮 15 分鐘，至藥材析出有效成分，
揭蓋，攪拌片刻，將煮好的茶水濾入杯中即可。

密蒙花

別名 | 蒙花、黃飯花

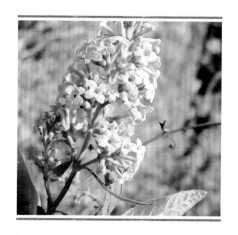

【植物形態】小枝灰褐色;枝、葉柄及花序均密被白色星狀毛及茸毛,莖上的毛漸次脫落。單葉對生,矩圓狀披針形至條狀披針形,先端漸尖,基部楔形,全緣或有小鋸齒。聚繖圓錐花序頂生。

【藥用部分】密蒙花的乾燥花蕾及花序。

【性味歸經】性微寒,味甘;歸肝經。

【功效主治】清熱養肝、明目退翳;主治目赤腫痛、多淚羞明、眼生翳膜、肝虛目暗、視物昏花等。

【用法用量】煎湯內服,5～15克;研末入丸、散。

【用藥宜忌】陽虛、肝寒胃弱者忌用。

實用小祕方

藥方	密蒙花、黃檗各 50 克,蜂蜜適量。
用法	搗為末,加蜂蜜和成丸,每次服 10～15 克。
適應症	眼障翳。

青葙子

別名 | 牛尾花子

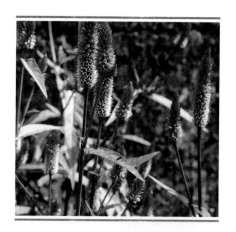

【植物形態】莖直立,通常上部分枝,綠色或帶紅紫色,有縱條紋。單葉互生;橢圓狀披針形或披針形。花著生甚密,初為淡紅色,後變成銀白色,穗狀花序單生於莖頂或分枝頂。

【藥用部分】青葙的乾燥成熟種子。

【性味歸經】性寒,味苦;歸肝、脾經。

【功效主治】袪風熱、清肝火、明目退翳;主治肝熱目赤、眼生翳膜、視物昏花、肝火眩暈等症。

【用法用量】煎湯內服,3～15克;外用研末調敷。

【用藥宜忌】瞳孔散大、青光眼患者忌用。

實用小祕方

藥方	青葙子 25 克,雞肝 100 克。
用法	燉服。
適應症	風熱淚眼。

無花果

別名 │ 天生子、蜜果、文仙果

【植物形態】全株具乳汁，多分枝。葉互生，倒卵形或近圓形，邊緣有不規則鈍齒，掌狀葉脈明顯。雌雄異株，隱頭花序；花序托單生於葉腋間，梨形。瘦果三棱狀卵形，胚乳豐富，胚彎曲。

【藥用部分】無花果的聚花果。

【性味歸經】性寒，味甘；歸心、脾經。

【功效主治】清熱生津、健胃清腸、解毒消腫；主治腸炎、痢疾、便祕、喉痛、癰瘡疥癬等。

【用法用量】煎湯內服，9 ～ 15 克。

【用藥宜忌】中寒者忌食。

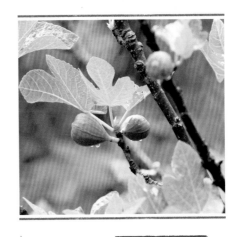

實用小祕方

藥方　乾無花果 25 克。
用法　煎湯內服。
適應症　肺熱聲嘶。

苦丁茶

別名 │ 大葉茶

【植物形態】樹皮赭黑色或灰黑色，枝條粗大、平滑，新條有棱角。葉革質而厚，螺旋狀互生，長橢圓形或卵狀長橢圓形，先端銳尖，或稍圓，基部寬楔形或圓形，邊緣有疏鋸齒。

【藥用部分】大葉冬青的嫩葉。

【性味歸經】性寒，味甘、苦；歸肝、肺、胃經。

【功效主治】散風熱、清頭目、除煩渴；主治頭痛、齒痛、目赤、熱病煩渴、痢疾等。

【用法用量】煎湯內服，3 ～ 9 克；研末入丸劑。

【用藥宜忌】孕婦慎服。

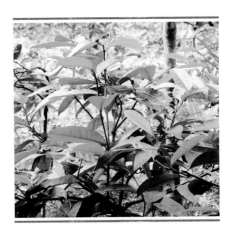

實用小祕方

藥方　苦丁茶葉 30 克。
用法　煎湯內服。
適應症　口腔炎。

清 熱 解 毒 藥

金銀花

別名 | 銀花、雙花、忍冬花

【植物形態】多年生半常綠纏繞木質藤本。莖中空，多分枝，幼枝密被短柔毛和腺毛。葉對生；葉柄密被短柔毛；葉紙質，葉片卵形、長圓卵形或卵狀披針形，先端短尖、漸尖或鈍圓，全緣，兩面和邊緣均被短柔毛。

【性味歸經】性寒，味甘；歸肺、胃、心、脾、大腸經。

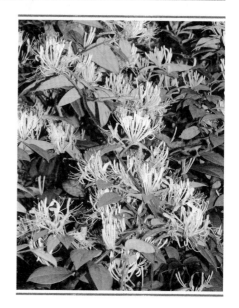

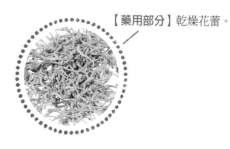

【藥用部分】乾燥花蕾。

【功效主治】清熱解毒；主治溫病發熱、熱毒血痢、癰瘍、腫毒、瘰癧、痔瘺等。

【用法用量】煎湯內服，10～20克；研末入丸、散；外用搗敷。

【用藥宜忌】脾胃虛寒及氣虛、瘡瘍膿清者慎服。

藥膳食療方

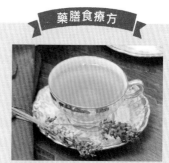

銀花菊蘭茶
清熱解毒、清肝明目

材料 金銀花15克，菊花9克，紫羅蘭6克，蜂蜜適量。

做法 砂鍋注水燒開，倒入菊花、金銀花、紫羅蘭，再次燒開後用小火煮約10分鐘，至藥材析出有效成分。盛出煮好的藥茶，調入蜂蜜即可。

連翹

別名 │ 落翹、大翹子、連殼

【植物形態】落葉灌木。枝開展或伸長，稍帶蔓性，常著地生根，小枝稍呈四棱形，節間中空，僅在節部具有實髓。單葉對生，葉片卵形、長卵形、廣卵形至圓形，先端漸尖、急尖或鈍。基部闊楔形或圓形，邊緣有不整齊的鋸齒；半革質。花先葉開放，腋生。金黃色，通常具橘紅色條紋。

【藥用部分】乾燥果實。

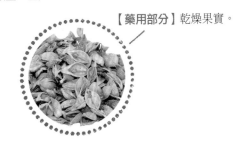

【性味歸經】性微寒，味苦；歸心、肝、膽經。

【功效主治】清熱解毒、散結消腫；主治丹毒（皮膚細菌感染，患部紅如塗丹）、斑疹、癰瘍腫毒、瘰癧、小便淋閉等。

【用法用量】煎湯內服，6～15克；研末入丸、散；外用煎水洗。

【用藥宜忌】脾胃虛弱、氣虛發寒、癰疽已潰、膿稀色淡者忌服。

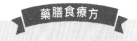

實用小祕方

藥方	連翹、雄鼠屎、蒲公英、川貝母各10克。
用法	煎湯內服。
適應症	乳癰、乳核（乳房纖維瘤）。

藥膳食療方

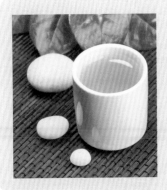

金銀花連翹茶

清熱解毒、消腫散結

材料 金銀花6克，甘草、連翹各少許。

做法 砂鍋中注入適量清水燒熱，倒入備好的金銀花、甘草、連翹。加蓋，燒開後用小火煮約15分鐘，至其析出有效成分。揭蓋，攪拌均勻。關火後盛出藥茶，濾入杯中即可。

蒲公英

別名 ｜ 黃花地丁、婆婆丁

【植物形態】蒲公英為多年生草本，含白色乳汁。花莖上部密被白色絲狀毛；頭狀花序單一，頂生全部為舌狀花；花冠黃色。長橢圓形，花柱細長，有短毛。瘦果倒披針形。外具縱棱，有多數刺狀突起，著生白色冠毛。

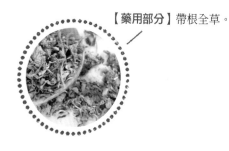

【藥用部分】帶根全草。

【性味歸經】性寒，味苦、甘；歸肝、胃經。

【功效主治】清熱解毒、利尿散結；主治急性乳腺炎、淋巴腺炎、瘰癧、疔毒瘡腫、急性結膜炎、感冒發熱、急性扁桃腺炎、急性支氣管炎、胃炎、肝炎、膽囊炎、泌尿道感染等。

【用法用量】煎湯內服，15～50克；外用搗敷。

【用藥宜忌】大量可致緩瀉。

實用小祕方

藥方　蒲公英 100 克，香附 50 克。
用法　每日 1 劑，煎服 2 次。
適應症　急性乳腺炎。

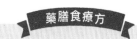

藥膳食療方

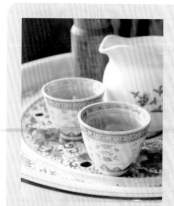

大黃蒲公英茶
清熱解毒、利尿通便

材料　蒲公英 6 克，大黃 8 克，蜂蜜適量。

做法　取一乾淨的茶壺，倒入備好的大黃和蒲公英，注入適量熱開水，上蓋，浸泡約 7 分鐘至芳香四溢，揭蓋，調入適量蜂蜜即可。

土茯苓

別名 ｜ 白餘糧、飯團根、冷飯團

【植物形態】攀緣灌木，長1～4公尺。莖光滑，無刺。根狀莖粗厚、塊狀，常由匍匐莖相連接。葉互生，葉片薄、革質，狹橢圓狀披針形至狹卵狀披針形，先端漸尖，基部圓形或鈍。繖形花序單生於葉腋，通常具十餘朵花，花綠白色。漿果熟時黑色。

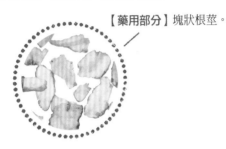

【藥用部分】塊狀根莖。

【性味歸經】性平，味甘、淡；歸肝、胃經。

【功效主治】清熱除濕、泄濁解毒、通利關節；主治梅毒、淋濁、泄瀉、筋骨攣痛、腳氣、癰腫、瘡癬、瘰癧、癭瘤及汞中毒等。

【用法用量】煎湯內服，10～60克；外用研末調敷。

【用藥宜忌】肝腎陰虛者慎服；忌犯鐵器（不用鐵器熬煮），服時忌飲茶。

實用小祕方

藥方	土茯苓200克，皂角子7個。
用法	水煎代茶飲。
適應症	梅毒。

藥膳食療方

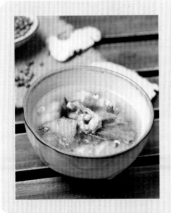

土茯苓綠豆老鴨湯
清熱解毒、利尿除濕

材料 土茯苓、綠豆各20克，老鴨200克，鹽適量。

做法 藥材泡發，老鴨切塊汆燙；砂鍋注水，放入老鴨塊、土茯苓、綠豆，拌勻，加蓋，大火煮開轉小火煮100分鐘至析出有效成分，揭蓋，加入鹽，稍稍攪至入味，關火後盛出煮好的湯，裝入碗中即可。

板藍根

別名 | 靛青根、藍靛根、靛根

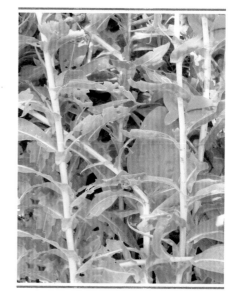

【植物形態】主根深長，莖直立，葉互生；基生葉較大，葉片長圓狀橢圓形；莖生葉長圓形至長圓狀倒披針形。花小，無苞，花梗細長；花萼4，綠色；花瓣4，黃色，倒卵形；雄蕊6，4長2短；雌蕊1，長圓形。長角果長圓形，扁平翅狀，具中肋。種子1枚。

【藥用部分】菘藍的根。

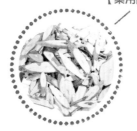

【性味歸經】性寒，味苦；歸心、胃經。

【功效主治】清熱解毒、涼血利咽；主治溫病（發熱疾病）、發瘢、喉痹、丹毒（急性皮膚熱毒病症）、癰腫（化膿的腫塊），還可防治日本腦炎、急性肝炎、慢性肝炎、流行性腮腺炎、骨髓炎等。

【用法用量】湯內服，15～30克，大劑量可用60克；亦可研末入丸、散；外用煎湯熏洗。

【用藥宜忌】脾胃虛寒而無實火熱毒者忌服。

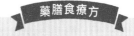

實用小祕方

藥方	板藍根、山慈姑各50克，連翹40克，甘草30克。
用法	煎湯內服。
適應症	流行性腮腺炎。

藥膳食療方

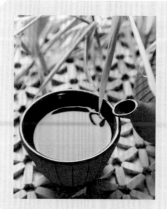

羌活板藍根茶
清熱解毒、除濕涼血

材料 羌活15克，板藍根30克，蜂蜜適量。

做法 砂鍋中注入適量清水燒開，倒入備好的羌活、板藍根，拌勻，加蓋，大火煮5分鐘至析出有效成分，關火後燜5分鐘，揭蓋，盛出煮好的茶，調入蜂蜜即可。

魚腥草

別名 │ 側耳根、豬姆耳、臭質草

【植物形態】多年生草本，有腥臭氣。莖下部伏地，節上生根，無毛或被疏毛；上部直立。葉互生，心形或寬卵形，先端漸尖，基部心形，全緣，有細腺點；下面紫紅色，兩面脈上被柔毛；托葉膜質，條形，基部抱莖。穗狀花序生於莖的上端，與葉對生。

【藥用部分】蕺菜的乾燥全草。

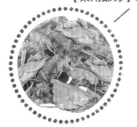

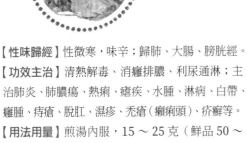

【性味歸經】性微寒，味辛；歸肺、大腸、膀胱經。
【功效主治】清熱解毒、消癰排膿、利尿通淋；主治肺炎、肺膿瘍、熱痢、瘧疾、水腫、淋病、白帶、癰腫、痔瘡、脫肛、濕疹、禿瘡（癩痢頭）、疥癬等。
【用法用量】煎湯內服，15 ～ 25 克（鮮品 50 ～ 100 克）；搗汁調服；外用煎水熏洗或搗敷。
【用藥宜忌】虛寒證及陰性外病者忌服。

實用小祕方

藥方	魚腥草 30 克，桔梗 15 克。
用法	煎湯內服或研末沖服，每日 1 劑，每日 2 次，連用 7 天。
適應症	肺膿瘍。

藥膳食療方

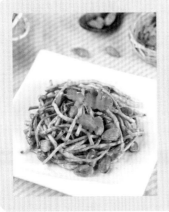

豆腐乳涼拌魚腥草
清熱解毒、利尿排膿

材料 巴旦木仁 20 克，魚腥草 50 克，豆腐乳 8 克，香菜葉適量，白糖 2 克，芝麻油、陳醋各 5 毫升。
做法 豆腐乳碾碎，放入洗淨的魚腥草和陳醋、白糖、芝麻油，再加入 10 克巴旦木仁，拌勻，裝入盤中，放上剩餘的巴旦木仁，撒點香菜葉點綴即可。

綠豆

別名 │ 青小豆

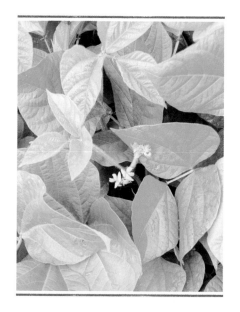

【植物形態】一年生或多年生草本。大部纏繞狀，有淡褐色長硬毛。葉羽狀，小葉 3 枚，頂生小葉卵形，先端漸尖，側生小葉偏斜；托葉大，闊卵形，盾狀著生。種子短矩形，綠色或暗綠色，種皮薄而韌。

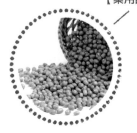

【藥用部分】成熟種子。

【性味歸經】性涼，味甘；歸心、胃經。

【功效主治】清熱解毒、消暑；主治暑熱煩渴、水腫、瀉痢、丹毒、藥毒、上火牙痛、口臭、便祕、口舌生瘡等。

【用法用量】煎湯內服，25 ～ 50 克；研末或生研絞汁；外用研末調敷。

【用藥宜忌】脾胃虛寒、滑腸泄瀉者慎用。

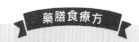

實用小祕方

藥方	綠豆 200 克，生甘草 100 克。
用法	煎服。
適應症	烏頭類中毒。

藥膳食療方

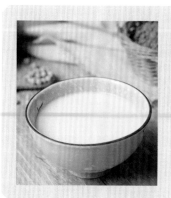

綠豆漿
清熱消暑、解毒利尿

材料 水發綠豆 40 克，白糖適量。

做法 泡發綠豆倒入豆漿機，注入適量清水，打漿，待豆漿機運轉約 15 分鐘，即成綠豆漿；把煮好的綠豆漿倒入濾網，濾去豆渣，用湯匙撇去浮沫。待稍微放涼後加白糖調味，即可飲用。

射干

別名 | 烏扇、扁竹根、剪刀草

【植物形態】多年生草本。葉 2 列，葉片對折，呈馬刀形。莖直立。聚繖花序繖房狀頂生，二歧狀分枝。蒴果三角狀倒卵形至長橢圓形，有 3 縱稜，成熟時沿縫線 3 瓣裂，每室有種子 3 ～ 8 枚。種子黑色，近球形，有光澤。

【藥用部分】乾燥根莖。

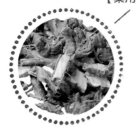

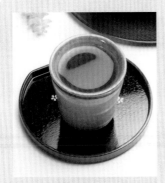

【性味歸經】性寒，味苦，有小毒；歸肺經。
【功效主治】清熱解毒、利咽消痰、止咳、消腫散結；主治咽喉腫痛、痰咳氣喘、支氣管炎等。
【用法用量】煎湯內服 3 ～ 6 克；外用鮮品適量，搗爛外敷。
【用藥宜忌】脾胃虛弱者及孕婦慎服。

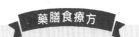

實用小祕方

藥方	射干、桔梗各 6 克，甘草、連翹、牛蒡、梔子、黃芩、元參、山豆根各 3 克，防風、薄荷各 1.5 克。
用法	煎湯內服。
適應症	咽喉各症。

藥膳食療方

射干麻黃湯
清熱解毒、養心潤肺

材料 紅棗 20 克，射干 9 克，麻黃 8 克，細辛 7 克。
做法 砂鍋注水，放入紅棗、射干、麻黃、細辛，攪拌均勻，加蓋，用大火煮開後轉小火續煮 90 分鐘，至藥材有效成分析出。揭蓋，關火後將煮好的藥汁裝杯即可。

敗醬草

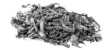

別名 | 黃花龍芽、白花、敗醬

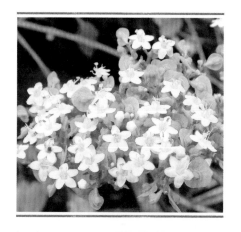

【**植物形態**】根莖有特臭味；莖枝被粗白毛，後毛漸脫落。葉片寬卵形或近圓形，邊緣粗鋸齒。聚繖圓錐花序，集成疏生大繖房狀。瘦果倒卵形，宿存苞片貼生，苞片近圓形，膜質，網脈明顯。

【**藥用部分**】白花敗醬的全草或根。

【**性味歸經**】性微寒，味辛、苦；歸胃、大腸、肝經。

【**功效主治**】清熱解毒、排膿破瘀；主治腸癰、下痢、赤白帶下、產後瘀滯腹痛、目赤腫痛、癰腫疥癬。

【**用法用量**】煎湯內服，15～25克；外用搗敷。

【**用藥宜忌**】久病、脾胃虛者忌用。

實用小祕方

藥方	鮮敗醬草100克，冰糖25克。
用法	開水燉服。
適應症	赤白痢。

穿心蓮

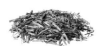

別名 | 欖核蓮、苦草、斬蛇劍

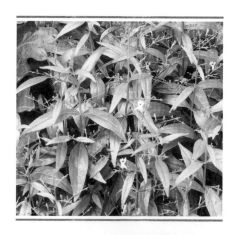

【**植物形態**】全株味苦，莖四方形，直立，多分枝且對生，節稍膨大。葉對生，葉面光亮，先端漸尖，基部楔形。圓錐花序頂生或腋生，花淡紫色。蒴果長橢圓形至線型，似橄欖狀，種子多數。

【**藥用部分**】穿心蓮的全草或葉。

【**性味歸經**】性寒，味苦；歸肺、胃、大腸、小腸經。

【**功效主治**】清熱解毒、涼血消腫；主治感冒發熱、咽喉腫痛、口舌生瘡、頓咳勞嗽、泄瀉痢疾等。

【**用法用量**】煎湯內服，9～15克；外用搗爛塗患處。

【**用藥宜忌**】敗胃，不宜多服久服。

實用小祕方

藥方	穿心蓮乾適量。
適應症	研末，每次服5克，日服3～4次。
適應症	流行性感冒、肺炎。

白鮮皮

別名 │ 北鮮皮、八股牛、臭根皮

【植物形態】全株有特異的香味。根肉質，
多側根，外皮黃白至黃褐色。奇數羽狀複葉
互生；葉片卵形至橢圓形，長 3.5 ～ 9 公分，
寬 2 ～ 4 公分，先端銳尖，基部楔形，邊緣
具細鋸齒。

【藥用部分】白鮮和狹葉白鮮的根皮。

【性味歸經】性寒，味苦；歸脾、肺、小腸經。

【功效主治】清熱燥濕、祛風止癢、解毒；
主治風熱濕毒所致的風疹、濕疹、疥癬、黃
疸等。

【用法用量】煎服，6 ～ 15 克；入丸、散。

【用藥宜忌】脾胃虛寒者忌服。

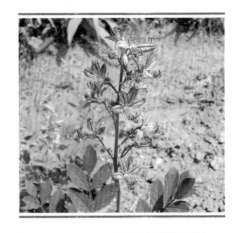

實用小祕方

藥方	白鮮皮、防風、人參、知母、沙參各 50 克。
用法	搗散，每次服 10 克，以水煎。
適應症	肺藏風熱。

半邊蓮

別名 │ 急解索、細米草、瓜仁草

【植物形態】莖細長，折斷時有黏性乳汁滲出，
直立或匍匐，葉綠色，無柄，多數呈披針形，
少數長卵圓形，長 1 ～ 2 公分，平滑無毛，
葉緣具疏鋸齒。蒴果圓錐形，基部銳尖。

【藥用部分】半邊蓮的乾燥全草。

【性味歸經】性寒，味辛；歸心、小腸、肺經。

【功效主治】利水消腫、清熱解毒；主治黃疸、
水腫、臌脹（腹脹如鼓）、泄瀉、痢疾、蛇傷、
疔瘡、腫毒、濕疹等。

【用法用量】煎湯內服，25 ～ 50 克；搗汁服。

【用藥宜忌】虛證、水腫者忌用。

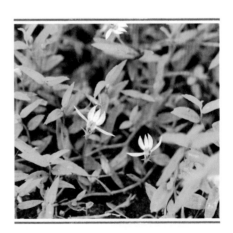

實用小祕方

藥方	鮮半邊蓮、食鹽各適量。
用法	搗爛，敷患處，有黃水滲出則漸癒。
適應症	疔瘡。

大青葉

別名 │ 馬藍葉、路邊青葉

【植物形態】莖直立，上部多分枝，稍帶粉霜。根肥厚，近圓錐形，具短橫紋及少數鬚根。基生葉蓮座狀，葉片長圓形至寬倒披針形，半抱莖，全緣或有不明顯鋸齒。複總狀花序生於枝端。

【藥用部分】菘藍的葉。

【性味歸經】性寒，味苦；歸肝、心、胃、脾經。

【功效主治】清熱解毒、涼血消　；主治溫邪入侵、高熱神昏、發　發疹、黃疸、熱痢、喉痹等。

【用法用量】煎湯內服，15～25克（鮮者30克）。

【用藥宜忌】苦寒敗胃、脾胃虛寒者忌服。

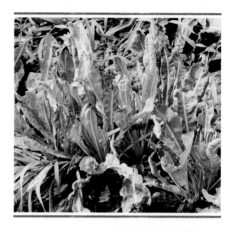

實用小祕方
藥方　　大青葉50克，海金沙根50克。
用法　　煎湯內服。
適應症　感冒發熱。

白頭翁

別名 │ 野丈人、白頭公

【植物形態】多年生草本。主根粗壯，圓錐形。葉柄密被長柔毛；葉片輪廓寬卵形。花兩性，單朵，花瓣無。瘦果，被長柔毛，頂部有羽毛狀宿存花柱。

【藥用部分】白頭翁的乾燥根。

【性味歸經】性寒，味苦；歸胃、大腸經。

【功效主治】清熱解毒、涼血止痢、燥濕殺蟲；主治赤白痢、鼻衄（流鼻血）、崩漏、血痔、寒熱溫瘧等。

【用法用量】煎湯內服，15～30克；研末，入丸、散。外用煎水洗，搗敷，研末敷。

【用藥宜忌】虛寒瀉痢患者慎服。

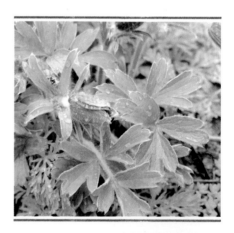

實用小祕方
藥方　　白頭翁、荔枝核各100克。
適應症　酒浸炒乾，研為末，每服15克，白開水調下。
適應症　男子疝氣偏墜。

山豆根

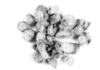

別名 │ 苦豆根、廣豆根

【植物形態】老莖禿淨，新枝密被短柔軟毛。奇數羽狀複葉，小葉片卵形至卵狀披針形，頂端小葉較大，上面疏被短毛，下面密被灰棕色短柔毛。

【藥用部分】柔枝槐的乾燥根。

【性味歸經】性寒，味苦；歸肺經。

【功效主治】清熱解毒、消腫利咽；主治火毒蘊結、咽喉腫痛、齒齦腫痛等。

【用法用量】煎湯內服，15 ～ 25 克；磨汁用；外用煎水含漱或搗敷。

【用藥宜忌】過量易致嘔吐、腹瀉、胸悶等。

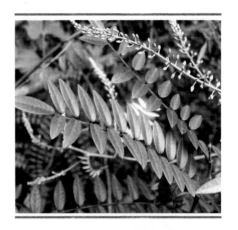

實用小祕方

藥方	山豆根 9 克，射干、銀花、板藍根各 6 克。
用法	煎湯內服。
適應症	熱毒腫痛、積熱咽腫。

野菊花

別名 │ 野菊

【植物形態】莖直立或鋪散，上部花序枝上的毛稍多。葉互生，卵形或長橢圓形。頭狀花序小，多數，在莖頂排成繖房狀，中層卵形，內層長橢圓形，邊緣白色或褐色膜質，外圍是黃色舌狀花。

【藥用部分】野菊的花序。

【性味歸經】性涼，味苦、辛；歸肝、肺經。

【功效主治】疏風清熱、消腫解毒；主治風熱感冒、肺炎、白喉、口瘡、丹毒、濕疹等。

【用法用量】煎湯內服，10 ～ 20 克。

【用藥宜忌】脾胃虛寒者慎服。

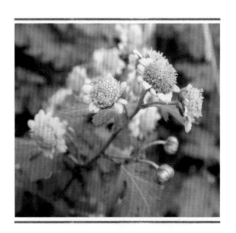

實用小祕方

藥方	野菊花 80 克，蒲公英 80 克，連翹 50 克。
用法	煎湯內服。
適應症	癰疽膿瘍。

白花蛇舌草

別名 │ 蛇舌草、蛇脷草

【植物形態】一年生小草本。莖略扁，細長。葉對生，膜質，無柄，葉片線型至線狀披針形。花單生或成對生於葉腋，無花梗或有短的花梗。蒴果膜質，扁球形。種子棕黃色，極細小。花期 7 ～ 9 月，果期 8 ～ 10 月。

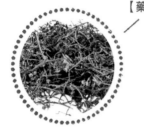

【藥用部分】全草。

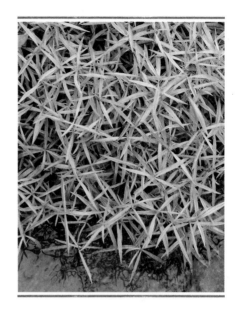

【性味歸經】性寒，味苦、甘；歸胃、大腸、小腸經。
【功效主治】清熱利濕、解毒消癰；主治熱咳、扁桃腺炎、咽喉炎、闌尾炎、痢疾等。
【用法用量】煎湯內服，50 ～ 100 克；搗汁服；外用搗敷。
【用藥宜忌】孕婦慎用。

藥膳食療方

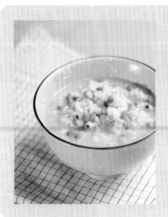

蛇舌草綠豆薏米粥
清熱解毒、利濕通淋

材料 白花蛇舌草 2 克，薏米 40 克，綠豆 30 克，白米 80 克，絲瓜絡 2 克。
做法 砂鍋注水，倒入絲瓜絡、白花蛇舌草，煮 15 分鐘後撈淨；倒入白米、薏米、綠豆，煮 90 分鐘，關火後將煮好的粥盛出，裝入碗中即可。

馬齒莧

別名 | 馬齒草、馬莧、醬瓣豆草

【植物形態】一年生草本,肥厚多汁。莖為圓柱形,
下部平臥,上部斜生或直立,多分枝,向陽面常帶淡
褐紅色。葉互生或近對生;葉片倒卵形、長圓形或匙
形,先端圓鈍,有時微缺,基部狹窄成短柄。

【藥用部分】乾燥全草。

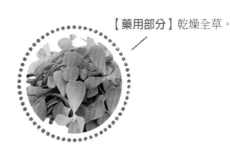

【性味歸經】性寒,味酸;歸大腸、脾、肝經。

【功效主治】清熱解毒、涼血消腫;主治熱毒瀉痢、
熱淋血淋、赤白帶下、崩漏、痔血癰腫、丹毒、
瘰癧、濕癬白禿等。

【用法用量】煎湯內服,乾馬齒莧 10 ～ 15 克,鮮
馬齒莧 30 ～ 60 克;絞汁用;外用搗敷。

【用藥宜忌】脾虛便溏者及孕婦慎服。

實用小祕方

藥方	馬齒莧 2 大把(切),粳米 300 克。
用法	煮粥,不加任何調味料,空腹淡食。
適應症	血痢。

藥膳食療方

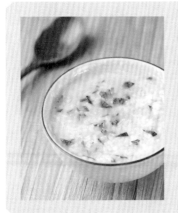

馬齒莧瘦肉粥
清熱涼血、解毒消腫

材料 白米 200 克,馬齒莧 30 克,肉末 40 克,鹽、
雞粉各 1 克。

做法 砂鍋注水,倒入白米,煮 30 分鐘;倒入肉末,
續煮 10 分鐘至食材熟透;加入馬齒莧,放入鹽、
雞粉,再煮 5 分鐘至入味,關火後盛出煮好
的粥,裝碗即可。

白蘞

別名 | 山地瓜、貓兒卵

【植物形態】塊根粗壯，莖多分枝，幼枝帶淡紫色。小葉羽狀分裂或羽狀缺刻。聚繖花序小，花小，黃綠色。漿果球形，熟時白色或藍色。

【藥用部分】白蘞的乾燥塊根。

【性味歸經】性寒，味苦、辛；歸肺、肝經。

【功效主治】清熱解毒、散結止痛、生肌斂瘡；主治治瘡瘍腫毒、瘰癧、燙傷、濕瘡、溫瘧、驚癎、血痢、腸風痔漏、白帶、跌打損傷、外傷出血等。

【用法用量】煎湯內服，3～10克；外用搗敷。

【用藥宜忌】癰瘡已潰者慎服；孕婦慎服。

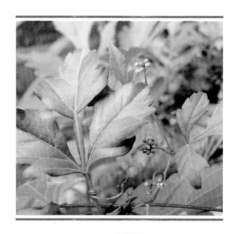

實用小祕方

藥方	白蘞、大黃、黃芩各等分。
用法	上三味藥搗篩，和雞子白，塗布癰上，乾了就換。
適應症	癰腫。

地錦草

別名 | 奶漿草、鋪地錦、糞腳草

【植物形態】莖纖細，通常從根際成二歧分生為數枝，平臥地面，呈紫紅色。葉對生，橢圓形，先端鈍圓，基部不等形，邊緣有細鋸齒。

【藥用部分】地錦的乾燥全草。

【性味歸經】性平，味辛、苦；歸肝、胃、大腸經。

【功效主治】清熱解毒、涼血止血；主治菌痢、腸炎、吐血、便血、外傷出血、濕熱黃疸、乳汁不通、癰腫疔瘡、跌打腫痛等。

【用法用量】煎湯內服，5～10克；外用搗敷。

【用藥宜忌】血虛無瘀及脾胃虛弱者慎用。

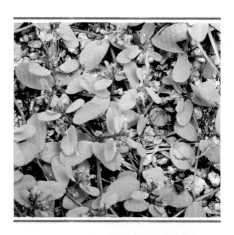

實用小祕方

藥方	地錦草50克，鐵莧菜50克，鳳尾草50克。
適應症	煎湯內服。
適應症	細菌性痢疾。

青黛

【植物形態】莖直立，莖節顯明，有鈍棱。葉片倒卵狀長圓形至卵狀長圓形，或橢圓披針形。花無梗，成疏生的穗狀花序，頂生或腋生。

【性味歸經】性寒，味鹹；歸肝、肺、胃經。

【功效主治】清熱涼血、解毒；主治溫毒發 、血熱吐衄、胸痛咳血、口瘡、痄腮（流行性腮腺炎）、喉痺、小兒驚癇、肝火犯肺咳嗽、咽喉腫痛、丹毒、瘡腫、蛇蟲咬傷等。

【用法用量】研末內服，1.5 ～ 6 克，研末入丸、散。

【用藥宜忌】虛寒及陰虛內熱者禁服。

【藥用部分】馬藍的葉或莖葉加工的乾燥粉末。

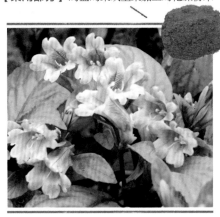

金蕎麥

【植物形態】多年生草本。根莖粗大，呈結節狀，橫走，紅棕色。莖直立，葉互生，基部心狀戟形，邊緣波狀；膜質。

【性味歸經】性涼，味澀、微辛；歸肺經。

【功效主治】清熱解毒、消癰利咽、清肺化痰、祛風濕；主治肺膿瘍、麻疹肺炎、扁桃腺周圍膿腫等症。

【用法用量】煎湯內服，15 ～ 30 克。

【用藥宜忌】經期慎用。

【藥用部分】 金蕎麥的乾燥根莖。

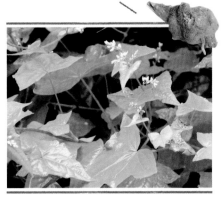

熊膽

【動物形態】身體肥大，頭寬圓，吻部略短，耳大而圓，被長毛。四肢粗壯；5 趾均有爪。全身被黑毛，毛基灰黑色，毛尖烏黑，絨毛灰黑色。

【性味歸經】性寒，味苦；歸肝、膽、脾、胃經。

【功效主治】清熱解毒、息風止痙；主治濕熱黃疸、暑濕瀉痢、熱病驚癇等。

【用法用量】內服 0.2 ～ 2.5 克；入丸、散；外用研末調敷或點眼。

【用藥宜忌】虛證禁服。

【藥用部分】 黑熊的膽囊。

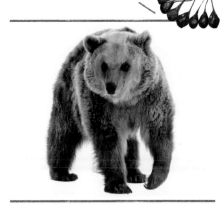

紫花地丁

別名 ｜ 光瓣堇菜、箭頭草

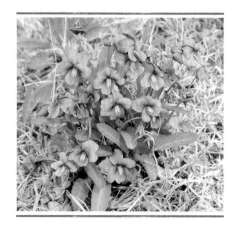

【植物形態】無地上莖，地下莖很短，節密生。主根較粗。葉多數，蓮座狀；葉片下部通常較小，邊緣具淺圓齒，兩面無毛或被細短毛。花兩側對稱，具長柄；花瓣紫堇色或紫色，呈白色。

【藥用部分】紫花地丁的乾燥全草。

【性味歸經】性寒，味苦；歸心、肝經。

【功效主治】清熱解毒、涼血消腫、消癰散結；主治疔瘡腫毒、癰疽發背、丹毒、毒蛇咬傷等。

【用法用量】煎湯內服，15～30克；外用搗敷。

【用藥宜忌】體質虛寒者忌服。

實用小祕方

藥方	紫花地丁（連根）、蒼耳葉各等分。
用法	搗爛，加酒1杯，攪汁服下。
適應症	癰疽惡瘡。

秦 皮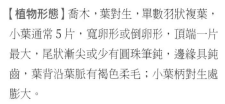

別名 ｜ 梣皮

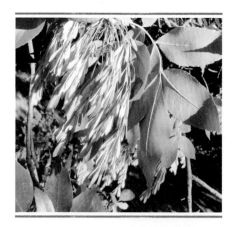

【植物形態】喬木，葉對生，單數羽狀複葉，小葉通常5片，寬卵形或倒卵形，頂端一片最大，尾狀漸尖或少有圓珠筆鈍，邊緣具鈍齒，葉背沿葉脈有褐色柔毛；小葉柄對生處膨大。

【藥用部分】白蠟樹的乾燥樹皮。

【性味歸經】性寒，味苦、澀；歸肝、膽、大腸經。

【功效主治】清熱燥濕、收澀明目；主治熱痢、泄瀉、赤白帶下、目赤腫痛、目生翳膜等。

【用法用量】煎湯內服，7.5～15克；或入丸劑。

【用藥宜忌】脾胃虛寒者忌服。

實用小祕方

藥方	秦皮15克。
適應症	水煎，加糖，分服。
適應症	腹瀉。

馬勃

別名 | 馬屁勃、灰包菌

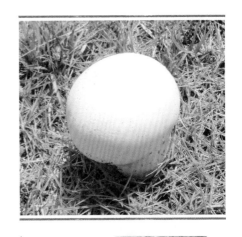

【植物形態】子實體近球形或長圓形，外包被常破裂成塊狀，與內包被脫離；內包被紙狀，淺褐色，成熟後全部消失。孢體緊密，有彈性，灰褐色，漸退為淡褐色，由孢絲和孢子組成。

【藥用部分】脫皮馬勃的乾燥子實體。

【性味歸經】性平，味辛；歸肺經。

【功效主治】清熱解毒、利咽止咳；主治熱毒血痢、癰腫疔瘡、濕疹、丹毒、蛇蟲咬傷、便血等。

【用法用量】煎湯內服，2.5 ～ 5 克；研末入丸、散。

【用藥宜忌】風寒勞咳失音者忌用。

實用小祕方

藥方	馬勃適量。
用法	研末為丸，每次服 20 克，白開水送下。
適應症	久嗽。

半枝蓮

別名 | 並頭草、狹葉韓信草

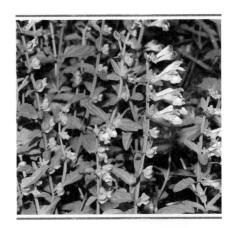

【植物形態】多年生草本。根鬚狀。莖直立，四棱形，無毛。葉對生，三角狀卵形或卵狀披針形，邊緣具疏鋸齒。花輪有花 2 朵並生，集成頂生和腋生的偏側總狀花序，花冠淺藍紫色，管狀。

【藥用部分】半枝蓮的全草。

【性味歸經】性涼，味微苦；歸肺、肝、腎經。

【功效主治】清熱解毒、散瘀止血、利水消腫、鎮痛；主治吐血、衄血、血淋、赤痢、黃疸、咽喉疼痛等。

【用法用量】煎湯內服，25 ～ 50 克；外用搗敷。

【用藥宜忌】血虛者及孕婦慎服。

實用小祕方

藥方	鮮半枝蓮 50 克，蜂蜜適量。
用法	搗爛絞汁，調入蜂蜜，燉熱溫服。
適應症	吐血、咯血。

八角蓮

別名 | 一把傘、八角金盤

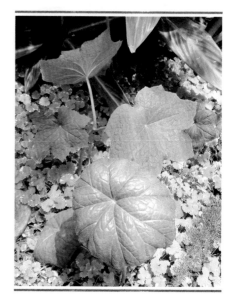

【植物形態】莖直立，無毛。莖生葉常為 2 片，葉片矩圓形或近圓形，細齒，嫩時有斑紋。夏季開花，花紫紅色，簇生於二莖生葉柄的交叉處，下垂。花瓣長倒卵形，先端有皺波狀紋。

【藥用部分】八角蓮的根莖。

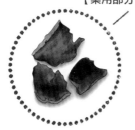

【性味歸經】性涼，味苦、辛，有小毒；歸肺、肝經。

【功效主治】清熱解毒、活血化瘀；主治跌打損傷、蟲蛇咬傷、癰瘡癤腫等。

【用法用量】煎湯內服，10～20 克；或研末調敷。

【用藥宜忌】孕婦禁服，體質虛弱者慎服。

實用小祕方

藥方	鮮八角蓮、鮮雞屎藤適量。
用法	搗爛敷患處。
適應症	跌打損傷。

藥膳食療方

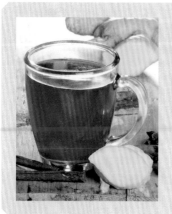

豬肺燉八角蓮
清熱解毒

材料 八角蓮 12 克，豬肺 100～120 克，糖適量。

做法 砂鍋中注入適量清水，用大火燒熱，放入備好的八角蓮、豬肺，加蓋，用大火煮 20 分鐘，至其析出有效成分；關火後揭蓋，把藥材撈乾淨，將藥汁盛入杯中，加入少許糖，攪勻即可。

白藥子

別名 │ 白藥根、金線吊烏龜

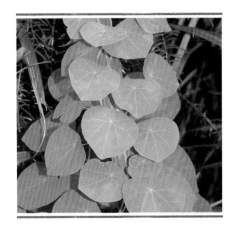

【植物形態】多年生常綠纏繞性藤本。全株平滑無毛，根圓柱狀，皮暗褐色，內面黃白色。莖基部木質，小枝有細槽。葉互生，全緣，盾狀著生，闊卵形至三角形。

【藥用部分】金線吊烏龜的根。

【性味歸經】性涼，味苦、辛；歸脾、肺、腎經。

【功效主治】涼血解毒、利尿、降血壓；主治風濕疼痛、腰肌勞損、肺結核、肝硬化水腫、胃痛等。

【用法用量】乾品 15 ～ 25 克，煎湯內服。

【用藥宜忌】本品內服不宜過量；孕婦禁服。

實用小祕方

藥方	白藥子 50 克，龍腦 0.5 克。
用法	同研令勻，煉蜜和丸，常含 1 丸咽津。
適應症	咽喉腫痛。

博落回

別名 │ 號筒草、勃勒回

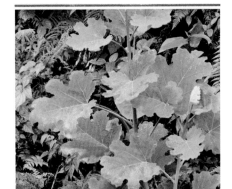

【植物形態】根莖橙紅色，粗大。莖綠色或紅紫色，中空，上部多分枝。單葉互生，葉片寬卵形或近圓形。大型圓錐花序，多花，生於莖或分枝頂端。

【藥用部分】博落回的根或全草。

【性味歸經】性寒，味辛、苦；歸心、肝、胃經。

【功效主治】散瘀祛風、解毒止痛、殺蟲；主治一切惡瘡、頑癬、濕疹、蛇蟲咬傷、跌打腫痛、風濕痹痛。

【用法用量】外用適量，搗敷；煎水熏洗或研末調敷。

【用藥宜忌】本品有毒，禁內服。

實用小祕方

藥方	新鮮博落回莖適量。
用法	折斷，有黃色汁液流出，以汁塗擦於患處。
適應症	蜈蚣咬傷、黃蜂螫傷。

草胡椒

別名 ｜ 透明草、椒草

【植物形態】莖直立或基部有時平臥，下部節上常生不定根。葉片闊卵形或卵頭三角形，穗狀花序頂生於莖上端，淡綠色，其與共序軸均無毛。

【藥用部分】草胡椒的全草。

【性味歸經】性涼，味辛；歸肝、肺經。

【功效主治】清熱解毒、散瘀消腫、疏氣止痛；主治癰腫瘡毒、燒燙傷、跌打損傷、外傷出血等。

【用法用量】煎湯，15～30克；外用適量，鮮品搗敷或加酒調敷；亦可搗爛絞汁。

【用藥宜忌】孕婦慎服。

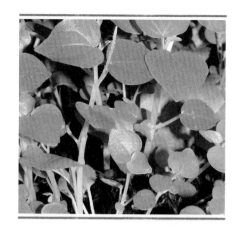

實用小祕方

藥方	鮮草胡椒 100 克，山麻 100 克。
用法	煎湯內服。
適應症	中風後遺症、腦栓塞。

蟾蜍

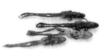

別名 ｜ 乾蟾、癩蝦蟆、癩蛤蟆

【動物形態】外形如蛙，軀幹粗短。頭頂部較平滑，皮膚極其粗糙，兩側有大而長的耳後腺，體布大小不等的皮膚腺瘤狀突起，腹面瘤狀突起較小。

【藥用部分】全體。

【性味歸經】性涼，味辛，有毒；歸心、肝、脾、肺四經。

【功效主治】清毒散結、消積利水、殺蟲消疳；主治痢疾、疔瘡、發背（癰疽生於脊背部位）、瘰癧、惡瘡、癥瘕癖積（泛指腫塊）等。

【用法用量】煎湯內服，炮製後無毒乾品 1 隻；或入丸、散。

【用藥宜忌】表熱、虛脫的人忌用。

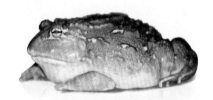

實用小祕方

藥方	乾蟾蜍 0.5 克（炙），膽礬 0.5 克。
用法	上研為末，每取如小豆大擦在瘡上。
適應症	舌口生瘡。

長春花

別名 ｜ 雁來紅、日日新

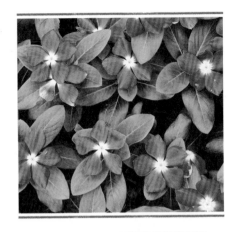

【植物形態】幼枝綠色或紅褐色，它的葉背、花萼、花冠筒及果均被白色柔毛。單葉對生，長圓形或倒卵形。花冠高腳碟狀，粉紅色或紫紅色。

【藥用部分】長春花的全草。

【性味歸經】性涼，味微苦；歸肝、肺、腎、心經。

【功效主治】解毒抗癌、清熱平肝；主治多種癌症、高血壓、癰腫瘡毒、燙傷等。

【用法用量】煎湯內服，10 ～ 25 克；外用適量，搗敷，或研末調敷。

【用藥宜忌】不良反應表現為神經系統毒性、脫髮。

實用小祕方

藥方	長春花 6 ～ 15 克。
用法	煎湯內服或鮮品搗爛，外敷患處。
適應症	燒傷。

臭牡丹

別名 ｜ 大紅袍、臭八寶、矮桐子

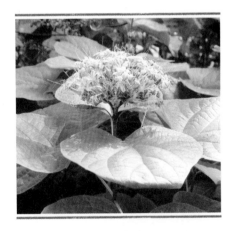

【植物形態】植株有臭味。小枝近圓形，皮孔顯著。單葉對生，寬卵形或卵形，先端尖或漸尖，基部心形或寬楔形，邊緣有粗或細鋸齒。

【藥用部分】臭牡丹的莖、葉。

【性味歸經】性溫，味辛，有小毒；歸心、肝、脾經。

【功效主治】解毒消腫、祛風濕、降血壓；主治疔瘡、濕疹、丹毒、風濕痹痛、高血壓。

【用法用量】煎湯內服，10 ～ 15 克，鮮品30 ～ 60 克；搗汁服；入丸劑；外用：煎水熏洗，搗敷，研末調敷。

【用藥宜忌】孕婦慎用。

實用小祕方

藥方	臭牡丹葉 200 克。
用法	煎水，加食鹽少許，放桶內，趁熱熏患處。
適應症	內外痔。

大飛揚草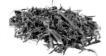

別名 | 節節花、奶母草

【植物形態】莖具匐匍性，基部多分枝；全草淡紅色或紫紅色，被有細剛毛。單葉對生，卵形至橢圓形、披針形，葉尖銳形，葉緣為微鋸齒緣。

【藥用部分】大飛揚草的全草。

【性味歸經】性涼，味微苦、酸；歸肝、肺、大腸經。

【功效主治】清熱解毒、祛風除濕、滲濕止癢、通乳；主治皮膚瘙癢、濕疹等諸症。

【用法用量】乾品 25 ～ 100 克，煎湯內服。

【用藥宜忌】體虛者少服。

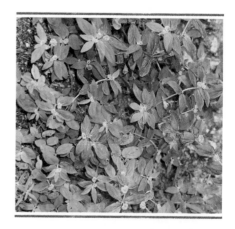

實用小祕方

藥方	大飛揚草 25 ～ 40 克。
用法	赤痢加白糖，白痢加紅糖，用開水燉服。
適應症	赤白痢（大便帶膿血的痢疾）。

翻白草

別名 | 雞腿根、葉下白

【植物形態】根多分枝，下端肥厚成紡錘狀。莖上升向外傾斜，多分枝，表面具白色卷茸毛。花黃色，聚繖狀排列。瘦果卵形，淡黃色，光滑。

【藥用部分】翻白草的全草。

【性味歸經】性平，味甘、苦；歸胃、大腸經。

【功效主治】清熱、解毒、止血、消腫；主治痢疾、瘧疾、肺癰、咳血、吐血、下血、崩漏、癰腫、瘡癬、瘰癧。

【用法用量】煎湯內服，15 ～ 25 克；外用搗敷。

【用藥宜忌】陽虛有寒、脾胃虛寒者少用。

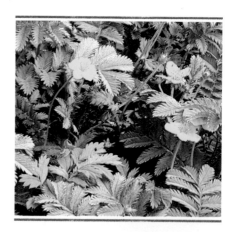

實用小祕方

藥方	鮮翻白草（乾全草或根）50 ～ 100 克。
用法	濃煎，一日分 2 或 3 次服。
適應症	桿菌性痢疾、阿米巴性痢疾。

佛甲草

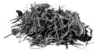

別名 | 火燒草、佛指甲

【植物形態】根多分枝，莖傾臥，著地部分節節生根。葉輪生，聚繖花序，黃色，長圓狀披針形。果成熟時呈五角星狀。

【藥用部分】佛甲草的全草。

【性味歸經】性寒，味甘、淡；歸心、肺、肝、脾經。

【功效主治】清熱解毒、利濕、止血；主治咽喉腫痛、目赤腫毒、熱毒癰腫、疔瘡、燙灼傷、毒蛇咬傷等。

【用法用量】煎湯內服，9～15克，鮮品20～30克；或搗汁；外用鮮品搗敷，或搗汁含漱、點眼。

【用藥宜忌】脾胃寒弱者勿食。

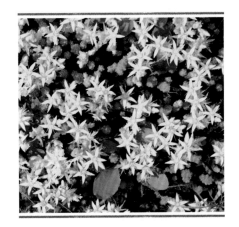

實用小祕方

藥方　佛甲草25克。
用法　搗爛，加蛋清沖開水服。
適應症　喉火。

橄欖

別名 | 橄欖子、白欖、青果

【植物形態】樹皮淡灰色，平滑；幼芽、新生枝、葉柄及葉軸均被極短的柔毛。單數羽狀複葉互生；矩圓狀披針形。圓錐花序頂生或腋生。核果卵形，初時黃綠色，後變黃白色，有皺紋，兩端銳尖。

【藥用部分】橄欖的乾燥成熟種子。

【性味歸經】性平，味甘、酸、澀；歸肺、胃經。

【功效主治】清肺、利咽、生津、解毒；主治咽喉腫痛、煩渴、咳嗽、吐血、菌痢、癲癇及酒毒。

【用法用量】煎湯內服，7.5～15克；搗汁或熬膏。

【用藥宜忌】脾胃虛寒及大便祕結者慎服。

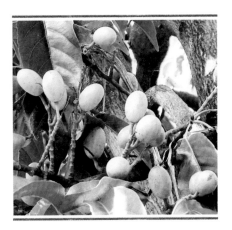

實用小祕方

藥方　鮮橄欖、鮮萊菔各等分。
用法　煎湯內服。
適應症　時行風火喉痛、喉間紅腫。

崗梅根

別名 | 點秤根、天星根

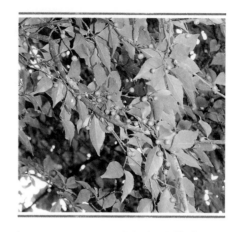

【植物形態】落葉灌木。小枝無毛，綠色，乾後褐色。葉互生，葉片卵形或卵狀橢圓形，先端漸尖成尾狀，基部寬楔形，邊緣具鈍鋸齒。

【藥用部分】梅葉冬青的根。

【性味歸經】性涼，味苦、甘；歸肺、肝、大腸經。

【功效主治】清熱、生津、散瘀、解毒；主治感冒、頭痛、眩暈、熱病煩渴、痧氣、熱瀉、肺癰、百日咳、咽喉腫痛、痔血、淋病、疔瘡腫毒、跌打損傷。

【用法用量】煎湯內服，30 ～ 60 克；外用搗敷。

【用藥宜忌】脾胃虛寒者和孕婦慎用。

實用小祕方

藥方	崗梅根、鹵地菊各 30 克，生薑 3 克。
用法	煎湯內服。
適應症	感冒。

貫眾

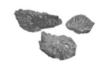

別名 | 貫仲、管仲

【植物形態】外年生草本。地下根莖斜生，粗大塊狀，有許多堅硬的葉柄殘基及黑色鬚根。葉簇生於根莖頂端，葉片草質，廣倒披針形，長圓形，圓頭，全緣或先端有鈍鋸齒，側脈羽狀分叉。

【藥用部分】粗莖鱗毛蕨的根莖及葉柄基部。

【性味歸經】性微寒，味苦、澀；歸肝、胃經。

【功效主治】清熱解毒、止血殺蟲；主治風熱感冒、溫熱癍疹、吐血、衄血等症。

【用法用量】煎湯內服，5 ～ 15 克，研末入丸、散。

【用藥宜忌】脾胃虛寒者不宜服用。

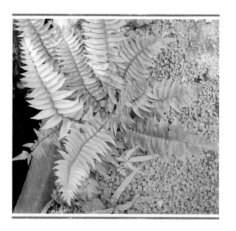

實用小祕方

藥方	貫眾 50 克，赤芍藥 50 克，甘草 25 克。
用法	上藥均研為末，每次 5 克，煎湯內服。
適應症	瘡疹。

紅藤

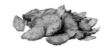

別名 │ 大血通、血木通、血藤

【植物形態】莖褐色，圓形，三出複葉互生，葉柄長，上面有小槽；中間小葉菱狀倒卵形至橢圓形；兩側小葉較大，基部兩側不對稱，幾乎無柄。

【藥用部分】大血藤的乾燥莖藤。

【性味歸經】性平，味苦；歸大腸、肝經。

【功效主治】清熱解毒、活血止痛；主治腸癰腹痛、熱毒瘡瘍、跌打損傷、風濕痹痛、閉經、痛經等。

【用法用量】煎湯內服，15 ～ 25 克；研末或浸酒；外用搗敷。

【用藥宜忌】孕婦慎用。

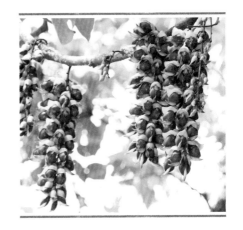

實用小祕方

藥方	紅藤 100 克，紫花地丁 50 克。
用法	煎湯內服。
適應症	急性闌尾炎、慢性闌尾炎、闌尾膿腫。

黃藤

別名 │ 大黃藤、黃連藤

【植物形態】枝淡灰色，葉互生，卵形或長橢圓形。複總狀花序，雌雄異株。果穗約長 30 公分。種子長圓形，橫切面呈腎臟形，胚乳角質。

【藥用部分】黃藤的根莖或葉。

【性味歸經】性寒，味苦，有毒；歸心、肝經。

【功效主治】清熱解毒、利尿通便；主治飲食中毒、熱鬱便祕、痢疾、傳染性肝炎、瘡癰、赤眼、咽喉腫痛。

【用法用量】煎湯內服，10 ～ 20 克；研末調敷。

【用藥宜忌】體質虛寒者忌用。

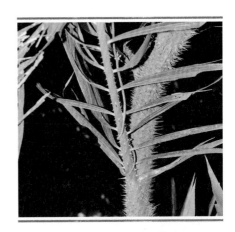

實用小祕方

藥方	黃藤 50 ～ 100 克，大葉酢漿草 25 克。
用法	煮豬骨或雞肉服，也可蒸甜酒服。
適應症	傳染性肝炎。

救必應

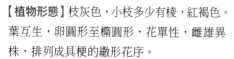

別名 ｜ 白銀香、羊不食

【植物形態】枝灰色，小枝多少有棱，紅褐色。葉互生，卵圓形至橢圓形，花單性，雌雄異株，排列成具梗的繖形花序。

【藥用部分】鐵冬青的樹皮或根皮。

【性味歸經】性寒，味苦；歸肺、肝、大腸經。

【功效主治】清熱解毒、利濕、止痛；主治感冒發熱、扁桃腺炎、咽喉腫痛、急慢性肝炎、急性腸胃炎、胃及十二指腸潰瘍、風濕關節痛、跌打損傷等。

【用法用量】煎湯內服，9～15克；外用搗敷。

【用藥宜忌】一般無全身不良反應。

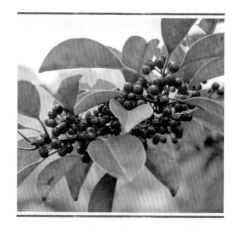

實用小祕方

藥方	救必應樹皮 10 克。
用法	研粉，白糖 50 克，開水沖服。
適應症	跌打腫痛。

漏蘆

別名 ｜ 狼頭花、野蘭、鬼油麻

【植物形態】主根粗大。莖直立，單一，密生蛛絲狀毛及白色柔毛。基生葉有長柄；葉片長橢圓形，羽狀全裂呈琴形，裂片常再羽狀深裂或淺裂。

【藥用部分】漏蘆的乾燥根。

【性味歸經】性寒，味苦、鹹；歸胃、大腸經。

【功效主治】清熱解毒、消腫排膿、下乳、通筋脈；主治癰疽發背、乳房腫痛、乳汁不通、瘰癧惡瘡等。

【用法用量】煎湯內服，7.5～15克；或入丸、散；外用煎水洗或研末調敷。

【用藥宜忌】氣虛、瘡瘍平塌不起者，以及孕婦忌服。

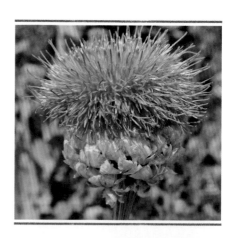

實用小祕方

藥方	漏蘆、荊芥、牛膝、當歸、枸杞子各 50 克。
用法	浸酒蒸飲。
適應症	皮膚瘙癢、陰疹、風毒、疥瘡。

馬鞭草

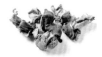

別名 | 鐵馬鞭、紫頂龍芽

【植物形態】多年生草本。莖四方形，節及枝上有硬毛。葉對生，葉片卵圓形至長圓狀披針形，莖生葉多為 3 深裂，裂片邊緣有不整齊鋸齒。

【藥用部分】馬鞭草的全草。

【性味歸經】性微寒、味苦；歸肝、脾經。

【功效主治】清熱解毒、活血散瘀、利水消腫；主治外感發熱、濕熱黃疸、水腫、痢疾、瘧疾、白喉、喉痹、淋病、經閉、癰腫瘡毒、牙疳（牙齦潰瘍出血）等。

【用法用量】煎湯內服，25 ～ 50 克；鮮品搗敷。

【用藥宜忌】孕婦慎服。

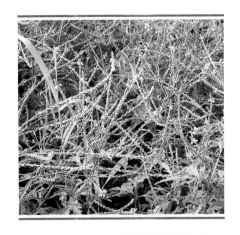

實用小祕方

藥方　馬鞭草 100 克，土牛膝 25 克。
用法　煎湯內服。
適應症　痢疾。

木棉花

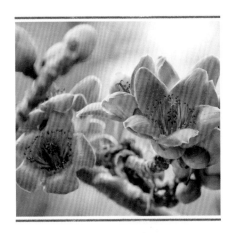

別名 | 木棉、攀枝花

【植物形態】樹皮灰白色，幼樹的樹幹通常有圓錐狀的粗刺；分枝平展。掌狀複葉，長圓形至長圓狀披針形。花朵大型，肉質 5 瓣，橙黃或橘紅色。

【藥用部分】木棉的花。

【性味歸經】性涼，味甘；歸肝經。

【功效主治】清熱利濕、解暑、解毒、止血；主治腸炎、痢疾、肝病、婦女崩漏、創傷出血、癰瘡腫毒。

【用法用量】煎湯內服，15 ～ 25 克。

【用藥宜忌】不宜久服，因花含木棉膠和鞣質。

實用小祕方

藥方　鮮木棉花 30 克，蜂蜜適量。
用法　水煎，調蜂蜜服。
適應症　腹脹、腹瀉。

千里光

別名 ｜ 千里及、九里明

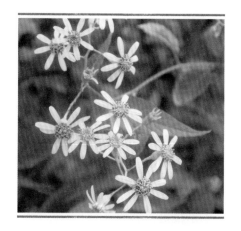

【植物形態】有攀緣狀木質莖，上部多分枝。葉互生，橢圓狀、三角形或卵狀披針形，邊緣具不規則缺刻狀的齒牙。頭狀花序，排列成繖房花序狀。

【藥用部分】千里光的全草。

【性味歸經】性寒，味苦；歸肺、肝、大腸經。

【功效主治】清熱、解毒、殺蟲、明目；主治風火赤眼、瘡癤腫毒、皮膚濕疹及痢疾腹痛。

【用法用量】煎湯內服，15～25克，鮮品50克；外用煎水洗、搗敷。

【用藥宜忌】中寒泄瀉者勿服。

實用小祕方

藥方	千里光100克。
用法	煎水熏洗。
適應症	風火眼痛。

山芝麻

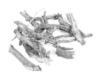

別名 ｜ 山油麻、坡油麻

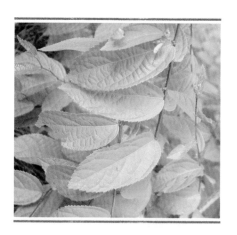

【植物形態】小枝被灰綠色短柔毛。葉互生，葉柄星狀短柔毛；葉片狹長圓形或條狀披針形，先端鈍或急尖，基部圓形。

【藥用部分】山芝麻的根或全株。

【性味歸經】性寒，味苦、微甘。

【功效主治】清熱、消腫、解毒；主治感冒、咳嗽、肺癆、咽喉腫痛、麻疹、痄腮、泄瀉、痢疾、癰腫、瘰癧、痔瘡、毒蛇咬傷等。

【用法用量】煎湯內服，9～15克，鮮品30～60克。

【用藥宜忌】孕婦忌服

實用小祕方

藥方	鮮山芝麻50克。
用法	酌加水煎，日服2次。
適應症	痢疾。

四季青

別名 | 小葉冬青、冬青葉

【植物形態】樹皮灰色，有縱溝。葉互生，狹長橢圓形或披針形，先端漸尖，邊緣有淺圓鋸齒，乾後呈紅褐色，有光澤；葉柄有的為暗紫色。

【藥用部分】冬青的乾燥葉。

【性味歸經】性寒，味苦、澀；歸肺、大腸、膀胱經。

【功效主治】清熱解毒、消腫祛瘀；主治肺炎、急性咽喉炎、痢疾、膽道感染、泌尿道感染等。

【用法用量】煎湯內服，15～30克；外用適量，鮮品搗敷；或水煎洗、塗。

【用藥宜忌】脾胃虛寒者慎用。

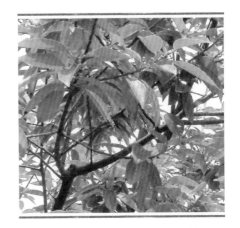

實用小祕方

藥方	四季青鮮葉適量。
用法	洗淨，加少許食鹽，同搗爛，敷患處。
適應症	熱癤癰腫初起。

蚤休

別名 | 七葉一枝花、重樓

【植物形態】地下有肥厚的橫生根狀莖，常帶紫紅色。葉通常有5～8枚，輪生莖頂，倒卵狀披針形或倒披針形。花梗從莖頂抽出，頂端著生一花，綠色，卵形或卵狀披針形。

【藥用部分】七葉一枝花的根莖。

【性味歸經】性寒，味苦、辛，有小毒；歸心、肝經。

【功效主治】清熱解毒、消腫止痛、息風定驚；主治癰腫、慢性氣管炎、小兒驚風抽搐、蛇蟲咬傷。

【用法用量】煎湯內服，5～15克；外用搗敷。

【用藥宜忌】有小毒，用量不宜過大。孕婦忌服。

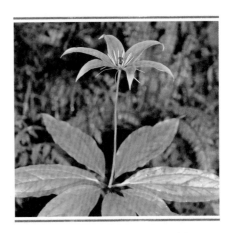

實用小祕方

藥方	蚤休、木鱉子（去殼）、半夏各50克。
用法	搗細為散，以釅醋（濃醋）調塗之。
適應症	風毒暴腫。

清　熱　涼　血　藥

生地黃
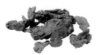

別名 | 生地、乾地黃

【植物形態】全株被灰白色長柔毛及腺毛。根肥厚，肉質。基生葉成叢，葉片倒卵狀披針形。花莖被毛。

【藥用部分】地黃的乾燥根莖。

【性味歸經】性涼，味甘、微苦；歸心、肝、腎經。

【功效主治】清熱涼血；主治熱病、高熱神昏等。

【用法用量】煎服內服，10 ～ 30 克，鮮品用量加倍，或以鮮品搗汁入藥。

【用藥宜忌】脾胃有濕邪及陽虛者忌服。

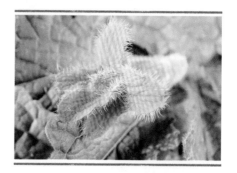

實用小祕方

藥方	生地黃汁 3 升，人參蜜 0.5 升。
用法	和勻，每次服 0.5 升，不拘時。
適應症	小兒熱疾、煩渴頭痛、壯熱不止。

水牛角

別名 | 牛角尖、沙牛角

【動物形態】水牛體形肥大，身長可達 2.5 公尺以上。角較長大而扁，上有很多切紋。

【藥用部分】水牛的角。

【性味歸經】性寒，味苦、鹹；歸心、肝、脾、胃經。

【功效主治】清熱解毒、涼血定驚；主治熱病頭痛、高熱神昏、發　發疹、吐血、衄血、瘀熱發黃等。

【用法用量】煎湯內服，15 ～ 30 克，大劑量可用 60 ～ 120 克。

【用藥宜忌】中虛胃寒者慎服。不宜大量服用，易引起不良反應。

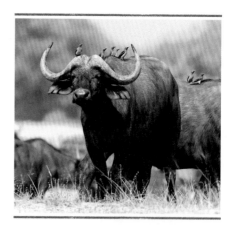

實用小祕方

藥方	水牛角適量。
用法	燒末，每次用酒調服 10 克。
適應症	血上逆心、煩悶刺痛。

牡丹皮
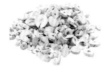

別名 | 丹皮、粉丹皮

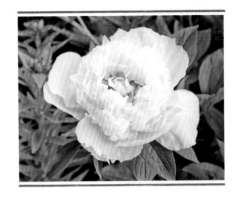

【植物形態】根粗大。莖直立，樹皮黑灰色。
葉互生，紙質；葉柄無毛；葉通常為二回三
出複葉，或二回羽狀複葉，近枝頂的葉為三
小葉。

【藥用部分】牡丹的根皮。

【性味歸經】性微寒，味辛、苦；歸心、肝、
腎經。

【功效主治】清熱涼血、活血散瘀；主治溫熱
病熱入血分、發癍、吐衄、熱病後期熱伏陰
分發熱、骨蒸潮熱（熱自骨內向外透發的感
覺）、血滯經閉、痛經、癰腫瘡毒等。

【用法用量】煎湯內服，6～9克；入丸、散。

【用藥宜忌】血虛者、孕婦及月經過多的婦女
禁服。

實用小祕方

藥方	牡丹皮 75 克，桂枝 50 克，木通 50 克。
用法	粗搗篩，每劑取 25 克，煎湯內服。
適應症	婦人骨蒸、經脈不通、逐漸瘦弱。

赤芍藥

別名 | 木芍藥、赤芍、紅芍藥

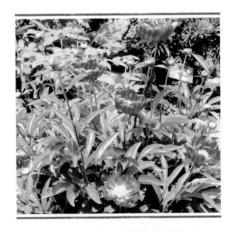

【植物形態】根圓柱形，莖直立，有粗而鈍的
棱，無毛。葉互生，葉片輪廓呈寬卵形；小
葉呈羽狀分裂，裂片窄披針形或披針形。

【藥用部分】赤芍的根。

【性味歸經】性微寒，味苦；歸肝、脾經。

【功效主治】清熱涼血、活血祛瘀；主治溫毒
發 、吐血衄血、腸風下血、目赤腫痛、閉經、
痛經、崩帶淋濁、瘀滯脅痛、疝瘕（腹部氣脹
悶痛）積聚、跌撲損傷等。

【用法用量】煎服內服，4～10克；或入丸、散。

【用藥宜忌】血虛無瘀之證及癰疽破潰者慎服。

實用小祕方

藥方	赤芍藥適量。
用法	研為末，每次服 10 克，白開水調下。
適應症	衄血不止。

玄參

別名 | 元參、烏元參、黑參

【植物形態】多年生草本植物。根部肥大，近圓柱形，下部常有分枝，皮灰黃或灰褐色。莖直立，四棱形，光滑或有腺狀柔毛。葉片卵形或卵狀橢圓形，先端漸尖，基部圓形或近截形，邊緣具細鋸齒。

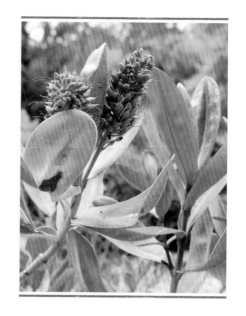

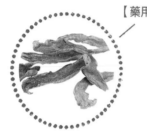

【藥用部分】乾燥根。

【性味歸經】性微寒，味苦、鹹；歸肺、胃、腎經。

【功效主治】涼血、滋陰降火、解毒；主治溫熱病熱入營血、身熱、煩渴、舌絳（發熱引起的舌色鮮紅或深紅）、發癍、骨蒸勞嗽等。

【用法用量】煎湯內服，9～15克；或入丸、散；外用搗敷或研末調敷。

【用藥宜忌】脾虛便溏或有濕者禁服。

實用小祕方

藥方	玄參、黃連、大黃各50克。
用法	研為末，加蜂蜜做成如梧桐子大小的丸，每次服30～40丸，白開水送下。小兒吃的要做成粟米大小。
適應症	三焦積熱。

藥膳食療方

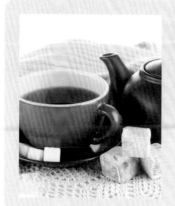

玄參增液飲
滋陰清熱、涼血解毒

材料 玄參2克，麥冬2克，生地黃3克，蜂蜜少許。

做法 砂鍋中注入適量清水，用大火燒熱，放入備好的玄參、麥冬、生地，上蓋，用大火煮20分鐘，至其析出有效成分，關火後揭蓋，把藥材撈乾淨，將藥汁盛入杯中，加入少許蜂蜜，攪勻即可。

荷葉

別名 | 蓮葉

【植物形態】多年生水生草本。根莖橫生，肥厚，節間膨大，內有多數縱行通氣孔洞，外生鬚狀不定根。節上生葉，露出水面；葉柄著生於葉背的中央，粗壯，圓柱形，多刺；葉片圓形，全緣或稍呈波狀，上面粉綠色，下面葉脈從中央射出，有一二次叉狀分枝。

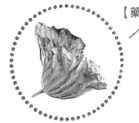

【藥用部分】乾燥葉。

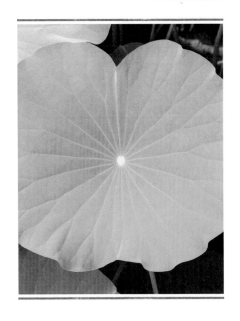

【性味歸經】性平，味苦、澀；歸心、肝、脾、膽、肺經。

【功效主治】清熱解暑、升發清陽、涼血止血；主治暑濕泄瀉、脾虛泄瀉、血熱吐衄、便血崩漏等。

【用法用量】煎湯內服，每次 3 ～ 10 克（鮮品 15 ～ 30 克）；外用搗敷或煎水洗。

【用藥宜忌】凡上焦邪盛，治宜清降者，切不可用。

實用小祕方

藥方	生荷葉、生艾葉、生柏葉、生地黃各等分。
用法	上研丸雞子般大，每服 1 丸，煎湯內服。
適應症	吐血、衄血。

藥膳食療方

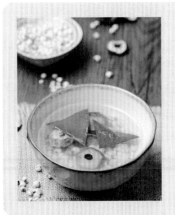

荷葉山楂薏米茶

清熱利尿、健脾利水

材料　乾荷葉 5 克，山楂乾 15 克，陳皮 10 克，薏米 35 克，冰糖適量。

做法　將乾荷葉、山楂乾、陳皮和薏米洗淨；鍋置火上，倒入清洗好的材料，注入清水，煮至熟軟，加入冰糖，用大火煮至溶化，關火後盛出煮好的藥茶即成。

黃芩

別名 ｜ 空腸、元芩、子芩

【植物形態】多年生草本，主根粗壯，自基部多分枝。葉對生披針形，下面密被下陷的腺點；具短柄。總狀花序頂生，常於莖頂再聚成圓錐形花序，具葉狀苞片，花偏向一側；花冠藍紫色或紫紅色，二唇形，花冠管細。

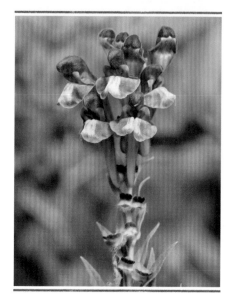

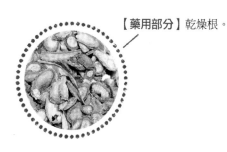

【藥用部分】乾燥根。

【性味歸經】性寒，味苦；歸肺、膽、脾、大腸、小腸。

【功效主治】清熱燥濕、瀉火解毒、止血安胎；主治濕溫、暑溫、胸悶嘔噁、濕熱痞滿、瀉痢等。

【用法用量】煎湯內服，5～15克；入丸、散；外用煎水洗或研末撒。

【用藥宜忌】脾肺虛熱者忌用；惡蔥（不宜與蔥同食會導致藥效減弱）。

實用小祕方

藥方　黃芩200克。
用法　細切，水5升煮取2升，分3次服。
適應症　尿熱帶血。

藥膳食療方

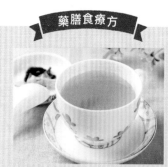

黃芩黃連升麻茶
清熱解毒、燥濕透疹

材料　黃芩、黃連各6克，升麻10克。
做法　砂鍋注水燒開，倒入備好的藥材，用小火煮約20分鐘，至其析出有效成分，關火後盛出煮好的藥茶，濾入杯中即可。

黃連

別名 | 川連、味連、雞爪連

【植物形態】多年生草本。根莖呈黃色，分枝，密
生鬚根。葉基生；葉片堅紙質，卵狀三角形，全裂；
中央裂片有細柄，卵狀菱形，頂端急尖，羽狀深裂，
邊緣有銳鋸齒。二歧或多歧聚繖花序，披針形，羽
狀深裂，小苞片圓形，稍小。

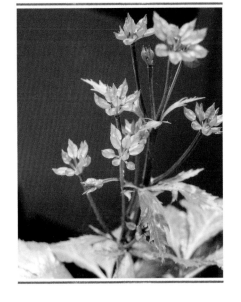

【藥用部分】根莖。

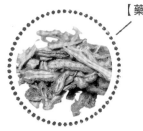

【性味歸經】性寒，味苦；歸心、脾、胃、肝、膽、
大腸經。

【功效主治】清熱火、燥濕、解毒；主治熱病邪
入心經之高熱、煩躁、譫妄（認知障礙）、濕熱
胸痞等。

【用法用量】煎湯內服，1.5 ～ 3 克；研末，每次
0.3 ～ 0.6 克，入丸、散。

【用藥宜忌】胃虛嘔噁、脾虛泄瀉者應慎服。

實用小祕方

藥方	黃連 20 克，黃芩、芍藥各 100 克，雞蛋 2 個，阿膠 150 克。
用法	先煮前三味，去渣，放入阿膠煮化，稍冷，加雞蛋，溫服。
適應症	心中煩、不得臥。

藥膳食療方

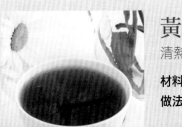

黃連銀花車前茶
清熱解毒、燥濕止帶

材料 黃連 5 克，金銀花、車前草各 9 克，蜂蜜適量。

做法 砂鍋中注入適量清水燒開，倒入備好的藥材，
上蓋，用小火煮約 20 分鐘，至其析出有效成分，
揭蓋，攪拌均勻，關火後盛出煮好的藥茶，濾
入杯中，調入蜂蜜即可。

黃蘗

別名 | 黃柏、元柏、蘗木

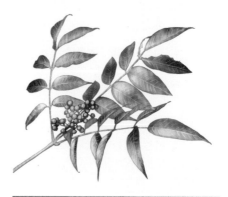

【植物形態】樹皮外層灰色，有甚厚的木栓層，表面有縱向溝裂，內皮鮮黃色。葉對生，單數羽狀複葉，小葉片長圓狀披針形，邊緣有細圓鋸齒或近無齒，常被緣毛。

【藥用部分】黃蘗的樹皮。

【性味歸經】性寒，味苦；歸腎、膀胱經。

【功效主治】清熱燥濕、瀉火解毒；主治熱痢、泄瀉、消渴、黃疸、夢遺、淋濁（小便滴瀝，不通混濁）、痔瘡等。

【用法用量】煎湯內服，7.5～15克；或入丸、散。

【用藥宜忌】脾虛泄瀉、胃弱食少者忌服。

實用小祕方

藥方	黃蘗 25 克，赤芍藥 20 克。
用法	上藥研為細末，和丸，每服 10～20 克。
適應症	熱痢下血。

龍膽

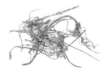

別名 | 膽草、山龍膽、龍膽草

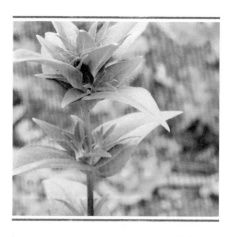

【植物形態】根莖短，根細長，簇生，味苦。莖單一個，直立。葉對生，無柄，中部以下的葉卵形或卵狀披針形，葉緣及主脈粗糙，主脈 3 條。

【藥用部分】龍膽的根和根莖。

【性味歸經】性寒，味苦，有毒；歸心、肺。

【功效主治】清熱燥濕、止痛、殺蟲；主治痢疾、胃痛、白帶過多、濕疹、瘡癬頑癬等。

【用法用量】炒黑研末，內服，每次 5 克；外用適量，研末，煎水洗；或用其乾餾油（煤焦油）製成軟膏擦。

【用藥宜忌】陽虛體質應忌食或少食。

實用小祕方

藥方	龍膽、紅石根各 10 克，羌活 5 克。
用法	煎湯內服。
適應症	痢疾、腹痛。

苦參

別名 | 苦骨、川參、牛參

【植物形態】根圓柱狀，外皮黃白色。奇
數羽狀複葉，互生；小葉披針形至線狀披
針形，先端漸尖，基部圓，有短柄，全緣，
背面密生平貼柔毛。

【藥用部分】苦參的乾燥根。

【性味歸經】性寒，味苦；歸心、肝、胃、
大腸、膀胱經。

【功效主治】清熱燥濕、祛風殺蟲；主治
濕熱瀉痢、腸風便血、黃疸、水腫、帶下、
陰癢、疥癬等。

【用法用量】煎湯內服，3～10 克；或入
丸、散。

【用藥宜忌】脾胃虛寒者禁服。

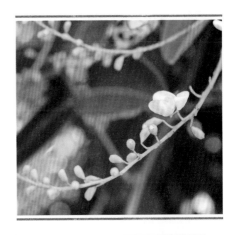

實用小祕方

藥方	苦參 100 克，牡蠣 75 克。
用法	研末為丸，每次服 10 克，溫酒送下。
適應症	赤白帶下。

椿木皮

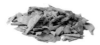

別名 | 椿根白皮、香椿皮、椿白皮

【植物形態】落葉喬木。樹皮灰褐色。葉互
生，羽狀複葉，小葉 13～25 片，卵狀披
針形，先端漸尖，基部截形，近基部有 1～2
對粗齒，齒尖背面有一腺體，揉碎有臭氣。

【藥用部分】香椿樹皮或根皮的韌皮部。

【性味歸經】性涼，味苦、澀；歸大腸、胃、
肝經。

【功效主治】清濕熱、收澀止血；主治赤白
帶下、濕熱瀉痢、久瀉久痢、便血、崩漏等。

【用法用量】煎湯內服，6～15 克；或入
丸、散。

【用藥宜忌】瀉痢初起及脾胃虛寒者慎用。

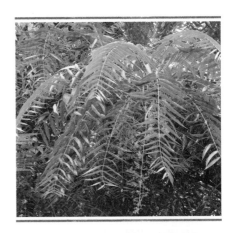

實用小祕方

藥方	椿木皮 150 克，槐角 200 克，明白礬 100 克。
用法	研末為丸，每次服 15 克，用熱米湯調下。
適應症	血痢及腸風下血（便血）。

青蒿

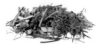

別名 ｜ 香蒿、苦蒿、草蒿

【植物形態】基生葉平鋪地面，開花時凋謝；莖生葉互生；葉片通常為三回羽狀全裂，裂片短細。

【藥用部分】青蒿的全草。

【性味歸經】性寒，味苦、微辛；歸肝、膽經。

【功效主治】清熱除蒸；主治暑熱、瘧疾、黃疸等。

【用法用量】煎服內服，3～10克，不宜久煎；或鮮用絞汁。

【用藥宜忌】產後血虛、內寒作瀉者勿用。

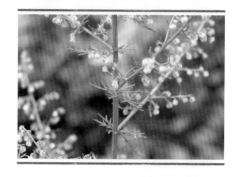

實用小祕方	
藥方	青蒿 10 克，鱉甲 15 克，細生地 20 克。
用法	以水 5 杯煮取 2 杯，每日服 2 次。
適應症	夜熱早涼、熱退無汗。

地骨皮

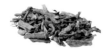

別名 ｜ 杞根

【植物形態】枝條細長，幼枝有棱角，外皮灰色，無毛，通常具短棘，生於葉腋。葉互生或數片叢生；葉片卵狀披針形，先端尖，基部狹楔形，全緣，兩面均無毛。花腋生，通常數花簇生。

【藥用部分】枸杞的根皮。

【性味歸經】性寒，味甘；歸肺、肝、腎經。

【功效主治】清虛熱、瀉肺火、涼血；主治陰虛勞熱、骨蒸盜汗、小兒疳積（營養不良的腸胃病）發熱、肺熱喘咳、吐血、衄血（出血）等。

【用法用量】煎湯內服，9～15克。

【用藥宜忌】脾胃虛寒者慎服。

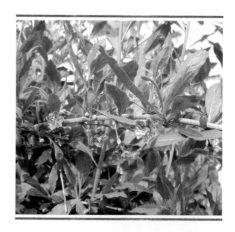

實用小祕方	
藥方	地骨皮、桑白皮各 50 克，甘草 5 克。
用法	上藥銼為散，煎湯內服。
適應症	小兒肺盛、氣急喘嗽。

白薇

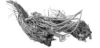

別名 | 山煙根子、白馬尾、老君鬚

【植物形態】根鬚狀，莖直立，常單一不分枝，被短柔毛，具白色乳汁。葉對生，寬卵形至橢圓形，兩面均被白色茸毛，具短柄。繖形狀聚繖花序，腋生；花深紫色。

【藥用部分】白薇的乾燥根及根莖。

【性味歸經】性寒，味苦、鹹；歸胃、肝、腎經。

【功效主治】清熱涼血、利尿通淋、解毒療瘡；主治溫邪傷營發熱、陰虛發熱、骨蒸勞熱等。

【用法用量】煎湯內服，7.5～15克；或入丸、散。

【用藥宜忌】血熱相宜，血虛則忌。

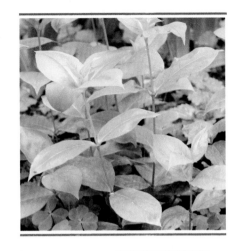

實用小祕方

藥方	白薇、地骨皮各20克。
用法	煎湯內服。
適應症	體虛低熱、夜眠出汗。

銀柴胡

別名 | 沙參兒、土參

【植物形態】主根圓柱形，外皮淡黃色。莖直立而纖細，密被短毛或腺毛。單葉對生；葉片披針形，先端銳尖，基部圓形，全緣。花單生於葉腋，花瓣白色，花絲黃色。種子橢圓形，深棕色。

【藥用部分】銀柴胡的根。

【性味歸經】性涼，味甘、苦；歸胃、肝經。

【功效主治】清虛熱、除疳熱；主治陰虛發熱、骨蒸勞熱、陰虛久瘧、小兒疳積發熱等。

【用法用量】煎湯內服，5～10克；或入丸、散。

【用藥宜忌】外感風寒、血虛無熱者慎服。

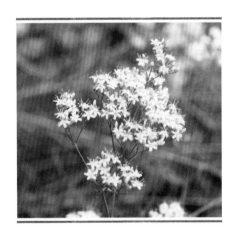

實用小祕方

藥方	銀柴胡7.5克，胡黃連、秦艽各5克。
用法	煎湯內服。
適應症	骨蒸勞熱。

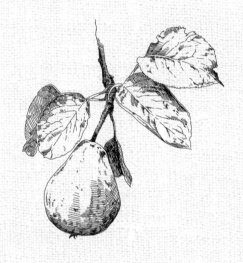

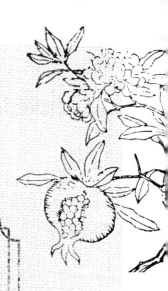

◆ 第五章 ◆

化痰止咳平喘藥

凡功能為化除痰涎、制止咳嗽、平定氣喘的藥物，均可稱為化痰止咳平喘藥。

痰涎與咳嗽、氣喘有一定的關係，一般咳喘每多夾痰，而痰多亦每致咳喘，故將化痰、止咳、平喘合併介紹。但其中有的藥物以化痰為主要功效，或雖屬化痰但並不用於咳嗽、氣喘；有的則以止咳、平喘為主要功效，或雖屬止咳、平喘卻無化痰作用。

半夏

別名 地慈姑、地文、和姑

【植物形態】 多年生小草本，高 15～30 公分。塊莖近球形。葉出自塊莖頂端，一年生的葉為單葉，卵狀心形。肉穗花序頂生，花序梗常較葉柄長；佛焰苞綠色，花單性，無花被。漿果卵狀橢圓形，綠色。

【藥用部分】 半夏的塊莖。

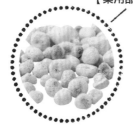

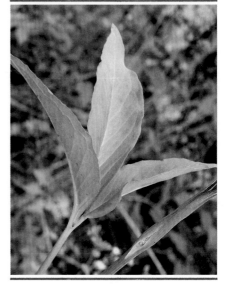

【性味歸經】 性溫，味辛，有毒；歸脾、胃經。

【功效主治】 燥濕化痰、降逆止嘔、消痞散結；主治濕痰冷飲、嘔吐、反胃等。

【用法用量】 煎湯內服，1.5～3 克；或入丸、散；外用研末調敷。

【用藥宜忌】 不宜與烏頭類藥材同用。

藥膳食療方

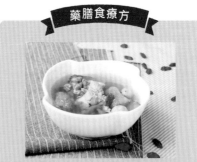

半夏天麻燉豬腦湯
化痰止咳、通絡止痛

材料 半夏、天麻、枸杞子、核桃、蓮子各 15 克，豬腦 1 個，鹽 2 克。

做法 將藥材泡發，豬腦煮去雜質；鍋中注水，倒入豬腦、藥材，煮熟，加入適量鹽，攪勻調味，將煮好的湯盛出，裝入碗中即可。

實用小祕方

藥方 生半夏 5 克，皂角 2.5 克。

用法 研為末，吹少許入鼻。

適應症 小兒驚風。

桂花

別名 ｜ 木樨、九里香

【植物形態】 樹皮灰白色。葉對生，革質，橢圓形
或長橢圓狀披針形，先端尖或漸尖，基部楔形，全
緣或有銳細鋸齒，向下面凸出。花簇生於葉腋，雌
雄異株，具細弱花梗；花冠4裂，分裂達於基部，
裂片長橢圓形，白色或黃色，芳香。核果長橢圓形。

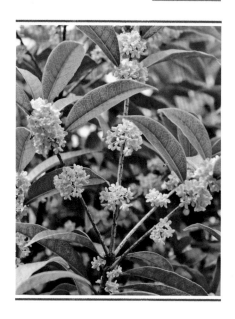

【藥用部分】 花。

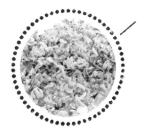

【性味歸經】 性微溫，味辛、甘；歸肺經。

【功效主治】 散寒破結、化痰止咳；主治牙痛、咳
喘痰多、經閉、月經不調、口臭、腹冷痛等。

【用法用量】 煎湯內服，2.5～5克；或泡茶、浸
酒；外用煎水含漱，或蒸熱外熨。

【用藥宜忌】 切不可過量。

實用小祕方

藥方	乾桂花3克，綠茶5克。
用法	沸水沖泡6分鐘，即可飲用。
適應症	口臭。

藥膳食療方

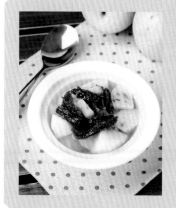

桂花糖燉雪梨杏脯
散寒潤肺、化痰止咳

材料 雪梨200克，杏脯10克，桂花糖20克。

材料 雪梨去核切塊，杏脯切條；將杏脯放在雪梨上，
注入適量清水，用保鮮膜將碗口封住，電蒸鍋
注水燒開，放入食材，上蓋，調轉旋鈕定時蒸
20分鐘，待時間到取出，去除保鮮膜，加入桂
花糖即可。

天南星

別名 | 南星、蛇包穀

【植物形態】塊莖扁球形，外皮黃褐色。葉1基生；葉柄肉質，白綠色或散生汙紫色斑點；葉片全裂成小葉片狀，頗似掌狀複葉，披針形至長披針形。花成肉穗花序；花藥黑紫色。漿果紅色。

【藥用部分】塊莖。

【性味歸經】性溫，味苦、辛；歸肺、肝、脾經。

【功效主治】燥濕化痰、祛風止痙、散結消腫；主治頑痰咳嗽、風痰眩暈、中風痰壅等。

【用法用量】內服，炮製後用，3～9克。

【用藥宜忌】孕婦慎用。

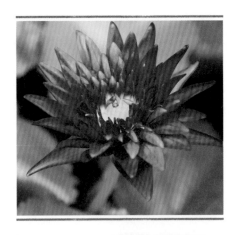

實用小祕方

藥方	天南星（九蒸、九曬）、人參湯適量。
用法	研為末，薑汁和丸，煎人參湯下20丸。
適應症	風癇。

皂莢

別名 | 雞棲子、皂角、大皂莢

【植物形態】棘刺粗壯，紅褐色，常分枝。雙數羽狀複葉。花部均有細柔毛；花瓣4，淡黃白色，卵形或長橢圓形。莢果直而扁平，紫黑色，被白色粉霜。種子多數，扁平，長橢圓，紅褐色。

【藥用部分】皂莢的果實。

【性味歸經】性溫，味辛、鹹，微毒；歸肺、大腸經。

【功效主治】祛風祛痰、除濕毒、殺蟲；主治中風口眼喎斜、頭風頭痛、咳嗽痰喘等。

【用法用量】內服，研末或入丸劑，1～3克。

【用藥宜忌】孕婦忌服。

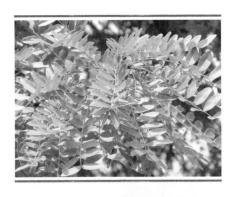

實用小祕方

藥方	皂莢30克，醋適量。
適應症	研末，下篩，以醋和，塗於患處。
適應症	腦卒中（腦中風）所致的口喎（口角向一側喎斜；喎，同「歪」）。

旋覆花

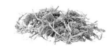

別名 | 全福花、金沸花、伏花

【植物形態】多年生直立草本，莖不分枝，有平伏毛。基生葉及下部葉較小，中部葉披針形、長橢圓狀披針形或長圓形，先端銳尖，基部急狹，無柄或半抱莖，全緣。頭狀花序，多個排成繖房花序。

【藥用部分】旋覆花的頭狀花序。

【性味歸經】性微溫，味苦、辛、鹹；歸肺、胃、大腸經。

【功效主治】消痰行水、降氣止嘔；主治咳喘痰黏、哆嗦噫氣等。（噫氣即噯氣，與呃逆不同，噯氣聲音沉長，是氣從胃中上逆；呃逆聲音急而短促，發自喉間。）

【用法用量】煎湯內服（包煎），3～10克。

【用藥宜忌】暫無明確禁忌。

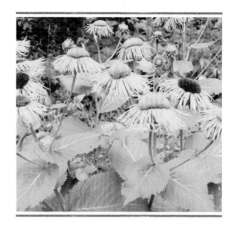

實用小祕方

藥方	旋覆花、枇杷葉、細辛各5克，前胡7.5克。
用法	加薑、棗煎湯內服。
適應症	風痰嘔逆、飲食不下、頭目昏悶。

白前

別名 | 石藍、嗽藥、柳葉白前

【植物形態】根莖匍匐。莖直立，下部木質化。單葉對生，葉片披針形至線狀披針形。聚繖花序腋生，花冠紫色。種子多數，頂端具白色細絨毛。

【藥用部分】根及根莖。

【性味歸經】性微溫，味辛、甘；歸肺經。

【功效主治】瀉肺降氣、下痰止嗽；主治肺實喘滿、咳嗽、多痰等。

【用法用量】煎湯內服，7.5～15克。

【用藥宜忌】凡咳逆上氣、咳嗽氣逆，因此氣虛氣不歸元者禁用。

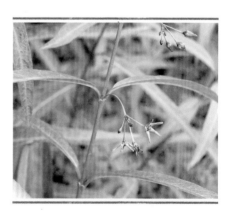

實用小祕方

藥方	白前、重陽木根各25克。
用法	煎湯內服。
適應症	胃脘痛、虛熱痛。

白芥子

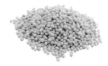

別名 ｜ 辣菜子

【植物形態】莖較粗壯，全體被稀疏粗毛。葉互生；莖基部的葉具長柄，葉片寬大，倒卵形；總狀花序頂生；花萼4，綠色；花冠黃色，長方卵形；子房長方形，花柱細長。種子圓形，淡黃白色。

【藥用部分】白芥的種子。

【性味歸經】性溫，味辛；歸肺、胃經。

【功效主治】利氣豁痰、溫中散寒、通絡止痛；主治痰飲咳喘、胸脅脹滿疼痛。

【用法用量】煎湯內服，5～15克；或入丸、散。

【用藥宜忌】陰虛火旺者忌服。

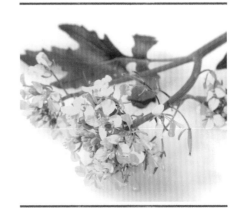

實用小祕方

藥方	白芥子適量。
用法	曬乾為末，酒服2克。
適應症	翻胃、吐食上氣及羸弱不欲動。

花生

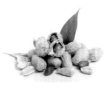

別名 ｜ 長生果、落花生

【植物形態】根部有很多根瘤。莖、枝有棱，被棕黃色長毛。雙數羽狀複葉互生，長圓形至倒卵圓形。花黃色，單生或簇生於葉腋，開花期幾無花梗；莢果長橢圓形，果皮厚，內含種子1～4顆。

【藥用部分】落花生的種子。

【性味歸經】性平，味甘；歸脾、肺經。

【功效主治】潤肺、和胃；主治燥咳、反胃、腳氣、乳婦奶少。

【用法用量】生研沖湯或煎服，15～50克。

【用藥宜忌】體寒濕滯及腸滑便泄者不宜服。

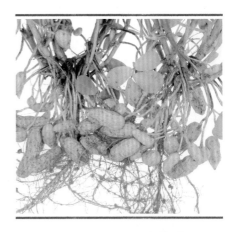

實用小祕方

藥方	帶衣花生仁50克，紅棗25克。
適應症	水煮爛熟，加紅糖，吃花生仁、棗肉，飲湯。
適應症	腎炎水腫。

金沸草

【植物形態】莖不分枝，基生葉及下部葉較小，中部葉披針形、長橢圓狀披針形或長圓形，多個排成繖房花序，總苞半球形，綠黃色；舌狀花一層，花多數，密集。

【性味歸經】性溫，味鹹；歸肺、大腸經。

【功效主治】散風寒、化痰飲、消腫毒；主治風寒咳嗽、伏飲痰喘、脅下脹痛。

【用法用量】煎湯內服，7.5 ～ 15 克。

【用藥宜忌】陰虛勞咳及溫熱燥嗽者忌用。

【藥用部分】旋覆花的莖葉。

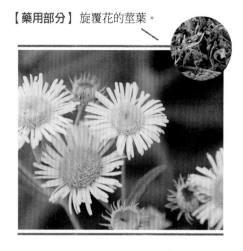

貓爪草

【植物形態】簇生多數肉質小塊根，塊根近紡錘形或卵球形。莖鋪散，多分枝，葉叢生，有長柄；葉片形狀多變；花序具少數花；花瓣 5，倒卵形，黃色瘦果卵球形。

【性味歸經】性溫、平，味甘、辛；歸肝、肺經。

【功效主治】解毒、化痰散結；主治瘰癧、咽炎等。

【用法用量】煎湯內服，9 ～ 15 克；外用研末敷。

【用藥宜忌】暫無明確禁忌。

【藥用部分】毛茛塊根或全草。

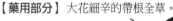

大花細辛

【植物形態】匍匐根狀莖淺黃色，有多數肉質根，頂端通常生 2 葉。葉大，質厚，卵狀橢圓形，花大，單生莖頂，紫褐色；花被筒短，寬卵形，蒴果肉質，近球形。種子圓錐形，頂端漸尖，背面近平滑。

【性味歸經】性溫，味辛；歸肺、脾經。

【功效主治】散寒止咳、祛痰除風；主治風寒感冒、頭痛、咳喘。

【用法用量】煎湯內服，2.5 ～ 5 克；或研末，1 克。

【用藥宜忌】體虛多汗、咳嗽咯血者及孕婦忌服。

【藥用部分】大花細辛的帶根全草。

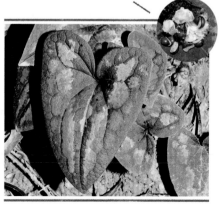

川貝母

別名 | 川貝

【植物形態】多年生草本，鱗莖球形或圓錐形，由2枚鱗片組成。莖直立，單一，無毛。葉在下面的1～2對為對生，無柄，條形或條狀披針形。花單生於莖頂，深黃色，有黃褐色小方格。蒴果長圓形。

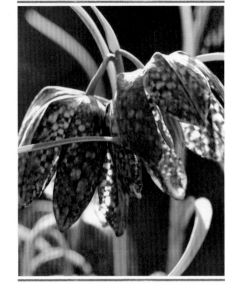

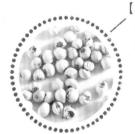

【藥用部分】卷葉貝母、烏花貝母或棱砂貝母等的鱗莖。

【性味歸經】性涼，味甘、苦；歸肺經。

【功效主治】潤肺散結、止嗽化痰；主治虛勞咳嗽、痰多咯血等。

【用法用量】煎湯內服，5～15克；或入丸、散；外用研末撒或調敷。

【用藥宜忌】脾胃虛寒者不宜。

藥膳食療方

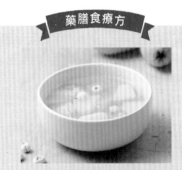

川貝枇杷湯
潤肺、止咳、化痰

材料 雪梨40克，枇杷25克，川貝2克，冰糖25克。

做法 枇杷去籽切塊，雪梨去核切塊；鍋中注水燒熱，倒入川貝煮熟，放入冰糖、雪梨、枇杷，煮至冰糖完全溶入湯汁，盛出即成。

實用小祕方

藥方	川貝母75克，甘草1克，杏仁75克。
用法	上三味，搗為末，煉蜜丸如彈子大，含化咽津。
適應症	肺熱咳嗽多痰、咽喉中乾。

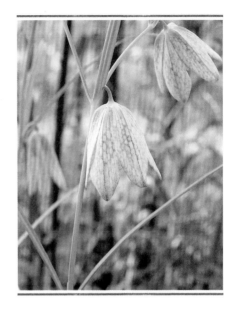

浙貝母

別名 | 大貝母、浙貝、象貝母

【植物形態】鱗莖半球形。莖單一，莖下部的葉對生，花單生於莖頂或葉腋；花鐘形，俯垂；花被6片，長橢圓形，淡黃色或黃綠色，具細微平行脈，內面並有淡紫色方格狀斑紋，基部具腺體。蒴果卵圓形，成熟時室背開裂。種子扁平，近半圓形。

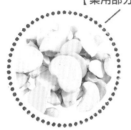

【藥用部分】浙貝母的鱗莖。

【性味歸經】性寒，味苦；歸肺、膽、胃、肝經。
【功效主治】清熱化痰、降氣止咳、散結消腫；主治風熱咳嗽、痰黏難咳、肺癰吐膿、胸痛氣急、瘡癰腫毒等。
【用法用量】煎湯內服，7.5～15克；或入丸、散；外用研末撒；外用煎水含漱，或蒸熱外熨。
【用藥宜忌】寒痰、濕痰及脾胃虛寒者慎服。

實用小祕方

藥方	浙貝母、知母、桑葉、杏仁各15克，紫蘇10克。
用法	煎湯內服。
適應症	感冒咳嗽。

藥膳食療方

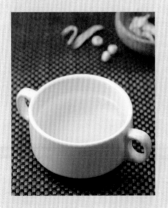

桔梗浙貝飲
宣肺降氣、清熱化痰

材料 浙貝母17克，桔梗25克，冰糖20克。
做法 砂鍋注水燒熱，倒入桔梗、浙貝母，攪拌勻，上蓋，燒開後用小火煮約30分鐘，至其析出有效成分，揭蓋，加入冰糖，攪拌勻，用大火煮至溶化，關火後盛出煮好的浙貝飲，濾入杯中即成。

昆布

別名 | 綸布、海昆布

【植物形態】植物體成熟時呈帶狀。根狀固著器呈粗纖維狀，由數輪叉狀分歧的假根組成，假根末端有吸著盤。其上為圓柱狀的短柄。柄的上部為葉狀體，葉狀體幼時呈長卵狀，後漸伸長呈帶狀，扁平，堅厚，革質狀，中部稍厚，兩邊較薄。

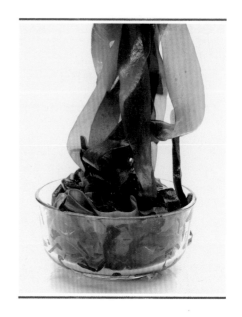

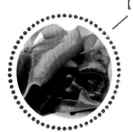

【藥用部分】海帶或鵝掌菜的葉狀體。

【性味歸經】性寒，味鹹；歸胃、脾經。
【功效主治】消痰、軟堅散結、利水退腫、清熱利尿；主治瘰癧、癭瘤、噎膈（吞嚥障礙）、水腫等。
【用法用量】煎湯內服，5～15克；或乾品研末入丸、散。
【用藥宜忌】脾胃虛寒蘊濕者忌服。

藥膳食療方

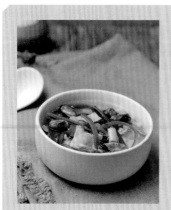

淡菜海帶排骨湯
清熱利尿、消腫散結

材料 排骨段260克，水發海帶絲150克，淡菜40克，薑片、蔥段各少許，鹽、雞粉各2克。

做法 排骨段汆燙，放入注水的砂鍋，再放進薑片、蔥段、淡菜、海帶絲，煮至食材熟透，加入鹽、雞粉，關火後盛出煮好的湯料，裝入碗中即成。

桔梗

別名 | 玉桔梗、苦桔梗、大藥

【植物形態】全株光滑無毛。根肉質，圓柱形，或有分枝。莖直立，單一或分枝。葉近於無柄，莖上部的葉有時為互生；葉片卵狀披針形。花單生於莖頂，或數朵呈疏生的總狀花序；花冠鐘狀，藍紫色。蒴果倒卵形，熟時頂部 5 瓣裂。種子卵形。

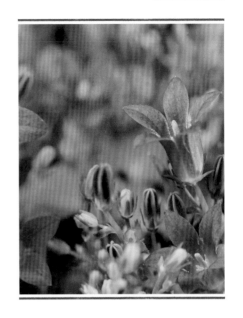

【藥用部分】桔梗的根。

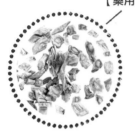

【性味歸經】性平，味辛、苦；歸肺、胃經。
【功效主治】開宣肺氣、祛痰排膿、利咽開嗓；主治外感咳嗽、失音、咽喉腫痛、肺癰吐膿、慢性咽喉炎等。
【用法用量】煎湯內服，5～10 克；或入丸。
【用藥宜忌】陰虛久嗽、氣逆及咳血者忌服。

實用小祕方

藥方	桔梗 50 克，甘草 100 克。
用法	上二味以水 600 毫升煮取 200 毫升，分溫再服，則吐膿血也。
適應症	肺癰。

藥膳食療方

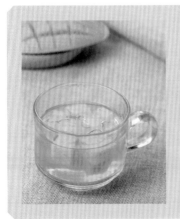

芒果桔梗果茶
宣肺化痰、理氣散結

材料 芒果 185 克，桔梗 15 克，冰糖 35 克。
做法 芒果取果肉切塊；砂鍋注水燒熱，倒入桔梗，煮至析出有效成分，再倒入芒果肉，用中火煮約 2 分鐘，至食材熟透，關火後盛出煮好的芒果茶，濾入碗中，加進冰糖，攪勻，放入煮熟的芒果肉即可。

天竺黃

【植物形態】植株密叢生；稈直立，高 9 ～ 10 公尺，先端弓形或稍下垂；節間圓柱形；節明顯，稈籜為脫落性，堅硬，光亮，幼時被緊貼的柔毛，很快變禿淨；籜耳小，矩圓形；枝叢生，主枝極纖細。

【性味歸經】性寒，味甘；歸心、肝經。

【功效主治】清熱豁痰、寧心定驚；主治熱病神昏譫語、中風痰壅等。

【用法用量】煎湯內服，5 ～ 10 克；或入丸、散。

【用藥宜忌】脾胃虛弱者忌用。

【藥用部分】 植物稈內的分泌液乾燥凝結後的塊狀物。

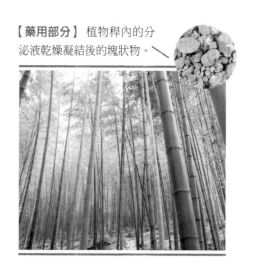

瓦楞子

【動物形態】殼表被有棕色殼皮，殼背面具放射肋紋 18 條，肋間溝較肋紋為寬；放射紋僅後方數條光滑。殼內面邊緣有與肋紋相應的凹陷，在中部前方有稍稍凸起的細放射花紋。

【性味歸經】性平，味甘、鹹；歸肝、脾經。

【功效主治】化痰、軟堅、散瘀、消積；主治痰積、胃痛、吐酸等。

【用法用量】煎湯內服，15 ～ 25 克；或入丸、散。

【用藥宜忌】無瘀血、無痰積者勿用。

【藥用部分】 魁蚶、泥蚶或毛蚶的貝殼。

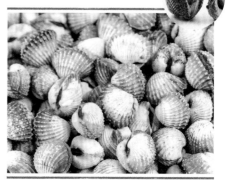

海蛤殼

【動物形態】貝殼 2 片，近圓形。殼頂凸出，位於背側中央，尖端向前方彎曲。貝殼表面極凸出，生長線在頂部者細密。殼面淡黃色或棕紅色。殼內面為白色或淡肉色，邊緣具有整齊的小齒。

【性味歸經】平，味鹹；歸心、腎經。

【功效主治】清熱利水、化痰軟堅；主治熱痰喘嗽、水腫、淋病等。

【用法用量】煎湯內服，10 ～ 20 克；或入丸、散。

【用藥宜忌】氣虛有寒、中陽不運者勿服。

【藥用部分】 青蛤等幾種海蛤的貝殼。

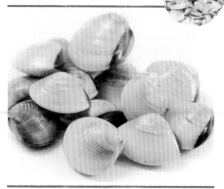

前胡

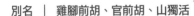

別名 ｜ 雞腳前胡、官前胡、山獨活

【植物形態】多年生草本。根圓錐形。莖直立，單一，上部分枝。基生葉和下部葉紙質，圓形至寬卵形。複繖形花序，頂生或腋生；花瓣白色，廣卵形或近於圓形。雙懸果橢圓形或卵圓形。

【藥用部分】白花前胡或紫花前胡的根。

【性味歸經】性涼，味辛、苦；歸肺、脾經。

【功效主治】宣散風熱、下氣、消痰；主治風熱頭痛、痰熱咳喘等。

【用法用量】煎湯內服，7.5～15克；或入丸。

【用藥宜忌】惡皂莢，畏藜蘆；氣虛血少者慎用。

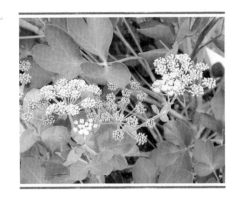

實用小祕方

藥方	前胡、貝母、桑根白皮各50克，甘草1克。
用法	搗為散，每服20克，煎湯內服。
適應症	咳嗽、涕唾稠黏、心胸不利、時有煩熱。

竹茹

別名 ｜ 竹皮、竹二者、淡竹茹

【植物形態】稈圓筒形，綠色，無毛，稈環及籜環均甚隆起。稈籜長於節間，硬紙質，稻草色有灰黑色之斑點及條紋。主枝具白色蠟粉。葉鞘淡綠色或稻草色，通常無毛；葉片質薄，狹披針形。

【藥用部分】莖稈除去外皮後刮下的中間層。

【性味歸經】性涼，味甘；歸胃、膽經。

【功效主治】清熱、涼血、化痰、止吐；主治煩熱嘔吐、呃逆、痰熱咳喘等。

【用法用量】煎湯內服，7.5～15克；外用熬膏貼。

【用藥宜忌】胃寒及感寒挾食作吐者忌用。

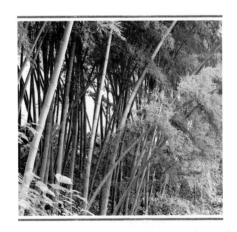

實用小祕方

藥方	竹茹15克。
用法	煎湯內服。
適應症	肺熱咳嗽、咳吐黃痰。

海藻

別名 │ 羊棲菜、海蒿子

【植物形態】多年生褐藻，肉質，黃色。固著器纖維狀似根；主軸圓柱形，直立，從周圍長出分枝和葉狀凸起；分枝很短；葉狀突起呈棍棒狀，先端盾形，有時膨大，中空成氣泡，全緣。氣囊和生殖托均腋生；生殖托圓柱形或橢圓形，成叢腋生。

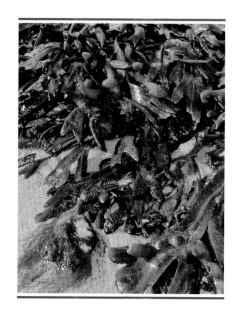

【藥用部分】羊棲菜及海蒿子的藻體。

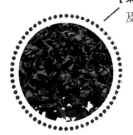

【性味歸經】性寒，味苦、鹹；歸肺、脾、腎、肝、胃經。

【功效主治】軟堅、消痰、退腫；主治瘰癧、癭瘤、水腫等。

【用法用量】煎湯內服，7.5～15克；或浸酒，或入丸、散。

【用藥宜忌】脾胃虛寒蘊濕者忌服。

實用小祕方

藥方	海藻 500 克，酒 2 升。
用法	漬數日，稍稍飲之。
適應症	頷下瘰癧如梅李。

藥膳食療方

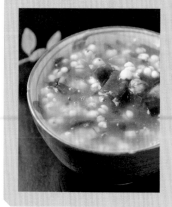

薏米海藻粥
利水消腫、軟堅散結

材料 水發薏米 150 克，水發海藻 70 克，水發海帶 45 克。

做法 海帶切細絲，海藻切碎；砂鍋注水，倒入薏米、海帶絲，煮至米粒變軟，撒上海藻，煮至食材熟透，關火後盛出煮好的薏米粥，裝在小碗中即可。

膨大海

別名 | 大海子、大洞果

【**植物形態**】樹皮粗糙而略具條紋。葉互生；葉片革質，卵形或橢圓狀披針形。花雜性同株，花萼鐘狀，宿存，裂片披針形。果 1～5 個，著生於果梗，呈船形，在成熟之前裂開。種子梭形或倒卵形，深黑褐色，表面具皺紋。

【**藥用部分**】膨大海的種子。

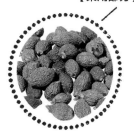

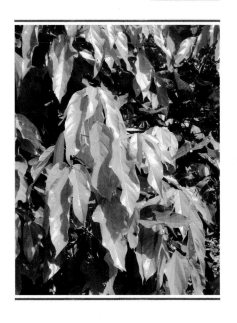

【**性味歸經**】性微寒，味甘、淡；歸肺、大腸經。

【**功效主治**】清熱、潤肺、利咽、解毒；主治乾咳無痰、喉痛、喑啞等。

【**用法用量**】煎湯內服，7.5～15 克；或用本品泡茶飲用。

【**用藥宜忌**】脾胃虛寒泄瀉者慎服。

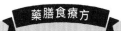
實用小祕方

藥方	膨大海 5 枚，甘草 5 克。
用法	燉茶飲服，老幼者可加入冰糖少許。
適應症	乾咳失音、咽喉燥痛、牙齦腫痛。

藥膳食療方

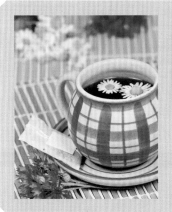

膨大海菊花茶
清熱解毒、利咽化痰

材料 菊花 5 克，膨大海 2 枚。

做法 取一個乾淨的茶杯，放入備好的菊花、膨大海，注入少許開水，快速沖洗一遍，除去雜質，濾出茶杯中的水，再注入適量開水，用勺攪勻，上蓋，泡約 4 分鐘至藥材析出有效成分，揭蓋，趁熱飲用即可。

黃藥子

別名 | 黃藥、黃藥根、黃獨

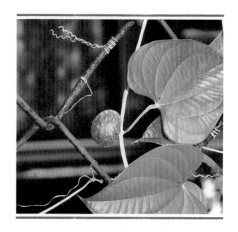

【植物形態】塊莖單生，球形或圓錐形，外皮暗黑色，密生鬚根。莖圓柱形，綠色或紫色。葉互生；葉片廣心狀卵形。花單性，雌雄異株，花絲很短。蒴果下垂，長橢圓形，有3個膜質的翅。

【藥用部分】黃獨的塊莖。

【性味歸經】性平，味苦；歸手少陰、足厥陰經。

【功效主治】涼血、降火、消癭（消除甲狀腺腫大）、解毒；主治吐血、衄血（鼻孔出血）、喉痹（咽部腫痛）等。

【用法用量】煎湯內服，7.5～15克；外用搗敷。

【用藥宜忌】癰疽（毒瘡化膿）已潰者不宜服。

實用小祕方	
藥方	黃藥子50克。
用法	搗碎，用水2碗，煎至1碗，去渣溫熱服。
適應症	吐血不止。

梨

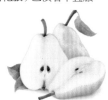

別名 | 快果、蜜父

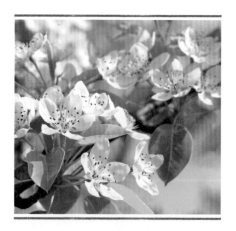

【植物形態】樹冠開展；小枝粗壯，具稀疏皮孔。托葉膜質，邊緣具腺齒；葉片卵形或橢圓形，先端漸尖或急尖。繖形總狀花序；花瓣卵形，基部具短爪。果實卵形或近球形，微扁，褐色。

【藥用部分】栽培種的果實。

【性味歸經】性涼，味甘、酸；歸肺、胃、心、肝。

【功效主治】清肺化痰、生津止渴；主治肺燥咳嗽、熱病煩躁、津少口乾、消渴、目赤、瘡瘍等。

【用法用量】煎湯內服，15～30克；或熬膏。

【用藥宜忌】脾虛便溏及寒嗽者忌服。

實用小祕方	
藥方	甜水梨1個。
用法	薄切，涼水內浸半日，搗取汁，時時頻飲。
適應症	口渴甚。

冬瓜子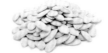

別名 | 白瓜子、瓜瓣、冬瓜仁

【植物形態】莖被黃褐色硬毛及長柔毛；葉片腎狀，近圓形。花單性，雌雄同株；雄花有雄蕊 3，花絲分生，花藥卵形；雌花子房長圓筒形或長卵形，密被黃褐色長硬毛。種子多數，卵形，壓扁。

【藥用部分】冬瓜的乾燥成熟種子。

【性味歸經】性涼，味甘；歸足厥陰經。

【功效主治】潤肺、化痰、消癰；主治痰熱咳嗽、肺癰、腸癰、淋病等。

【用法用量】煎湯內服，5 ～ 20 克；或研膏塗敷。

【用藥宜忌】久服寒脾胃。

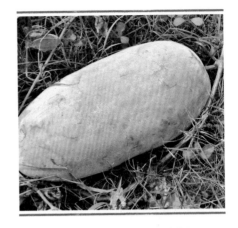

實用小祕方

藥方	冬瓜子 500 克，薏苡仁 500 克，桃仁 30 枚。
用法	上三味細切，煎湯內服。
適應症	咳有微熱。

木蝴蝶

別名 | 千層紙、千張紙、故紙花

【植物形態】大喬木，高 7.5 ～ 12 公尺，樹皮厚。葉對生，很大。總狀花序頂生花萼肉質，鐘形；花冠淡紫色。蒴果下垂，扁平，闊線型。種子多數，半透明的膜質翅所包圍而成很薄的片狀體。

【藥用部分】木蝴蝶的乾燥成熟種子。

【性味歸經】性寒，味苦；歸肺、肝經。

【功效主治】潤肺、舒肝；主治咳嗽、喉痹、喑啞、肝胃痛等。

【用法用量】煎湯內服，10 ～ 15 克；外用敷貼。

【用藥宜忌】受潮則易發霉或生黑色斑點。

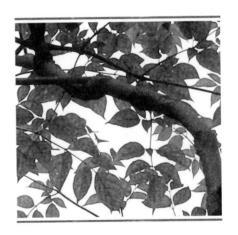

實用小祕方

藥方	木蝴蝶 3 克，銀花、菊花、沙參、麥冬各 9 克。
用法	煎水代茶飲。
適應症	慢性咽喉炎。

紫蘇子

別名 │ 蘇子、黑蘇子

【植物形態】全株呈紫色或綠紫色。單葉對生，夏秋季間開花。果實為卵形小堅果，內有種子1粒。

【藥用部分】紫蘇的乾燥成熟果實。

【性味歸經】性溫，味辛；歸肺、大腸經。

【功效主治】降氣平喘；主治咳喘、痰涎壅盛等。

【用法用量】煎湯內服，3～10克，不宜久煎。內服宜生用，外用宜火煅研末。

【用藥宜忌】濕熱病、表虛自汗者忌用。

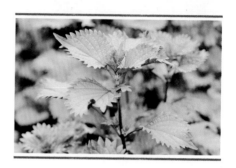

實用小祕方

藥方	紫蘇子5克，巴旦木仁50克。
用法	共為末，白開水送下。
適應症	小兒久咳嗽，喉內痰聲如拉鋸。

款冬花

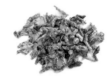

別名 │ 冬花、虎鬚

【植物形態】基生葉廣心臟形或卵形，暗綠色。花莖長，具茸毛，葉片長橢圓形至三角形。頭狀花序頂生；舌狀花在周圍一輪，黃色。瘦果長橢圓形。

【藥用部分】款冬的花蕾。

【性味歸經】性溫，味辛；歸肺經。

【功效主治】潤肺下氣、化痰止嗽；主治咳逆喘息、喉痹等。

【用法用量】煎湯內服，1.5～15克；或入丸、散。

【用藥宜忌】肺火燔灼、肺氣焦滿者不可用；陰虛勞嗽者禁用。

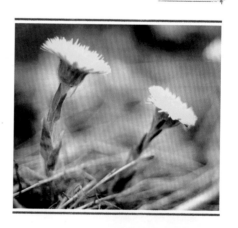

實用小祕方

藥方	款冬花150克，紫菀150克。
用法	粗搗為散，每服15克，煎湯內服。
適應症	久嗽不止。

馬兜鈴

別名 | 葫蘆罐、臭鈴鐺、蛇參果

【植物形態】根細長，圓柱形，黃褐色。莖草質，綠色。葉互生，葉柄絲狀，葉片三角狀闊卵形。花3～10朵，花被暗紫色，略彎斜。蒴果廣卵形或橢圓狀倒卵形，初期綠色，成熟時黃綠色。

【藥用部分】北馬兜鈴和馬兜鈴的果實。

【性味歸經】性寒，味苦、微辛；歸肺經。

【功效主治】清肺降氣、化痰止咳；主治肺熱喘咳、痰中帶血等。

【用法用量】煎湯內服，5～15克。

【用藥宜忌】虛寒咳喘及脾弱便泄者慎服。

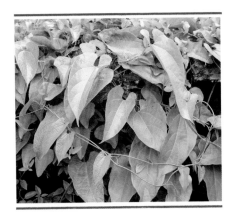

實用小祕方

藥方	馬兜鈴25克，阿膠75克，甘草15克。
用法	上為末，每服5～10克，煎湯內服。
適應症	小兒肺虛。

葶藶子

別名 | 雀舌草

【植物形態】莖直立，被白色微小頭狀毛。葉片狹匙形或倒披針形。總狀花序頂生。短角果卵圓形或橢圓形，扁平。種子橢圓狀卵形，表面平滑，棕紅色或黃褐色。

【藥用部分】獨行菜的種子。

【性味歸經】性寒，味辛、苦；歸肺、心、肝、胃經。

【功效主治】祛痰平喘、利水消腫；主治肺癰、水腫、胸腹積水等。

【用法用量】煎湯內服，3～9克；或入丸、散。

【用藥宜忌】肺虛喘咳、脾虛脹滿者忌服。

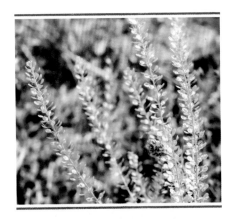

實用小祕方

藥方	葶藶子50克，知母50克，貝母50克。
用法	三物同搗篩為丸，大如彈丸，含口咽津。
適應症	咳嗽不止。

苦杏仁

別名 | 杏仁

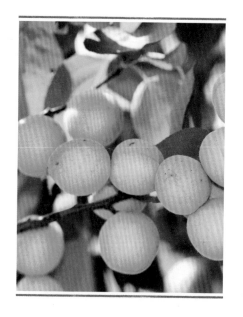

【植物形態】落葉小喬木，樹皮呈暗紅棕色，可見縱裂。單葉互生；葉片為圓卵形或寬卵形。春季先長葉，而後開花，花單生枝端，為白色或淺粉紅色，圓形至寬倒卵形。種子1，為心狀卵形，淺紅色。

【藥用部分】杏的種子。

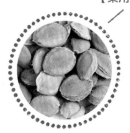

【性味歸經】性溫，味苦，有小毒；歸肺、大腸經。

【功效主治】祛痰止咳、平喘潤腸；主治外感咳嗽、傷燥咳嗽、驚癇、血崩、耳聾、腸燥便祕等。

【用法用量】煎湯內服，3～10克；或入丸、散；外用搗敷。

【用藥宜忌】內服不宜過量，以免中毒。

實用小祕方

藥方	苦杏仁、桃仁各 25 克。
用法	細研，水調生麵少許，和丸如梧桐子大，每服 10 丸，生薑、蜜湯（蜂蜜水）下，微利為度（（稍微有點下利（輕度腹瀉）為標準）。
適應症	上氣喘急。

藥膳食療方

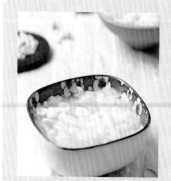

杏仁銀耳潤肺湯
潤肺化痰、止咳平喘

材料 銀耳 70 克，杏仁 5 克，冰糖 25 克。

做法 銀耳泡發切去根部，再切成小塊；鍋中注水，將杏仁、銀耳倒入鍋中，上蓋，轉成小火煮約 15 分鐘，至銀耳晶瑩透亮，揭蓋，加入冰糖，煮至溶化，關火，將煮好的杏仁銀耳潤肺湯盛出即可。

枇杷葉

別名 | 炙枇杷葉、巴葉

【植物形態】常綠小喬木,高約 10 公尺。小枝粗壯,黃褐色;葉柄短或幾無柄;葉片披針形、倒披針形、倒卵形或長橢圓形;圓錐花序頂生,總花梗和花梗密生鏽色絨毛。子 1～5 顆,球形或扁球形,褐色,光亮,種皮紙質。

【藥用部分】枇杷葉片。

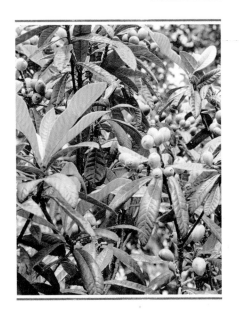

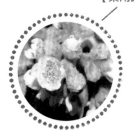

【性味歸經】性微寒,味苦、微辛;歸肺、胃經。

【功效主治】清肺和胃、降氣化痰;主治肺熱痰嗽、咳血、衄血等。

【用法用量】煎湯內服,每次 7.5 ～ 15 克(鮮者25 ～ 50 克);熬膏或入丸、散。

【用藥宜忌】胃寒嘔吐及肺感風寒咳嗽者均忌之。

實用小祕方

藥方	枇杷葉 25 克,川貝母 7.5 克,巴旦木仁 10 克,廣陳皮 10 克。
用法	共為末,每服 5 ～ 10 克,溫開水送下。
適應症	咳嗽。

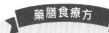

藥膳食療方

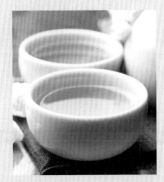

桑葉枇杷葉茶
潤肺清痰、清熱解毒

材料 桑葉 3 克,枇杷葉 5 克,杏仁 8 克,蜂蜜適量。

做法 砂鍋中注入適量清水燒開,倒入備好的枇杷葉、桑葉、杏仁。上蓋,用大火煮 20 分鐘,至析出有效成分,關火後將藥材撈乾淨。盛出藥汁,裝入碗中,加入蜂蜜調勻即可。

桑白皮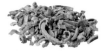

別名 | 桑根白皮、桑根皮

【植物形態】落葉灌木或小喬木。樹皮灰白色，纖維性強。單葉互生；葉片卵形或寬卵形。花單性，瘦果，多數密集成一卵圓形或長圓形的聚合果，初時綠色，成熟後變肉質、黑紫色或紅色。

【藥用部分】桑的根皮。

【性味歸經】性寒，味甘；歸肺、脾經。

【功效主治】瀉肺平喘、行水消腫；主治肺熱喘咳、吐血、水腫等。

【用法用量】煎湯內服，10 ～ 25 克；或入散劑。

【用藥宜忌】肺虛無火、小便多及風寒咳嗽者忌服。

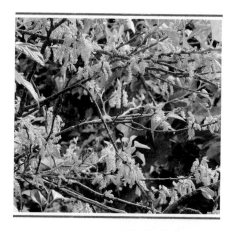

實用小祕方

藥方	桑白皮 10 克，麻黃、桂枝各 7.5 克。
用法	煎湯內服。
適應症	水飲停肺、脹滿喘急。

紫菀

別名 | 青菀、夾板菜、還魂草

【植物形態】根莖短，外皮灰褐色。莖直立，上部分枝，表面有溝槽。根生葉叢生，開花時脫落；葉片狹長橢圓形或披針形。頭狀花序多數，繖房狀排列；冠毛白色或淡褐色，較瘦果長 3 ～ 4 倍。

【藥用部分】紫菀的根及根莖。

【性味歸經】性溫，味苦；歸肺肝。

【功效主治】溫肺、下氣；主治虛勞咳吐膿血、喉痹、小便不利等。

【用法用量】煎湯內服，2.5 ～ 15 克；或入丸、散。

【用藥宜忌】有實熱者忌服。

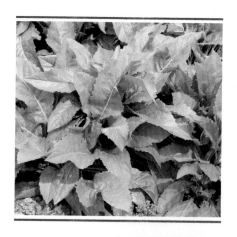

實用小祕方

藥方	紫菀、款冬花各 50 克，百部 25 克。
用法	搗為散，每服 6 克，煎湯內服。
適應症	久咳不癒。

百部

【植物形態】根肉質，數個至數十個簇生。葉通常4片輪生；卵形或卵狀披針形，先端銳尖或漸尖。花梗絲狀，每梗通常單生1花。

【性味歸經】性微溫，味甘、苦；歸肺經。

【功效主治】溫潤肺氣、止咳、殺蟲；主治風寒咳嗽、百日咳、肺結核等。

【用法用量】煎湯內服，5～15克；浸酒或入丸、散；外用煎水洗或研末調敷。

【用藥宜忌】熱嗽、水虧火炎（腎水不足，引起心火獨旺）者禁用。

【藥用部分】蔓生百部塊根。

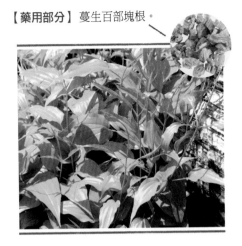

胡頹子葉

【植物形態】常綠直立灌木，高3～4公尺。具刺，深褐色；葉互生；葉片革質，橢圓形或闊橢圓形。果實橢圓形，幼時被褐色鱗片，成熟時紅色；果核內面具白色絲狀棉毛。

【性味歸經】性微溫，味酸；歸肺、脾經。

【功效主治】止咳平喘、止血；主治肺虛咳嗽、氣喘、咳血等。

【用法用量】煎湯內服，9～15克；或搗敷。

【用藥宜忌】暫無明確禁忌。

【藥用部分】胡頹子的葉片。

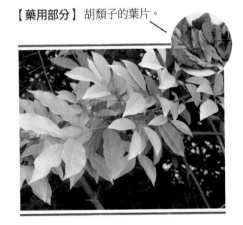

千日紅

【植物形態】莖粗壯，有毛，略呈紫紅色。葉對生，橢圓形至倒卵形。頭狀花序頂生，淡紫色、深紅色或白色，球形；花被5，線狀披針形；雄蕊5，花絲癒合成管狀，先端5淺裂，粉紅色。

【性味歸經】性平，味甘；歸肺、肝經。

【功效主治】清肝、散結、止咳定喘；主治頭風、目痛、氣喘咳嗽等。

【用法用量】煎湯內服，花5～15克，全草25克。

【用藥宜忌】孕婦宜慎服。

【藥用部分】千日紅的花序或全草。

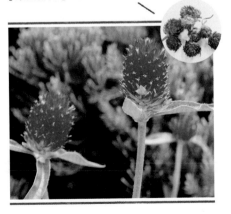

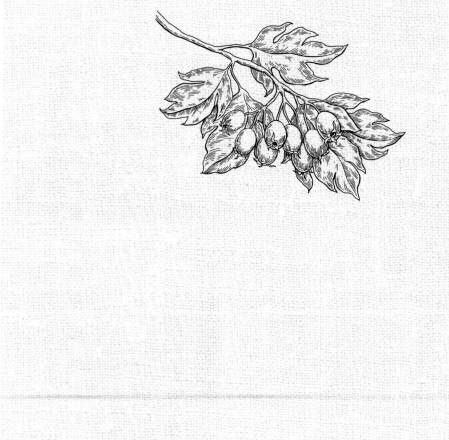

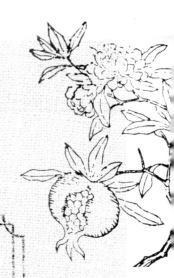

第六章

消食驅蟲藥

消食藥功能為消食化積，有的藥物還有健脾開胃作用，可以達到消除宿食積滯，及避免引起各種症候，促使脾胃功能恢復的目的，故臨床運用有重要意義。

對罹患腸道寄生蟲病的病人，大都可在其糞便中檢查出蟲卵，有的可能沒有明顯症狀，有的會出現繞臍腹痛，時作時止，形體消瘦，不思飲食，或多食易餓，或嗜食異物等症，驅蟲藥則能驅除或殺滅腸道寄生蟲。

山楂

別名 | 棠棣子、紅果子

【植物形態】落葉小喬木。枝密生，有細刺，幼枝有柔毛。小枝紫褐色，老枝灰褐色。葉片三角狀卵形至棱狀卵形，邊緣有不規則銳鋸齒。果實呈球形或梨形，表面深紅色，有光澤，滿布灰白細點。切片，多捲縮不平，氣清香，味酸、微甜。

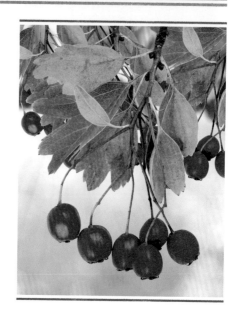

【藥用部分】山楂或山裡紅的果實。

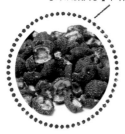

【性味歸經】性微溫，味酸、甘；歸脾、胃、肝經。
【功效主治】消食健胃、行氣散瘀；主治飲食積滯、脘腹脹痛、泄瀉痢疾、便祕、食欲不佳、瘀血經閉等。
【用法用量】煎湯內服，3～10克；或入丸、散；外用煎水洗或搗敷。
【用藥宜忌】脾胃虛弱者及孕婦慎服。

藥膳食療方

山楂菊花茶
清熱解毒、消食健胃

材料 鮮山楂90克，乾菊花15克。
做法 將洗淨的山楂去除頭尾、果核，把果肉切成小塊；砂鍋注水燒開，倒入乾菊花、山楂，燉煮約10分鐘，至析出有效成分，關火後盛出煮好的茶即可。

實用小祕方

藥方　山楂200克，白朮適量，神麴100克。
用法　上為末，蒸餅丸如梧桐子大，服70丸，白湯下。
適應症　一切食積。

麥芽

別名 | 麥蘗、大麥芽

【植物形態】稈粗壯，光滑無毛，直立。葉鞘鬆弛抱莖；兩側有較大的葉耳；穗狀花，小穗稠密，每節著生 3 枚發育的小穗，小穗通常無柄；穎線狀披針形，微具短柔毛。穎果腹面有縱溝或內陷，先端有短柔毛，面熟時與外稃黏著，不易分離。

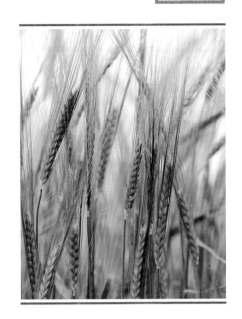

【藥用部分】發芽的大麥穎果。

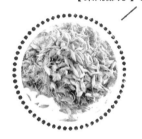

【性味歸經】性平，味甘；歸肺、胃經。

【功效主治】消食化積、回乳；主治腹滿泄瀉、噁心嘔吐、食積不化、脘悶腹脹及脾胃虛弱、食欲不振等。

【用法用量】煎湯內服，10 ～ 15 克，大劑量可用 30 ～ 120 克；或入丸、散。

【用藥宜忌】久食消腎，不可多食。

實用小祕方

藥方 生麥芽 10 ～ 30 克。
用法 煎湯內服。
適應症 乳汁鬱積引起的乳房脹痛。

藥膳食療方

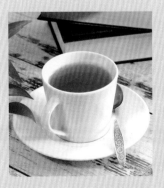

車前子麥芽茶
消食化積、清熱利尿

材料 車前子 5 克，麥芽 12 克。
做法 砂鍋中注入適量清水燒開，倒入備好的車前子、麥芽。上蓋，用大火燒開後轉小火煮約 15 分鐘，至其析出有效成分。揭蓋，盛出藥茶，濾入杯中。趁熱飲用即可。

甘薯

別名 ｜ 甜薯、地瓜、紅薯

【植物形態】地下有肉質塊莖，呈球形，肉白色，有甜味。莖圓柱形，被微毛。葉互生，近圓心形，紙質，先端有驟短尖，基部心狀耳形，或深圓彎入。花小，單性，花被裂片 6。

【藥用部分】甘薯的塊莖。

【性味歸經】性平，味甘。

【功效主治】益氣健脾、養陰補腎；主治脾虛氣弱、腎陰不足諸證。

【用法用量】內服適量，作食品用。

【用藥宜忌】中滿者不宜多食，能壅氣。

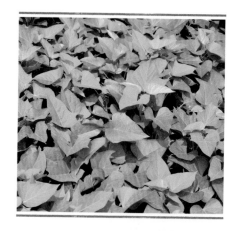

實用小祕方

藥方	甘薯 1 個。
用法	煨熟食。
適應症	酒濕入脾而瀉。

韭菜

別名 ｜ 草鐘乳、起陽草、壯陽草

【植物形態】根莖橫臥，具多數鬚根；平時的植株是包覆著葉片的假莖，球莖在地下，開花時才長出支撐花朵的花莖。葉細長而扁，色鮮綠，成束基生，先端銳尖。

【藥用部分】韭菜的葉。

【性味歸經】性溫，味辛；歸肝、胃、腎經。

【功效主治】健胃提神、止汗固澀；主治噎膈反胃、自汗盜汗，外用治跌打損傷、瘀血腫痛、外傷出血。

【用法用量】煎湯內服，全草 10 ～ 100 克。

【用藥宜忌】眼疾、陰虛內熱及瘡瘍者勿用。

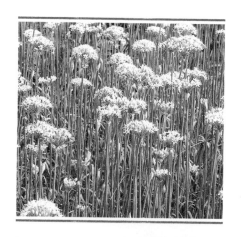

實用小祕方

藥方	韭菜 50 克，生薑 50 克，羊乳 20 毫升。
用法	韭菜、生薑搗汁，加入羊乳一起燉服。
適應症	反胃（食入即吐）。

稻芽

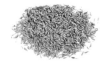

別名 | 穀蘗、穀芽、稻蘗

【植物形態】稈直立，叢生。葉鞘無毛，下部者長於節間；葉舌膜質而較硬，披針形，基部兩側下延與葉鞘邊緣相結合，幼時具明顯的葉耳；葉片扁平，披針形至條狀披針形。

【藥用部分】稻的成熟果實，經加工而發芽者。

【性味歸經】性平，味甘；歸脾、胃經。

【功效主治】消食化積、健脾開胃；主治食積停滯、脹滿泄瀉、脾虛少食等。

【用法用量】煎湯內服，10～15克。

【用藥宜忌】胃下垂者忌用。

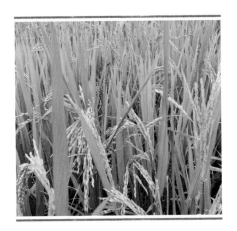

實用小祕方

藥方	稻芽9克，甘草3克，砂仁3克，白朮6克。
用法	煎湯內服。
適應症	小兒消化不良。

梧桐子

別名 | 瓢兒果

【植物形態】樹幹直，枝肥粗，樹皮青色，平滑，芽近圓形，被褐色短柔毛。單葉互生；花單性，細小，淡綠色；萼片外密被淡黃色小柔毛；無花瓣；果為蓇葖果，成熟前心皮裂成葉狀，向外捲曲。

【藥用部分】梧桐的種子。

【性味歸經】性平，味甘；歸心、肺、胃經。

【功效主治】順氣和胃、健脾消食、止血；主治胃脘疼痛、傷食腹瀉、疝氣、鬚髮早白、小兒口瘡。

【用法用量】煎湯內服，3～9克；或研末。

【用藥宜忌】咳嗽多痰者勿食用。

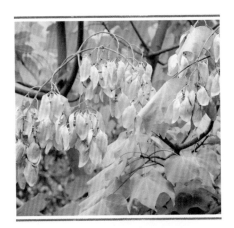

實用小祕方

藥方	梧桐子適量。
用法	炒焦研粉，沖服，每服5克。
適應症	傷食腹瀉。

雞內金

別名 │ 雞肫胵、雞黃皮、雞肫皮

【動物形態】嘴短而堅，略呈圓錐狀，上嘴稍彎曲。鼻孔裂狀，被有鱗狀瓣。眼有瞬膜。頭上有肉冠，喉部兩側有肉垂，通常呈褐紅色；肉冠以雄者為高大，雌者低小；肉垂亦以雄者為大。翼短。足健壯，跗、蹠及趾均被有鱗板。

【藥用部分】家雞的乾燥砂囊內膜。

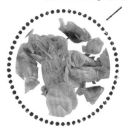

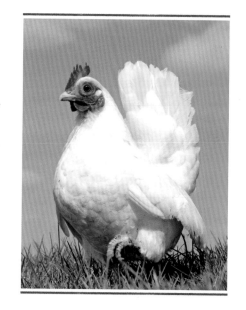

【性味歸經】性平，味甘；歸脾、胃、腎、膀胱經。

【功效主治】健脾消食、澀精止遺、消症化石；主治消化不良、飲食積滯、嘔吐反胃等。

【用法用量】煎湯內服，3～10克；研末，每次1.5～3克；或入丸、散；外用適量，研末調敷或生貼。

【用藥宜忌】脾虛無積者慎服。

藥膳食療方

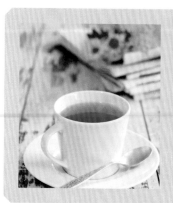

三金茶
健胃消食、利尿排石

材料 海金沙6克，雞內金8克，金錢草7克。

做法 砂鍋注水，倒入海金沙、雞內金、金錢草，攪拌均勻。上蓋，用大火煮開後轉小火續煮30分鐘，至有效成分析出，揭蓋，關火後盛出煮好的藥茶，裝杯即可。

萊菔子

別名 | 蘿蔔子

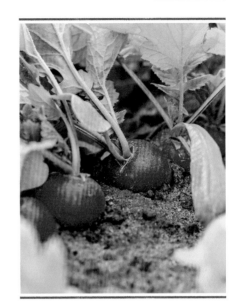

【植物形態】直根，肉質，長圓形、球形或圓錐形，外皮綠色、白色或紅色。莖有分枝，無毛，稍具粉霜。基生葉和下部莖生葉長圓形，有鈍齒，疏生粗毛；上部葉長圓形，有鋸齒或近全緣。種子1～6顆，卵形，微扁，長約3公釐，紅棕色，並有細網紋。

【藥用部分】萊菔的乾燥種子。

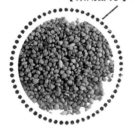

【性味歸經】性平，味辛、甘；歸肺、脾、胃經。

【功效主治】消食導滯、降氣化痰；主治食積氣滯、脘腹脹滿、腹瀉、下痢後重、咳嗽多痰、氣逆喘滿等。

【用法用量】煎湯內服，5～10克；或入丸、散，宜炒用；外用研末調敷。

【用藥宜忌】氣虛及無食積、痰滯者慎用。

實用小祕方

藥方	萊菔子、莪朮各50克，胡椒25克。
用法	研末，做成如黃米大小的丸，每次服15～20丸，蘿蔔湯送下。
適應症	小兒傷食腹脹。

藥膳食療方

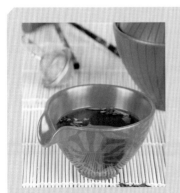

烏龍萊菔溶脂茶

消食導滯、降脂減重

材料 烏龍茶葉5克，萊菔子、土茯苓粉各少許。

做法 砂鍋注水燒開，倒入萊菔子、土茯苓粉，再次燒開後用小火煮約15分鐘，至其析出有效成分，取一個茶杯，放入烏龍茶葉，盛出砂鍋中的藥汁，濾入茶杯中，泡約3分鐘，趁熱飲用即可。

辣椒

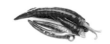

別名 | 番椒、辣茄、牛角椒

【植物形態】一年生或有限多年生草本。全株光滑無毛，多分枝。夏、秋間開白花。果梗較粗壯，俯垂；果實長指狀，頂端漸尖且常彎曲，未成熟時綠色。種子扁腎形，淡黃色。

【藥用部分】辣椒的果實。

【性味歸經】性熱，味辛；歸心、脾經。

【功效主治】溫中散寒、健脾消食、祛風行血，主治寒滯腹痛、嘔吐、消化不良、瀉痢等。

【用法用量】乾根 50 ～ 150 克，煎湯內服。

【用藥宜忌】陰虛火旺、痔瘡者忌用。

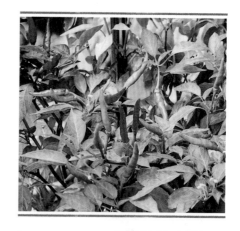

實用小祕方

藥方	辣椒 1 根。
用法	製為丸，清晨以熱豆腐皮裹，吞下。
適應症	痢疾水瀉。

萊菔

別名 | 蘿蔔、紫菘

【植物形態】根肥厚，肉質、大小、色澤、形狀不一。莖粗壯，具縱紋及溝，有分枝，多少有白霜。根生葉叢生。長角果圓柱形，肉質，在種子處稍向內縊縮，先端具較長的尖喙。

【藥用部分】萊菔的新鮮根。

【性味歸經】性涼，味辛、甘；歸肺、胃經。

【功效主治】消積化痰、下氣解毒；主治食積脹滿、痰嗽失音等。

【用法用量】搗汁飲，50 ～ 150 克；煎湯或煮食。

【用藥宜忌】脾胃虛寒、食不化者勿食。

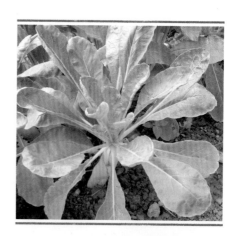

實用小祕方

藥方	萊菔適量。
用法	捶碎，蜜煎，細細嚼嚥。
適應症	翻胃吐食。

阿魏

【植物形態】具強烈蒜臭。花莖粗壯，葉近於肉質；最終裂片長方披針形或橢圓披針形，灰綠色；複繖形花序，中央花序有傘梗 20 ～ 30 枝。

【性味歸經】性溫，味苦、辛；歸肝、脾、胃經。

【功效主治】消積、殺蟲；主治癥瘕痞塊、蟲積、肉積等。

【用法用量】內服，1.5 ～ 2.5 克；或入丸、散；外用熬製藥膏或研末入膏藥內貼。

【用藥宜忌】脾胃虛弱者及孕婦忌服。

【藥用部分】阿魏、新疆阿魏的樹脂。

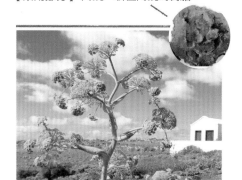

啤酒花

【植物形態】多年生纏繞草本植物，全株布有倒鉤刺。葉心形或圓形，邊緣有粗鋸齒。花單性，雌雄異株。

【性味歸經】性微涼，味苦，無毒。

【功效主治】健胃消食、利尿安神；主治消化不良、腹脹、浮腫、膀胱炎、肺結核、失眠等。

【用法用量】煎湯內服，2.5 ～ 5 克。

【用藥宜忌】與其花粉接觸的人，多數會發生過敏性皮膚炎。

【藥用部分】啤酒花的雌花序。

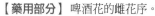

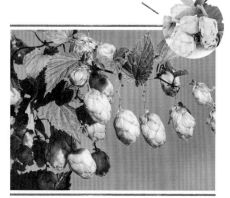

蕪菁

【植物形態】塊根肉質，球形。扁圓形或長圓形，外皮白色、黃色或紅色，內面白色。基生葉大頭羽裂成為複葉。花瓣黃色，倒披針形，有短寬爪。

【性味歸經】性溫，味苦、辛、甘；歸心、肺、脾、胃經。

【功效主治】平胃下氣、利濕解毒；主治食積不化、黃疸、消渴、熱毒風腫、疔瘡。。

【用法用量】煮食或搗汁飲；外用適量，搗敷。

【用藥宜忌】不可多食，令人氣脹。

【藥用部分】蕪菁的塊根及葉。

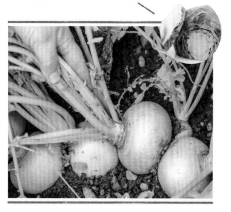

番茄

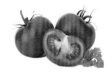

別名 │ 西紅柿、番柿

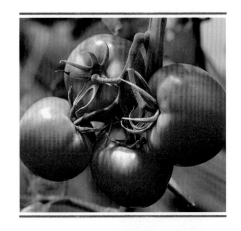

【植物形態】一年生或多年生草本。莖直立，但易於倒伏，觸地則生根。大小及顏色不一，通常為球形或扁球形，肉質而多汁，紅色或黃色，平滑。

【藥用部分】番茄的新鮮果實。

【性味歸經】性微寒，味酸、甘。

【功效主治】生津止渴、健胃消食；主治口渴、食欲不振等。

【用法用量】煎湯內服，1～2個；或生食。

【用藥宜忌】脾胃虛寒者及月經期間的婦女，不宜食用。

實用小祕方

藥方	番茄、蘋果各 1 個，芝麻 15 克。
用法	一次吃完，每日吃 1～2 次。
適應症	貧血。

南酸棗

別名 │ 五眼果、山桉果、酸棗

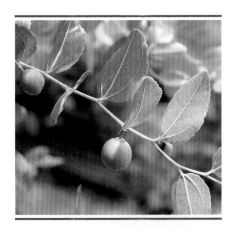

【植物形態】樹幹挺直，樹皮灰褐色，縱裂呈片狀剝落，小枝粗壯，暗紫褐色。膜質至紙質，卵狀橢圓形或長橢圓形。花雜性，異株。核果橢圓形或倒卵形，成熟時黃色，中果皮肉質漿狀。

【藥用部分】南酸棗的鮮果或果核。

【性味歸經】性平，味甘、酸；歸脾、肝經。

【功效主治】行氣活血、養心安神、消積、解毒；主治氣滯血瘀、胸痛等。

【用法用量】煎湯內服，30～60 克；鮮果，2～3 個。

【用藥宜忌】南酸棗樹皮不可內服。

實用小祕方

藥方	南酸棗鮮果 2～3 枚。
用法	嚼食。
適應症	滯留腹痛。

沙 棘

別名 | 醋柳、醋刺柳、酸刺

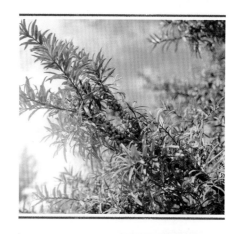

【**植物形態**】具粗壯棘刺。枝幼時密被褐鏽色鱗片。葉互生，線性或線狀披針形；葉柄極短。花先葉開放，雌雄異株。果為肉質花被筒包圍，近球形，橙黃色。花期3～4月，果期9～10月。

【**藥用部分**】沙棘的果實。

【**性味歸經**】性溫，味酸、澀。

【**功效主治**】止咳化痰、健胃消食、活血散瘀；主治咳嗽痰多、肺膿腫、消化不良。

【**用法用量**】煎湯內服，3～9克；或入丸、散。

【**用藥宜忌**】不能與鹼性物質混置。

實用小祕方

藥方	沙棘果、山楂各10克，麥芽15克。
用法	煎湯內服。
適應症	食積停滯、消化不良。

刺 梨

別名 | 刺鳳梨、刺莓果

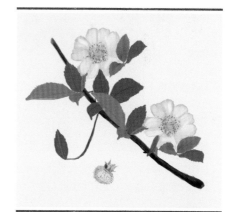

【**植物形態**】刺梨為野生小灌木，4～6月開粉紅色、紅色或深紅色的花，夏花秋實。果實多為扁圓球形，橫徑一般為2～4公分，8～9月果實成熟，黃色，有時帶紅暈。果肉脆，成熟後有濃芳香味，果皮密生小肉刺。

【**藥用部分**】繅絲花的果實。

【**性味歸經**】性涼，味酸、微澀；歸胃、脾、腎經。

【**功效主治**】健胃消食；主治食積飽脹。

【**用法用量**】煎湯內服，9～15克；或生食。

【**用藥宜忌**】脾胃虛寒患者勿服。

實用小祕方

藥方	刺梨200克，蕺菜30克。
用法	煎湯內服，每日3次。
適應症	少食腹瀉。

驅　蟲　藥

使君子

別名　｜　留求子、史君子、五棱子

【植物形態】幼枝被棕黃色短柔毛。葉對生或近對生；頂生穗狀花序組成繖房狀花序。種子紡錘形。

【藥用部分】使君子的成熟果實。

【性味歸經】性溫，味甘，有小毒；歸脾、胃經。

【功效主治】殺蟲消積；主治蟲積腹痛、疳積（消化不良，腹部漲起）等。

【用法用量】煎湯內服，10～15克；炒香嚼服，6～9克。

【用藥宜忌】服量不宜過大或與熱茶同服。

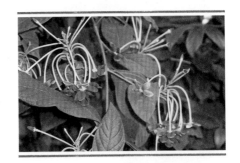

實用小祕方

藥方	使君子 7～10 粒，烏梅 3 克，川椒 3 克。
用法	使君子研粉，烏梅、川椒水煎取汁送服。
適應症	膽蛔腹痛。

苦楝皮

別名　｜　楝皮、楝根木皮

【植物形態】樹皮灰褐色，縱裂。分枝廣展，小枝有葉痕。葉為 2～3 回奇數羽狀複葉，長 20～40 公分；小葉對生，卵形、橢圓形至披針形。

【藥用部分】楝樹的乾燥樹皮和根皮。

【性味歸經】性寒，味苦，有毒；歸肝、脾、胃經。

【功效主治】殺蟲、清熱、燥濕；主治蛔蟯蟲病、蟲積腹痛、疥癬瘙癢等。

【用法用量】煎湯內服，6～15克；外用煎水洗。

【用藥宜忌】體弱者、肝腎功能障礙者、孕婦及脾胃虛寒者均慎服。

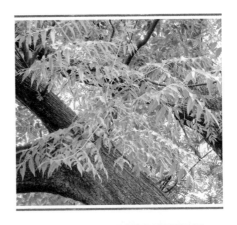

實用小祕方

藥方	苦楝皮 10 克，苦參 10 克，蛇床子 5 克。
用法	研末，以蜜煉丸如棗大，塞入肛門或陰道。
適應症	蟯蟲病。

石榴根

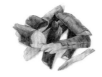

別名 | 石榴根皮、酸榴根

【植物形態】落葉灌木或喬木，樹皮青灰色；幼枝近圓形或微呈四棱形，枝端通常呈刺狀，無毛，葉對生或簇生，葉片倒卵形至長橢圓形。

【藥用部分】石榴的根皮。

【性味歸經】性溫，味酸、澀，有毒。歸脾、胃、大腸經。

【功效主治】殺蟲、澀腸、止帶；主治蛔蟲病、條蟲病、久瀉、久痢、赤白帶下等。

【用法用量】煎湯內服，10～20克。

【用藥宜忌】大便祕結難解及腹痛瀉痢、積滯未清者忌服。

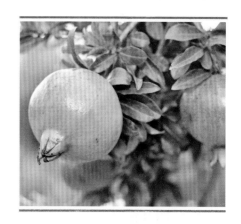

實用小祕方

藥方	石榴根皮30克。
用法	煎湯內服。
適應症	蛔蟲病。

南瓜子

別名 | 白瓜子

【植物形態】節部生根，密被白色剛毛。單葉互生；葉柄粗長，葉片闊卵形，近圓形或心臟形。花單性，雌雄同株；雄花單生，花萼筒鐘形；花冠黃色，果梗粗狀，有棱槽。

【藥用部分】南瓜的種子。

【性味歸經】性平，味甘；歸胃、大腸經。

【功效主治】殺蟲、下乳、利水消腫；主治條蟲、蛔蟲、血吸蟲、鉤蟲、蟯蟲病等。

【用法用量】煎湯內服，30～60克；外用煎水熏。

【用藥宜忌】多食易壅氣滯膈。

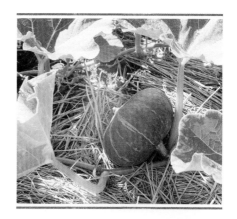

實用小祕方

藥方	南瓜子（去殼留仁）50～100克。
用法	研碎，加開水、蜜或糖成為糊狀，空心服。
適應症	蛔蟲病。

檳榔

別名 | 大腹子、檳榔子、青仔

【植物形態】喬木。不分枝，葉脫落後形成明顯的環紋。羽狀複葉，葉軸三棱形；小葉片披針狀線型或線型。花序著生於最下一葉的基部，有佛焰苞狀大苞片，長倒卵形，光滑。每年開花 2 次，花期 3 ～ 8 月，冬花不結果；果期 12 月至翌年 6 月。

【藥用部分】檳榔種子。

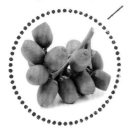

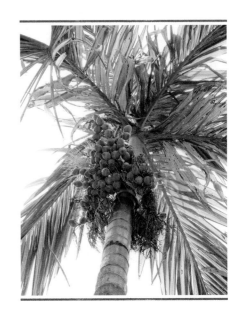

【性味歸經】性溫，味苦、辛；歸肺、胃經。
【功效主治】驅蟲消積、下氣行水、截瘧；主治蟲積腹痛、食滯、脘腹脹痛、腳氣、水腫、瘧疾、肝硬化腹水等。
【用法用量】煎湯內服，6 ～ 15 克，單用殺蟲，可用 60 ～ 120 克；或入丸、散。
【用藥宜忌】氣虛下陷者禁服。

實用小祕方

藥方	檳榔（炮）25 克。
用法	研為末，每劑 10 克，以蔥、蜜煎，調服，每次 5 克。
適應症	諸蟲在臟腑，久難除。

藥膳食療方

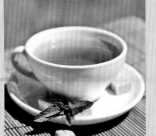

大黃檳榔茶
潤腸通便、消食驅蟲

材料 大黃粉 12 克，檳榔 7 克，白糖少許。
做法 取一個乾淨的茶杯，倒入備好的檳榔、大黃粉。注入適量開水，至八九分滿。蓋上杯蓋，泡約 6 分鐘至散出藥香味。揭蓋，撒上適量白糖，快速拌勻，稍冷即可飲用。

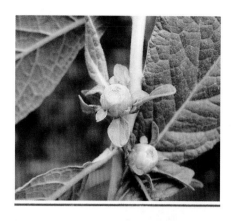

鶴虱

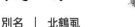

別名 │ 北鶴虱

【植物形態】莖直立，上部多分枝，密生短柔毛。葉互生；下部葉片寬橢圓形或長圓形。頭狀花序多數；總苞鐘狀球形；花黃色。瘦果條形，先端有短喙，無冠毛。花期 6～8 月，果期 9～10 月。

【藥用部分】天名精的果實。

【性味歸經】性平，味苦、辛；歸脾、胃經。

【功效主治】殺蟲消積；主治蛔蟲病、條蟲病、蟯蟲病、小兒疳積等。

【用法用量】內服多煎湯，5～10 克；或入丸、散。

【用藥宜忌】孕婦慎服。

實用小祕方	
藥方	鶴虱 500 克。
用法	篩，煉蜜和丸，每次服 15 克，每日 3 次。
適應症	蛔咬痛。

榧子

別名 │ 香榧子

【植物形態】樹皮淡灰黃色、深灰色或灰褐色，不規則縱裂。葉條形，種子橢圓形、卵圓形、倒卵形或長橢圓形，熟時假種皮淡紫褐色，有白粉。

【藥用部分】香榧的種子。

【性味歸經】性平，味甘；歸肺、胃、大腸經。

【功效主治】殺蟲消積、潤燥止咳；主治腸道寄生蟲病、痔瘡等。

【用法用量】煎湯內服，15～50 克，打碎入水煎；10～40 枚，炒熟去殼，取種仁嚼服；或入丸、散。

【用藥宜忌】脾虛泄瀉及腸滑者慎服。

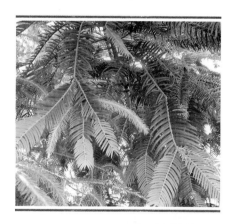

實用小祕方	
藥方	榧子 30 克，使君子 30 克，大蒜瓣 30 克。
用法	水煎去渣，每日 3 次，飯前空腹時服。
適應症	十二指腸鉤蟲、蛔蟲、蟯蟲等病。

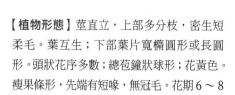

川椒

別名 | 蜀椒、花椒、點椒

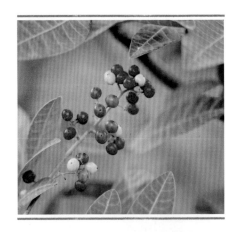

【植物形態】莖幹通常有增大皮刺;枝灰色或褐灰色,有細小的川椒皮孔及略斜向上生的皮刺。果實為果球形,顏色大多為青色、紅色、紫紅色或紫黑色,密生疣狀凸起的油點。

【藥用部分】青椒或花椒的乾燥成熟果皮。

【性味歸經】性溫,味辛;歸脾、胃、腎經。

【功效主治】溫中止痛、殺蟲止癢;主治脘腹冷痛、蟲積腹痛、濕疹、陰癢。

【用法用量】內服3～6克;外用適量,煎湯熏洗。

【用藥宜忌】陰虛火旺者忌服;孕婦慎服。

實用小祕方

藥方	川椒6克,烏梅9克。
用法	水煎,一日2～3次分服。
適應症	蛔蟲腹病、嘔吐腹病。

鶴草芽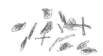

別名 | 仙鶴草根芽

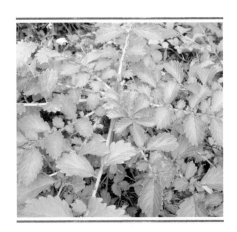

【植物形態】根莖短,莖被疏柔毛及短柔毛,下部被稀疏長硬毛。總狀花序單一或2～3個生幹莖頂,花序軸被柔毛。瘦果倒卵圓錐形,被疏柔毛,頂端有數層鉤刺,幼時直立,成熟時向內靠合。

【藥用部分】龍芽草的冬芽(地下根芽)。

【性味歸經】性涼,味苦、澀;歸肝、小腸、大腸經。

【功效主治】驅蟲、解毒、消腫;主治條蟲病、陰道滴蟲病、瘡瘍疥癬等。

【用法用量】外用研末,15～30克,或煎水洗。

【用藥宜忌】不宜入煎劑。

實用小祕方

藥方	鶴草芽250克。
用法	搗末,和蜂蜜做丸,以水調100毫升服下。
適應症	寸白蟲病(條蟲病)。

雲實

別名 | 馬豆、天豆、藥王子

【植物形態】葉片膜質，長圓形；托葉闊，半邊箭頭狀，早落或缺。總狀花序，花左右對稱，亮黃色。莢果近木質，短舌狀，偏斜，稍膨脹，先端延伸成刺尖，栗色，無毛。種子長圓形。

【藥用部分】雲實的種子。

【性味歸經】性溫，味辛，有毒；歸肺、大腸經。

【功效主治】止痢、祛痰、殺蟲；主治痢疾、瘧疾、慢性氣管炎、小兒疳積、蟲積。

【用法用量】煎湯內服，9 ～ 15 克；或入丸、散。

【用藥宜忌】孕婦慎用。

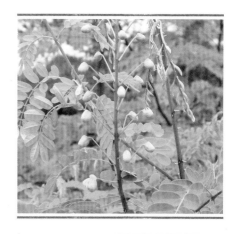

實用小祕方

藥方	雲實 200 克，附子 50 克，龍骨 50 克。
用法	搗末，煮棗肉和丸，每次以粥調下 10 克。
適應症	赤白痢不癒，虛弱不堪。

刺桐葉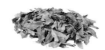

【植物形態】落葉性的大喬木，株高 20 ～ 30 公尺。樹皮有凹凸紋路，枝幹有刺，易落。葉互生，為三出複葉，青綠色，紙質；頂端的小葉呈闊菱形或近圓形，長、寬各 9 ～ 15 公分。

【藥用部分】刺桐的葉片。

【性味歸經】性平，味苦；歸胃經。

【功效主治】消積導滯、驅蛔止痛；主治小兒疳積、蛔蟲病等。

【用法用量】研末內服，2 ～ 3 克；外用適量搗敷。

【用藥宜忌】血虛者不宜服。

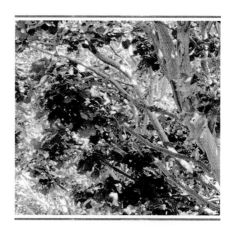

實用小祕方

藥方	刺桐葉 50 克。
用法	烘乾研末，每服 5 克，開水送服。
適應症	小兒疳積、蛔蟲病。

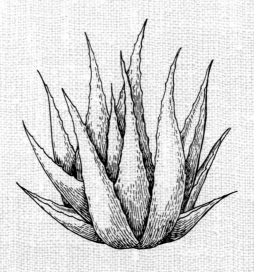

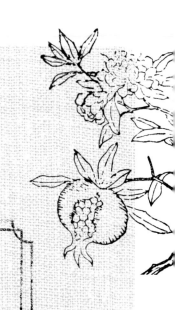

第七章

瀉下藥

　　凡能攻積、逐水，或潤腸通便的藥物，稱為瀉下藥。

　　瀉下藥的主要功能大致可分為三點：一為通利大便，以排除腸道內的宿食積滯或燥屎；二為清熱瀉火，使實熱壅滯透過瀉下而解除；三為逐水退腫，使水邪從大小便排出，以達到驅除停飲、消退水腫的目的。

　　根據作用不同，瀉下藥一般可分攻下藥、潤下藥和峻下逐水藥三類。

大黃

別名 ｜ 將軍、川軍、錦紋大黃

【植物形態】多年生高大草本，根粗壯，莖直立，中空。基生葉大，有粗壯的肉質長柄，約與葉片等長；葉片寬心形或近圓形，3～7掌狀深裂，每裂片常再羽狀分裂，上面流生乳頭狀小突起；莖生葉較小。圓錐花序，大形。

【藥用部分】大黃的根及根莖。

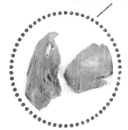

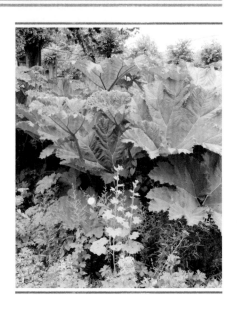

【性味歸經】性寒，味苦；歸脾、胃、大腸、肝、心包經。

【功效主治】瀉熱通腸、涼血解毒、逐瘀通經；主治實熱便祕、積滯腹痛等。

【用法用量】煎湯內服，5～20克；研末入丸、散；外用研末，調敷。

【用藥宜忌】孕婦慎用。

實用小祕方

藥方	大黃100克，牽牛25克。
用法	共研為細末，每次服15克。
適應症	大便祕結。

藥膳食療方

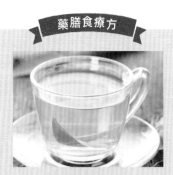

大黃綠茶
瀉熱通便、涼血解毒

材料 大黃6克，綠茶葉4克，蜂蜜少許。

做法 砂鍋注水燒開，放入大黃、綠茶葉，煮沸後用小火煮10分鐘，關火後盛出煮好的藥茶，濾取茶汁，加入少許蜂蜜拌勻，趁熱飲用即可。

蘆薈

別名 | 草蘆薈

【植物形態】莖極短。葉簇生於莖頂，近於直立，肥厚多汁；葉片呈披針形，先端長尖，基部寬闊，邊緣具刺，粉綠色，被白粉。花莖單生或稍分枝；總狀花序疏散，黃色或有赤色斑點；雌蕊 1 枚，3 室，每室有多數胚球。

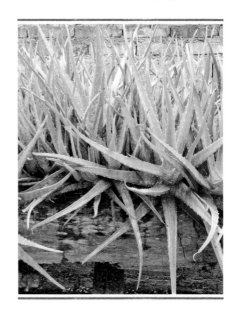

【藥用部分】蘆薈葉的液汁濃縮後的乾燥品。

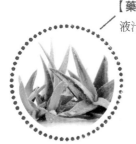

【性味歸經】性寒，味苦；歸肺、大腸經。
【功效主治】清肝、瀉下、殺蟲；主治熱結便祕、婦女經閉、小兒驚癇、疳熱蟲積、癬瘡、痔瘺、萎縮性鼻炎、瘰癧等。
【用法用量】多內服，研末入丸、散或入膠囊，0.6 ～ 1.5 克。
【用藥宜忌】脾胃虛弱、食少便溏者及孕婦禁用。

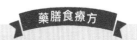
實用小祕方

藥方	蘆薈 35 克，朱砂 25 克。
用法	入酒和成丸，每次服 15 克，酒吞。
適應症	大便不通。

藥膳食療方

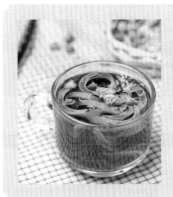

蘆薈紅茶
清肝明目、潤腸殺蟲

材料 蘆薈 90 克，菊花、紅茶葉適量，蜂蜜適量。
做法 將蘆薈去除表皮，切去邊刺，剝取蘆薈肉，再切條；砂鍋注水燒開，放入蘆薈條，煮約 10 分鐘，加入菊花、紅茶葉，攪拌勻，用中火續煮片刻，關火後盛出煮好的蘆薈茶，裝入杯中，調入蜂蜜即成。

火麻仁

別名 | 麻子、麻子仁、大麻子

【植物形態】莖直立，分枝，表面有縱溝，密被短柔毛。掌狀複葉互生，莖下部的葉對生；小葉披針形至線狀披針形。花單性，雌雄異株；雄花呈疏生的圓錐花序，黃綠色，花被長卵形，覆瓦狀排列；雌花叢生於葉腋，綠色，每朵花外被一卵形苞片，花被膜質。

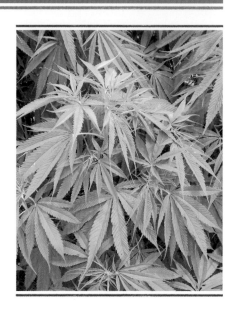

【藥用部分】大麻的種仁。

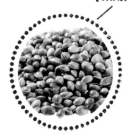

【性味歸經】性平，味甘；歸脾、胃、大腸經經。
【功效主治】潤燥、滑腸、通淋、活血；主治腸燥便祕、消渴、熱淋、風痹、痢疾等。。
【用法用量】煎湯內服，15～30克；研末入丸、散；外用搗敷或榨油塗。
【用藥宜忌】婦人多食發帶疾；便溏、陽痿、遺精、帶下、腸滑者尤忌。

實用小祕方

藥方　火麻仁、白米各適量。
用法　火麻仁研末，加水和米煮成粥食之。
適應症　大便不通。

藥膳食療方

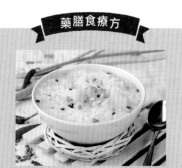

白芍麻仁馬鈴薯粥
潤腸通便、滋陰潤燥

材料　馬鈴薯塊 150 克，白米 80 克，白芍 8 克，麻仁 6 克，薑絲、蔥花各少許，鹽、雞粉各 2 克。
做法　砂鍋注水燒開，倒入白米、白芍、麻仁、馬鈴薯塊，煮熟放入薑絲、鹽、雞粉、蔥花，拌勻盛出即可。

麻油

別名 | 胡麻油、烏麻油、脂麻油、香油

【植物形態】莖直立，四棱形，全株被毛。單葉對生或上部葉互生。卵形、長圓形或披針形，上部的常為披針形，近全緣，中部的有齒缺，下部的常掌狀 3 裂。花單生或 2～3 朵生於葉腋。有柄，白色，常雜有淡紫紅色或黃色。蒴果 4 棱，也有 6 棱、8 棱的，長圓筒狀，長約 2.5 公分，黑褐色。

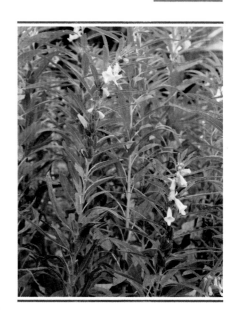

【藥用部分】脂麻種子的脂肪油。

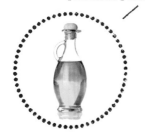

【性味歸經】性涼，味甘；歸大腸經。

【功效主治】潤腸通便、潤肺生津；主治腸燥便祕、咳嗽、痢疾、喉嚨乾啞、口渴多飲、腹部脹痛結硬等。

【用法用量】生用或熬熟內服，可拌入膳食一同食用；外用塗擦。

【用藥宜忌】脾虛便泄者忌服。

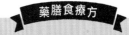

實用小祕方

藥方 麻油 50 毫升。
用法 煎滾，冷定，徐徐灌入口中。
適應症 治小兒初生大小便不通。

藥膳食療方

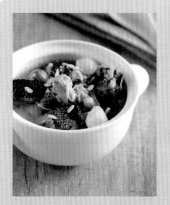

麻油竹絲雞湯

滋陰潤燥、健脾止帶

材料 烏骨雞 300 克，小麥 100 克，白果、芡實各 25 克，生薑、乾棗、麻油、鹽各適量。

做法 將小麥、芡實、生薑、乾棗洗淨，白果去殼取肉，烏骨雞剁塊汆燙；鍋內添適量清水，放入所有材料煮沸，轉小火煲至熟爛，加鹽調味，淋入麻油即可。

松子仁

別名 ｜ 海松子

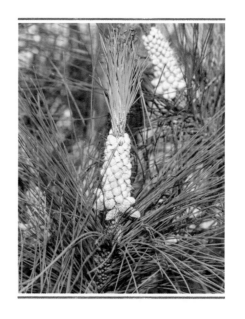

【植物形態】樹皮灰褐色，鱗狀裂開。小枝暗褐色，密生鏽褐色茸毛，新枝棕黃色，密被茸毛。葉針形，5 針一束，粗硬，三棱形，邊緣有細鋸齒；葉鞘早落。花單性；雄花序圓柱狀，生於新枝基部，密集呈穗狀，呈紅黃色；雌花序生於主枝或側枝的先端，單生或數個集生，有長柄。

【藥用部分】紅松的種仁。

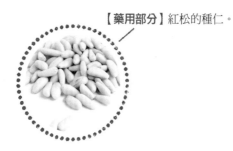

【性味歸經】性溫，味甘；歸肝、肺、大腸經。

【功效主治】養液、息風、潤肺、滑腸；主治風痹、頭暈目眩、肺燥咳嗽、肺燥吐血、腸燥便祕、腹部脹痛等。

【用法用量】煎湯內服，7.5 ～ 15 克；或研末入膏、丸內服。

【用藥宜忌】便溏與滑精者勿用；有濕痰者亦禁。

實用小祕方

藥方	松子仁、柏子仁、麻子仁各等分。
用法	同研，融白蠟丸如梧桐子大，以少黃丹湯服 20 ～ 30 丸，食前空腹服。（蠟丸是以蜂蠟為黏合劑，與藥物細粉混合製成的一種丸劑。）
適應症	老人虛祕。

藥膳食療方

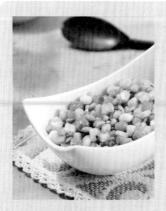

松仁玉米
潤腸燥、除便祕

材料 玉米粒 180 克，豌豆 50 克，胡蘿蔔丁 200 克，松仁 40 克，蒜末各少許，鹽 4 克，食用油適量。

做法 玉米粒、豌豆、胡蘿蔔丁汆燙，松仁過油；將蒜末爆香，倒入玉米粒、豌豆、胡蘿蔔丁、鹽，炒熟，關火後盛出炒好的食材，裝入盤中，撒上松仁即可。

郁李仁

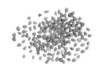

別名 | 郁子、郁里仁、小李仁

【植物形態】小枝灰褐色或棕褐色，被短柔毛。葉互生；葉片通常為長卵或卵圓形，罕為卵狀披針形，先端漸尖，基部圓形，邊緣具不整齊之重鋸齒。

【藥用部分】歐李的種仁。

【性味歸經】性平，味辛、苦、甘；歸脾、大腸、小腸經。

【功效主治】潤燥、滑腸、下氣、利水；主治小便不利、大腹水腫、四肢水腫、腳氣等。

【用法用量】煎湯內服，取 5 ～ 15 克；研末入丸、散。

【用藥宜忌】陰虛液虧者及孕婦慎服。

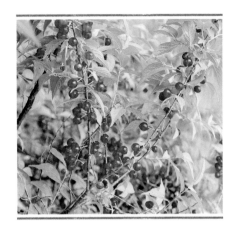

實用小祕方

藥方	郁李仁、陳皮、京三棱各50 克。
用法	共搗為散，每次服 15 克，空腹用開水調下。
適應症	風熱氣祕。

蓖麻子

別名 | 八麻子、金豆

【植物形態】莖直立，光滑，幼嫩部分灰白色，全株綠色或稍帶紫色。單葉互生，葉片圓形盾狀，掌狀分裂。夏末開花，花單性，雌雄同株。

【藥用部分】蓖麻的種子。

【性味歸經】性平，味甘、辛；歸大腸、肺經。

【功效主治】消腫、拔毒排膿、瀉下通滯、潤腸通便、殺蟲；主治子宮脫垂、脫肛、胃下垂、腹滿便祕等。

【用法用量】內服，入丸、散；外用煎洗、熱熨或搗敷。

【用藥宜忌】孕婦及便滑者忌服。

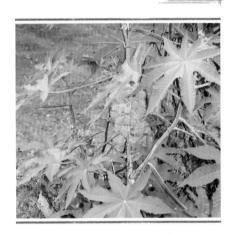

實用小祕方

藥方	蓖麻子 20 粒，豬大腸頭35 克。
用法	加水燉服。
適應症	脫肛。

峻 下 逐 水 藥

甘遂

別名 | 甘澤、腫手花根

【植物形態】根細長而彎曲,其上生有細長的側根及鬚根。莖叢生。葉互生,線狀披針形或披針形。

【藥用部分】甘遂的塊根。

【性味歸經】性寒,味苦,有毒;歸脾、肺、腎經。

【功效主治】瀉水逐飲;主治水腫、二便不通等。(二便是指大小便)

【用法用量】內服,入丸、散,每次 0.5 ~ 1 克;外用適量,研末調敷。

【用藥宜忌】氣虛、脾胃衰弱者及孕婦忌服。

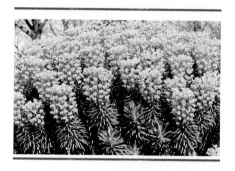

實用小祕方

藥方	甘遂 5 克,牽牛子 50 克。
用法	煎湯內服。
適應症	水腫腹滿。

商陸

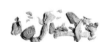

別名 | 山蘿蔔、章柳根、牛大黃

【植物形態】全株光滑無毛。根粗狀,圓錐形,肉質,外皮淡黃色,有橫長皮孔,側根甚多。莖綠色或紫紅色,多分枝。單葉互生,具柄,柄的基部稍扁寬;葉片卵圓形或橢圓形,先端急尖或漸尖。

【藥用部分】商陸的根。

【性味歸經】性寒,味苦;歸肺、脾、腎、大腸經。

【功效主治】逐水消腫、通利二便、解毒散結;主治水腫脹滿、二便不通、癥瘕、瘰癧、瘡毒等。

【用法用量】煎湯內服,3 ~ 10 克;或入散。

【用藥宜忌】孕婦禁用。

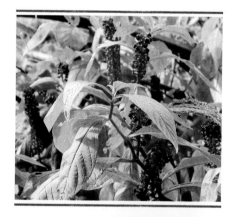

實用小祕方

藥方	商陸根適量。
用法	搗汁或蒸爛,攤布上,放在患處。
適應症	腹中癥結(硬如石塊、刺痛異常)。

巴豆

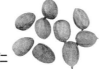

別名 ｜ 江子、巴果、猛子仁

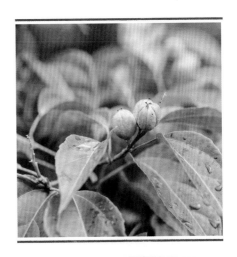

【植物形態】幼枝綠色，被稀疏星狀柔毛或無毛；二年生枝灰綠色，有不明顯黃色細縱裂紋。葉互生，葉片卵形或長圓狀卵形，先端漸尖，基部圓形或闊楔形，葉緣有疏淺鋸齒，兩面均有稀疏星狀毛。

【藥用部分】巴豆的種子。

【性味歸經】性熱，味辛，有大毒；歸胃、大腸經。

【功效主治】瀉寒積、通關竅、逐痰、行水、殺蟲；主治冷積凝滯、胸腹脹滿急痛、血瘕、瀉痢等。

【用法用量】內服，入丸、散，每次 0.25 ～ 0.5 克。

【用藥宜忌】無寒實積滯者、孕婦及體弱者忌服。

實用小祕方

藥方	巴豆 200 克，清酒 1 升。
用法	巴豆研末，和酒成丸，每次服 6 克。
適應症	久飲不消、便祕。

京 大 戟

別名 ｜ 龍虎草、膨脹草

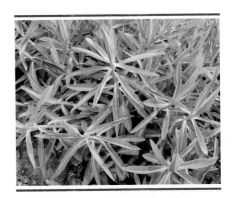

【植物形態】莖直立，被白色短柔毛，上部分枝。葉互生，長圓狀披針形至披針形。傘形聚傘花序頂生，通常有 5 傘梗，腋生者多只有 1 梗。

【藥用部分】京大戟的根。

【性味歸經】性寒，味苦，有毒；歸肺、腎、大腸經。

【功效主治】瀉下逐飲、消腫散結；主治水腫脹滿、胸腹積水、痰飲積聚、氣逆咳喘、二便不利等。

【用法用量】煎湯內服，15 ～ 30 克；研末入丸。

【用藥宜忌】體弱者及孕婦忌用；反甘草。

實用小祕方

藥方	京大戟 100 克，乾薑 25 克。
用法	以上二味搗為散，每次服用 15 克。
適應症	通身腫滿、喘息、小便澀。

牽牛子

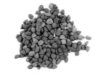

別名 | 喇叭花子

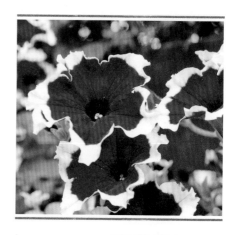

【植物形態】莖纏繞，多分枝，全體具白色短毛。葉互生，心臟形。葉柄較花梗長。花1～5朵成簇腋生，具總梗；花冠漏斗狀，紫色或淡紅色。

【藥用部分】牽牛的種子。

【性味歸經】性寒，味苦，有毒；歸肺、腎、大腸。

【功效主治】瀉水通便、消痰滌飲、殺蟲攻積；主治水腫脹滿、二便不通、痰飲積聚、氣逆喘咳等。

【用法用量】煎湯內服，3～10克；研末入丸、散，每次0.3～1克，每日2～3次。

【用藥宜忌】孕婦禁服，體質虛弱者慎服。

實用小祕方

藥方	牽牛子3～9克。
用法	研末，每以溫開水送服1～2克。
適應症	水腫。

芫花

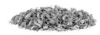

別名 | 頭痛花、花芫條、藥魚草

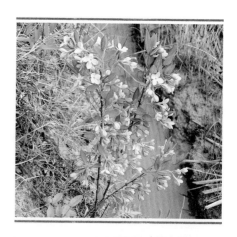

【植物形態】莖細長而直立，葉通常對生，偶為互生，橢圓形至長橢圓形。花先葉開放，淡紫色，通常出於枝頂葉腋，3～7朵簇生，無花瓣。

【藥用部分】芫花的乾燥花蕾。

【性味歸經】性溫，味苦、辛，有毒；歸脾、肺經。

【功效主治】瀉水逐飲、解毒殺蟲；主治水腫脹滿、胸腹積水、痰飲積聚、氣逆喘咳、二便不利等。

【用法用量】煎湯內服，全草10～100克。

【用藥宜忌】眼疾、陰虛內熱及瘡瘍者勿用。

實用小祕方

藥方	芫花50克，雄黃5克。
用法	為末，每服2克，溫醋湯下。
適應症	心痛有蟲。

千金子

別名 │ 打鼓子、小巴豆

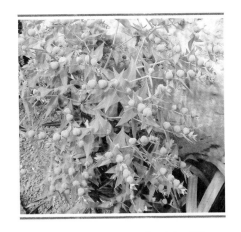

【植物形態】莖直立,分枝多。單葉交互
對生;莖下部的葉較密,由下而上葉漸增
大,線狀披針形至闊披針形,杯狀聚繖花
序;花單性,雄花多數和雌花1枚同生於
萼狀總苞內。

【藥用部分】續隨子的乾燥成熟種子。

【性味歸經】性溫,味辛,有毒;歸肺、胃、
膀胱經。

【功效主治】逐水消腫、破血消癥;主治
水腫、痰飲、積滯脹滿、二便不通、血瘀
經閉、頑癬、疣贅等。

【用法用量】內服,入丸、散,2.5～5克;
外用研敷。

【用藥宜忌】孕婦及體弱便溏者忌服。

實用小祕方

藥方	千金子 100 克,大黃 50 克。
用法	為末,和酒、水為丸,如綠豆大,每服 50 丸。
適應症	陽水腫脹。

瓠子

別名 │ 甘瓠、長瓠、天瓜

【植物形態】卷鬚有分枝。葉互生,葉片心
狀卵圓形至腎狀卵圓形。果實倒卵狀長橢
圓形或長圓棒形,嫩時略柔軟,綠色,老
熟後,外皮變硬,呈白色或黃色。

【藥用部分】瓠子的果實。

【性味歸經】性寒,味甘。

【功效主治】利水、清熱、止渴、除煩;主
治水腫腹脹、煩熱口渴、瘡毒等。

【用法用量】煎湯內服,鮮者 10 ～ 20 克。

【用藥宜忌】患腳氣、虛脹者不得食之。

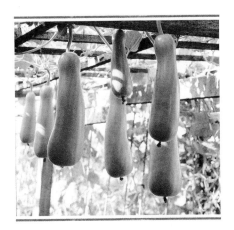

實用小祕方

藥方	瓠子適量。
用法	燒灰,調油擦之。
適應症	小兒初生周身無皮。

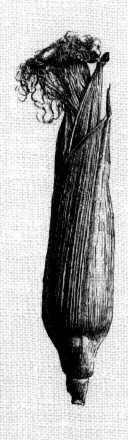

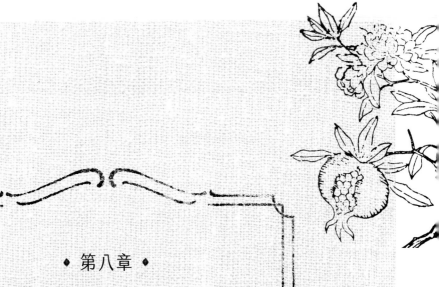

第八章

利水滲濕藥

　　凡功能為通利水道、滲除水濕的藥物均可稱為利水滲濕藥。

　　此藥具有排出體內水濕之邪的作用，可以解除由水濕停蓄引起的各種病症，並能防止水濕日久化飲、水氣凌心等，故臨床應用具有重要意義。

　　利水滲濕藥主要適用於小便不利、水腫、淋症等病症，對於濕溫、黃疸、濕瘡等水濕病症，亦具有治療作用。

赤小豆

別名 | 朱赤豆、紅豆、紅小豆

【植物形態】莖密被倒毛。3 出複葉；托葉披針形或卵狀披針形；小葉 3 枚，披針形、矩圓狀披針形至卵狀披針形，先端漸尖，基全緣或具 3 淺裂。總狀花序腋生，小花多枚，小花柄極短；花冠蝶形，黃色。莢果線狀扁圓柱形；種子多枚，暗紫色，長圓形，兩端圓，有直而凹陷的種臍。

【藥用部分】種子。

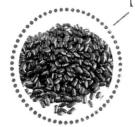

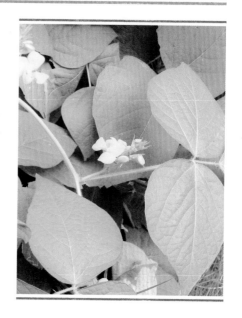

【性味歸經】性微寒，味甘、酸；歸心、小腸經。

【功效主治】利水、消腫、退黃、清熱、解毒、消癰；主治水腫、腳氣、黃疸、淋病、便血、腫毒瘡瘍、癬疹等。

【用法用量】煎湯內服，10 ～ 30 克；或入散；外用生研調敷；煎水洗。

【用藥宜忌】陰虛津傷者慎用，過量可滲利傷津。

實用小祕方

藥方	赤小豆 300 克。
用法	慢火炒熟，研為末，煨蔥 1 根，暖酒，每次調服 5 克。
適應症	熱淋、血淋。

藥膳食療方

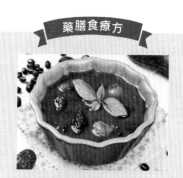

桂圓大棗紅豆湯

調補氣血、利水消腫

材料 桂圓乾 30 克，紅棗 50 克，水發紅豆 150 克，冰糖 20 克。

做法 砂鍋注水燒開，放入桂圓乾、紅棗和紅豆，煮 60 分鐘，放入冰糖，煮至溶化，關火後盛出煮好的紅豆湯，裝在碗中即可。

冬瓜皮

別名 │ 白瓜皮、白東瓜皮

【**植物形態**】一年生草本，蔓生或架生。莖被黃褐
色硬毛及長柔毛，有棱溝。單葉互生，葉片腎狀
近圓形，裂片寬卵形，先端急尖，邊緣有小齒。
花單性，雌雄同株；瓠果大型，肉質，長圓柱狀
或近球形。

【**藥用部分**】外層果皮。

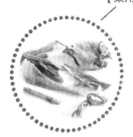

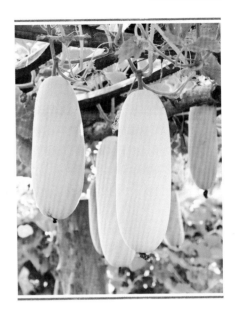

【**性味歸經**】性微寒，味甘；歸肺、大腸經。
【**功效主治**】清熱利水、消腫利尿；主治周身水腫、
小便不利、肝硬化腹水、泄瀉、尿赤熱痛、瘡癰腫
毒等。
【**用法用量**】煎湯內服，15～30克；外用適量煎
水洗。
【**用藥宜忌**】因營養不良而致虛腫者慎用。

實用小祕方

藥方	冬瓜皮30克，五加皮9克，薑皮12克。
用法	煎湯內服。
適應症	水腫。

藥膳食療方

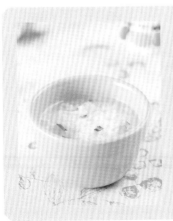

冬瓜連皮粥
清熱利尿、利水消腫

材料 水發白米200克，冬瓜50克，鹽2克。
做法 冬瓜洗淨切小塊；砂鍋注水，倒入白米，上蓋，
用大火煮開後轉小火煮1小時至食材熟透，揭
蓋，放入冬瓜，再上蓋，續煮15分鐘，揭蓋，
放入鹽，拌勻調味，關火後盛出煮好的粥，裝
入碗中即可。

茯苓

別名 | 茯菟、雲苓、白茯苓

【植物形態】菌核球形、卵形、橢圓形至不規則形，重量也不等。外面有厚而多皺褶的皮殼，深褐色，新鮮時軟，乾後變硬。子實體生於菌核表面，肉質，老後或乾後變為淺褐色。菌管密，管壁薄，管口圓形、多角形或不規則形。孢子長方形至近圓柱形，平滑。

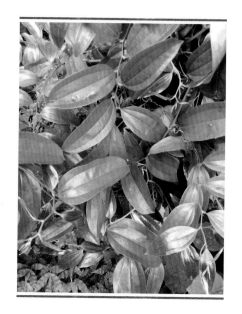

【藥用部分】菌核。

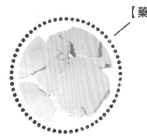

【性味歸經】性平，味甘、淡；歸心、肺、脾、腎經。
【功效主治】利水滲濕、健脾和胃、寧心安神；主治小便不利、水腫脹滿、脾虛食少、泄瀉、心悸不安、失眠健忘、遺精、白濁等。
【用法用量】煎湯內服，10～15克；或入丸、散。
【用藥宜忌】陰虛而無濕熱、氣虛下陷者慎服。

實用小祕方

藥方	茯苓 36 克，豬苓 36 克，澤瀉 62 克，白朮 36 克，桂枝 25 克。
用法	搗散，以白開水調服 5 克，日服 3 次，多飲熱水，汗出癒。
適應症	小便不利、微熱消渴。

藥膳食療方

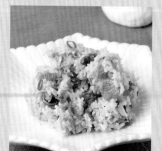

茯苓蒸排骨
補中益氣、健脾祛濕

材料 排骨段 130 克，糯米 150 克，茯苓粉 20 克，薑末、蔥花各少許，鹽、雞粉各 2 克，料酒少許。
做法 排骨段加茯苓粉、薑末、鹽、料酒、雞粉、糯米拌勻，用中火蒸至食材熟透，揭蓋，取出蒸好的排骨，撒上蔥花即可。

薏苡仁

別名 │ 薏苡、苡米、薏仁米

【植物形態】鬚根較粗。稈直立，約具 10 節。葉片線狀披針形，邊緣粗糙，中脈粗厚，於背面凸起；葉鞘光滑，上部者短於節間；葉舌質硬。總狀花序腋生成束；雌小穗位於花序之下部，外面包以骨質念珠狀的總苞，總苞約與小穗等長。穎果外包堅硬的總苞，卵形或卵狀球形。

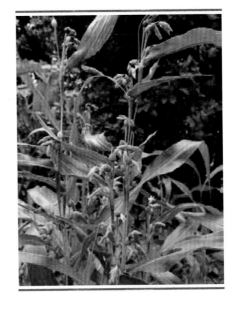

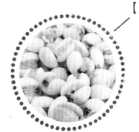

【藥用部分】種仁。

【性味歸經】性微寒，味甘、淡；歸脾、肺、腎經。

【功效主治】健脾滲濕、除痹止瀉（痹：閉塞不通）、清熱排膿；主治水腫、腳氣、小便不利、濕痹拘攣（拘攣：肌肉抽搐，不能伸展自如）、脾虛泄瀉、肺癰、腸癰、扁平疣等。

【用法用量】煎湯內服，15 ～ 50 克；或研末入丸、散。

【用藥宜忌】脾約便難者及孕婦慎服。

實用小祕方

藥方	薏苡仁 15 克，冬瓜子 30 克，桃仁 10 克，牡丹皮 6 克。
用法	煎湯內服。
適應症	大便祕結、小便短赤。

藥膳食療方

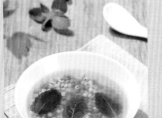

綠豆薏米薄荷湯
清熱解毒、利水消腫

材料 綠豆 100 克，薏米 100 克，鮮薄荷葉 3 克，冰糖適量。

做法 砂鍋注水燒開，倒入綠豆、薏米，煮至食材熟軟，揭開蓋，倒入鮮薄荷葉，煮至香氣散出，加入適量冰糖，煮至溶化，關火後盛出煮好的粥即可。

玉米鬚

別名 | 玉麥鬚、棒子毛

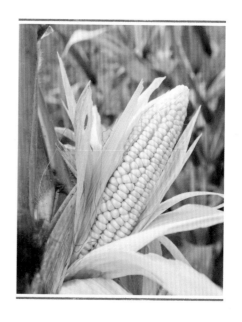

【植物形態】稈粗壯，直立。葉片寬大，線狀披針形，邊緣呈波狀皺褶。外稃及內稃均透明膜質；在葉腋內抽出圓柱狀的雌花序，雌花序外包有多數鞘狀苞片，雌小穗密集成縱行排列於粗壯的穗軸上，穎片寬闊，先端圓形或微凹，外稃膜質透明。

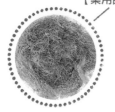

【藥用部分】玉蜀黍的花柱。

【性味歸經】性平，味甘；歸膀胱、肝、膽經。

【功效主治】利尿消腫、清肝利膽；主治水腫、淋證、白濁、消渴、黃疸、膽囊炎、膽結石、高血壓、乳癰、乳汁不通等。

【用法用量】煎湯內服，15～30克，大劑量可用至60～90克；燒存性研末；外用燒煙吸入（燒存性：將藥物燒至外部焦黑，裡面焦黃為度，使其表面部分炭化，裡層部分還能嘗出原有的氣味，即存性）。

【用藥宜忌】孕婦慎用。

實用小祕方

藥方	玉米鬚15克，金錢草45克，萆薢30克。
用法	煎湯內服。
適應症	泌尿道感染。

藥膳食療方

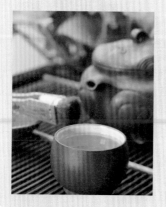

甘草玉米鬚茶
清肝利膽、消腫利尿

材料 甘草10克，玉米鬚5克，白糖15克。

做法 砂鍋中注入適量的清水，大火燒開，倒入備好的甘草、玉米鬚，攪勻，上蓋，燒開後轉小火煮30分鐘，至析出有效成分，揭蓋，放入白糖，攪勻，煮至溶化，關火後將煮好的藥茶盛出，裝入碗中即可。

澤 瀉

別名 ｜ 水瀉、芒芋、天禿、及瀉

【植物形態】地下有塊莖,球形,外皮褐色,
密生多數鬚根。葉基生;葉片寬橢圓形至卵形。
花莖由葉叢中抽出,花序通常有3～5輪分枝;
花瓣倒卵形,膜質,較萼片小,白色,脫落。

【藥用部分】澤瀉的塊莖。

【性味歸經】性寒,味甘、淡;歸腎、膀胱經。

【功效主治】利水滲濕、泄熱通淋;主治小便
不利、熱淋澀痛、水腫脹滿、泄瀉、痰飲眩暈、
遺精等。

【用法用量】煎湯內服,6～12克;或入丸、散。

【用藥宜忌】腎虛精滑無濕熱者禁服。

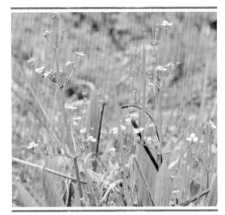

實用小祕方

藥方	澤瀉、白朮各25克。
用法	研細末,每次煎服15克, 以茯苓湯調下。
適應症	臌脹水腫。

豬 苓

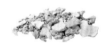

別名 ｜ 野豬糞

【植物形態】菌核形狀不規則,呈大小不一的團
塊狀,堅實,表面紫黑色,有多數凹凸不平的皺
紋,內部白色。子實體從埋生於地下的菌核上發
出,有柄並多次分枝,形成一叢菌蓋。

【藥用部分】豬苓的乾燥菌核。

【性味歸經】性平,味甘、淡;歸腎、膀胱經。

【功效主治】利水滲濕;主治小便不利、水腫脹滿、
泄瀉、淋濁、帶下、腳氣等。

【用法用量】煎湯內服,10～15克;或入丸、散。

【用藥宜忌】無水濕者忌服,以免傷陰。

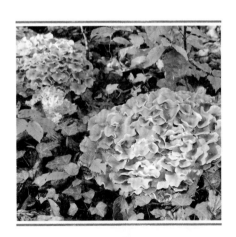

實用小祕方

藥方	豬苓、木通、桑白皮各50克。
用法	搗篩,每次取15克,煎服。
適應症	妊娠小便不通、臍下硬痛。

閉鞘薑

別名 ｜ 水蕉花、廣商陸

【植物形態】多年生直立性草本植物。地下有塊狀根莖，橫生，多纖維，似薑，但無辛辣味。莖圓，有節。葉呈螺旋狀排列，葉色翠綠。

【藥用部分】閉鞘薑的根莖。

【性味歸經】性涼，味苦、辛、微澀、酸，有小毒；歸肝、膀胱、腎、大腸經。

【功效主治】利水消腫、解毒止癢；主治百日咳、腎炎水腫、泌尿道感染、肝硬化腹水、小便不利等。

【用法用量】煎湯內服，25 ～ 50 克；搗爛後外敷。

【用藥宜忌】鮮品量不宜過多，易中毒。

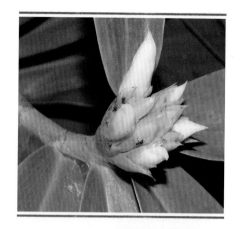

實用小祕方

藥方	紫紅色的鮮閉鞘薑100克。
用法	洗淨搗爛，用絲織布包好，敷肚臍。
適應症	腹水膨腫脹。

葫蘆

別名 ｜ 壺盧、葫蘆瓜

【植物形態】卷鬚 2 裂。葉片心狀卵形至腎狀卵形，寬與長近相等，稍有角裂或 3 淺裂，頂端尖銳，邊緣有腺點。花 1 ～ 2 朵生於葉腋。果實初綠色，後變白色或黃色，中間縊細，下部大於上部。

【藥用部分】瓢瓜的果實。

【性味歸經】性平，味甘、淡；歸肺、脾、腎經。

【功效主治】利水消腫、散結；主治水腫、腹水、頸淋巴結結核。

【用法用量】取 15 ～ 30 克，煎湯內服。

【用藥宜忌】脾胃虛寒者忌服食。

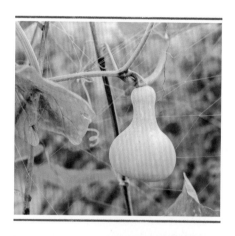

實用小祕方

藥方	鮮葫蘆 1 個。
用法	搗爛，絞取汁液，加入適量蜂蜜調服。
適應症	水腫、小便不利。

薺菜

【植物形態】主根瘦長，白色，分枝。莖直立，分枝。根生葉叢生，羽狀深裂，稀全緣，上部裂片三角形；莖生葉長圓形或線狀披針形，頂部幾呈線形。

【性味歸經】性平，味甘；歸肝、脾、肺經。

【功效主治】涼血止血、清熱利尿；主治腎結核尿血、產後子宮出血、月經過多、肺結核咯血、高血壓等。

【用法用量】煎湯內服，15～30克；或入丸、散；外用適量，搗汁點眼。

【用藥宜忌】孕婦禁用。

【藥用部分】薺菜的全草。

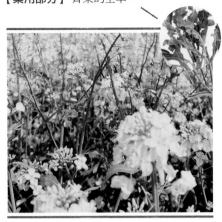

螻蛄

【昆蟲形態】長圓形，褐色，全身密被短小軟毛。頭圓錐形，前尖後鈍。複眼1對，卵形，黃褐色。口器發達，咀嚼式。前胸背板堅硬膨大。

【性味歸經】性寒，味鹹，有小毒；歸膀胱、大腸、小腸經。

【功效主治】利水通淋、消腫解毒；主治小便不利、水腫、石淋、瘰癧、惡瘡。

【用法用量】煎湯內服，3～4.5克；或研末入散。

【用藥宜忌】體虛者慎服，孕婦禁服。

【藥用部分】螻蛄的乾燥成蟲全體。

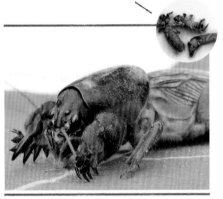

蟋蟀

【昆蟲形態】體長圓形，全身黑色並有光澤，有黃褐色微毛與褐色剛毛。頭棕褐色。複眼1對，呈黑褐色。觸角細長，淡褐色，前胸背板左右平行如橫方形。翅2對，前翅棕褐色。

【性味歸經】性溫，味辛、鹹，有毒；歸膀胱經等。

【功效主治】利尿、破血；主治水腫、小便不通、泌尿道結石、肝硬化腹水。

【用法用量】煎湯內服，4～6隻；或研末入散。

【用藥宜忌】體虛者及孕婦忌服。

【藥用部分】蟋蟀的乾燥全體。

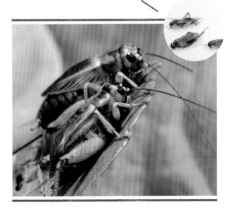

木豆

別名 | 三葉豆

【植物形態】全株被灰色絨毛，老莖光滑，幼株密被灰白色柔毛。葉互生，小葉長橢圓狀披針形。花繖房狀總狀花序頂生或腋生，黃色的蝶形花冠由旗瓣、翼瓣和龍骨瓣內曲所組成。

【藥用部分】木豆的果實。

【性味歸經】性溫，味甘、微酸；歸肝、脾經。

【功效主治】補脾益氣、清熱解毒、利尿、消癰腫、止痢；主治水腫、腳氣、血淋、瘡痔血、癰疽腫毒。

【用法用量】煎湯內服，9～15克；或研末調敷。

【用藥宜忌】實熱證慎用。

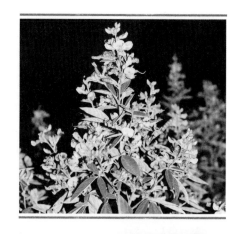

實用小祕方

藥方	木豆、薏苡仁各 50 克。
用法	合煎服湯，每日 2 次，忌加食鹽等調味。
適應症	肝腎水腫。

吐煙花

別名 | 吐煙草

【植物形態】莖肉質，紫紅色，光滑，匍匐，節下生根。葉肉質，正常葉甚大，斜卵形，先端鈍，有時急尖，基部心形；雌雄異株；雄花序為疏散的聚繖花序，雌花序為密繖花序。

【藥用部分】吐煙花的全草。

【性味歸經】性涼，味甘、微澀；歸肝、心、脾經。

【功效主治】清熱利濕、寧心安神；主治濕熱黃疸、腹水、失眠、健忘、瘡癤腫毒。

【用法用量】煎湯內服，6～15克，鮮品30～60克。

【用藥宜忌】孕婦慎用。

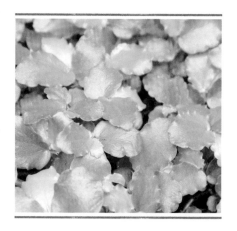

實用小祕方

藥方	吐煙花乾品 6～15 克（鮮品 30～60 克）。
用法	煎湯內服。
適應症	急慢性肝炎、神經衰弱。

烏桕

別名 | 臘子樹、桕子樹、木子樹

【植物形態】全株含白色有毒乳汁，樹皮黑褐色，具縱裂。葉互生，葉柄長，葉片卵狀菱形，冬季時會轉為紅、橙、紫、褐、深綠或釉綠等色。春末夏初間開綠黃色小花，穗狀花序生於枝頂。

【藥用部分】烏桕的根皮、樹皮、葉。

【性味歸經】性微溫，味苦；歸肺、脾、腎、大腸經。

【功效主治】殺蟲、解毒、利尿、通便；主治血吸蟲病、肝硬化腹水、大小便不利、毒蛇咬傷等。

【用法用量】煎湯內服，根 5 ～ 15 克，葉 15 ～ 25 克。

【用藥宜忌】不良反應為嘔吐較劇，潰瘍病患者忌服。

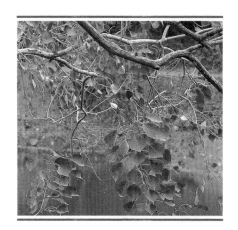

實用小祕方

藥方	鮮烏桕枝 50 克，鮮烏 葉 50 克。
用法	煎水，熏洗患處，每日或隔日熏洗 1 次。
適應症	陰囊濕疹、陰道炎。

澤漆

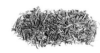

別名 | 乳漿草、貓兒眼睛草、五鳳草

【植物形態】莖叢生，基部斜生，紫紅色，上部淡綠色。葉互生；無柄或因突然狹窄而具短柄；葉片倒卵形或匙形。杯狀聚繖花序頂生，黃綠色。

【藥用部分】澤漆的全草。

【性味歸經】性涼，味辛、苦，有毒；歸肺、小腸、大腸經。

【功效主治】利水消腫、化痰止咳、解毒殺蟲；主治水氣腫滿、痰飲喘咳、瘧疾、菌痢、瘰癧等。

【用法用量】煎湯內服，3 ～ 9 克；或熬膏。

【用藥宜忌】氣血虛弱和脾胃虛者慎用。

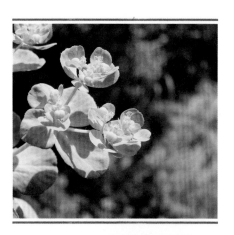

實用小祕方

藥方	澤漆適量。
用法	擠出白汁塗患處，每日數次。
適應症	牛皮癬。

利 尿 通 淋 藥

萹蓄

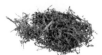

別名 | 扁竹、竹節草、豬牙草

【植物形態】全株被白色粉霜。莖平臥，基部分枝甚多，綠色。

【藥用部分】萹蓄的乾燥全草。

【性味歸經】味苦，性寒；歸膀胱經、大腸經。

【功效主治】利尿止癢；主治熱淋、皮膚濕疹等。

【用法用量】煎湯內服，9～15克；外用適量，煎洗患處。

【用藥宜忌】體虛胃寒者慎用。

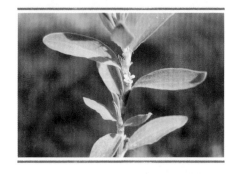

實用小祕方

藥方　萹蓄 100～150 克。
用法　煎湯，趁熱先熏後洗。
適應症　肛門濕癢或痔瘡初起。

燈芯草

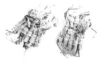

別名 | 龍鬚草、燈草、燈心

【植物形態】根莖橫走，密生鬚根。莖簇生，直立，細柱形，內充滿乳白色髓，占莖的大部分。葉鞘紅褐色或淡黃色；葉片退化呈刺芒狀。花序假側生，聚繖狀，多花，密集或疏散；花淡綠色，具短柄。

【藥用部分】燈芯草的莖髓或全草。

【性味歸經】性微寒，味甘、淡；歸心、肺、小腸經。

【功效主治】清心降火、利尿通淋；主治熱淋、水腫、小便不利、濕熱黃疸、心煩不寐、小兒夜啼等。

【用法用量】煎湯內服，1～3克，鮮品15～30克。

【用藥宜忌】下焦虛寒、小便失禁者禁服。

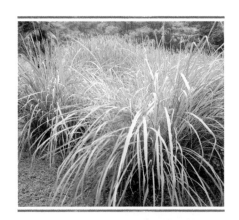

實用小祕方

藥方　鮮燈芯草、車前草、鳳尾草各 50 克。
用法　用淘米煎湯內服。
適應症　熱淋（小便灼熱刺痛）。

地膚子

別名 | 掃帚子、掃帚菜子

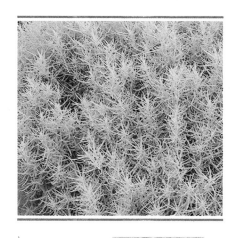

【植物形態】莖直立，多分枝，秋天常變為紅紫色。單葉互生，稠密；葉片狹長圓形或長圓狀披針形，先端漸尖，基部楔形，全緣，無毛或具短柔毛。花小，雜性，黃綠色，無梗，1 朵或數朵生於葉腋。

【藥用部分】地膚的成熟果實。

【性味歸經】性寒，味甘、苦；歸腎、膀胱經。

【功效主治】清熱利濕、袪風止癢；主治小便不利、淋濁、帶下、血痢、風疹、濕疹、皮膚瘙癢等。

【用法用量】煎湯內服，6 ～ 15 克；或入丸、散。

【用藥宜忌】內無濕熱、小便過多者忌服；反螵蛸。

實用小祕方

藥方	地膚子、桑白皮各 10 克，浮萍 8 克。
用法	煎湯內服。
適應症	腎炎水腫。

冬葵子

別名 | 葵子、葵菜子

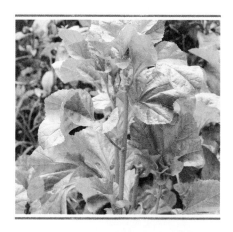

【植物形態】莖直立，圓柱形，多分枝，被星狀長毛或近無毛。葉互生，腎形或近圓形，邊緣有鈍牙齒。花小，常簇生於葉腋；花瓣倒卵形。果實扁圓形，心皮無毛，淡棕色。

【藥用部分】冬葵的果實或種子。

【性味歸經】性寒，味甘；歸大腸、小腸、膀胱經。

【功效主治】利水通淋、滑腸通便；主治淋病、水腫、大便不通、乳汁不行等。

【用法用量】煎湯內服，6 ～ 15 克；或入散。

【用藥宜忌】氣虛下陷、脾虛腸滑者忌服。

實用小祕方

藥方	冬葵子 15 克。
用法	水煎，兌白糖服下。
適應症	盜汗。

車前子

別名 | 車前實、豬耳朵穗子

【植物形態】多年生草本。地下莖粗短，鬚根發達，葉簇生於根莖上，沒有莖的構造。葉寬卵形或橢圓形，波狀緣，有長柄。花期春至夏季，穗狀花序腋出，花序上著生多數小花，小花白色，無柄；萼片4枚，綠色，長橢圓形，先端尖而反卷；花冠筒很小，4裂。雄蕊4枚，抽出花外，花藥卵形。

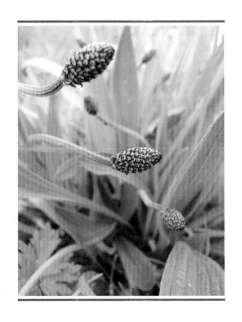

【藥用部分】成熟種子。

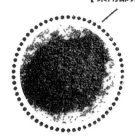

【性味歸經】性寒，味甘；歸肝、腎、肺、小腸經。
【功效主治】清熱利尿、滲濕通淋、明目、祛痰；主治水腫脹滿、熱淋澀痛、暑濕泄瀉、目赤腫痛、痰熱咳嗽等。
【用法用量】煎湯內服，9～15克，宜包煎。
【用藥宜忌】本品性寒滑利，腎虛精滑、寒證者與孕婦忌服。

實用小祕方

藥方	車前子50克，川黃檗25克，白芍藥10克，甘草5克。
用法	水煎徐徐服。
適應症	小便熱祕不通。

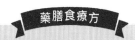

藥膳食療方

車前子茶
清熱利尿、滲濕消腫

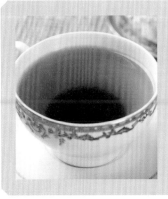

材料 車前子10克。
做法 砂鍋中注入適量清水燒開，倒入備好的車前子，攪拌均勻。上蓋，用小火煮約30分鐘，至其析出有效成分。揭蓋，關火後盛出煮好的茶水，裝入杯中。趁熱飲用即可。

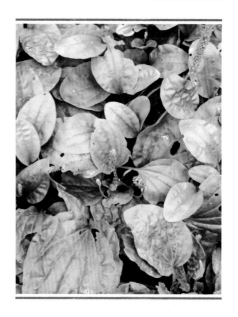

車前草

別名 | 牛舌草、蝦蟆衣、蟾蜍草

【植物形態】多年生草本，連花莖可高達 50 公分。
具鬚根。基生葉；葉片卵形，先端尖或鈍，基部
狹窄成長柄，全緣或呈不規則的波狀淺齒。常有
5 ～ 7 條弧形脈。花莖數個，具棱角，有疏毛；
花淡綠色，每花有宿存苞片 1 枚，三角形；花冠小，
膜質，花冠管卵形，裂片三角形，向外反卷。

【藥用部分】全草。

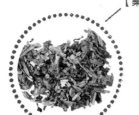

【性味歸經】性寒，味甘；歸肝、腎、肺、小腸經。
【功效主治】清熱利尿、明目、解毒；主治熱淋、
石淋、血淋、尿血、白濁、帶下、暑濕瀉痢、衄血、
肝熱目赤、咽喉腫痛等。
【用法用量】煎湯內服，15 ～ 25 克；或者搗汁外
敷患處。
【用藥宜忌】虛滑精氣不固者禁用。

實用小祕方

藥方	生車前草適量。
用法	洗淨搗細，每次取 200 毫升，並用水調，濾清汁，飯前服。
適應症	小腸有熱、血淋急痛（血淋：尿血痛）。

藥膳食療方

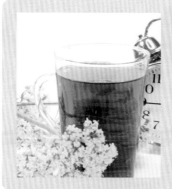

車前草茶
清熱解毒、利尿通淋

材料 車前草 25 克，蜂蜜 30 克。
做法 砂鍋中注入適量清水燒開，放入備好的車前草，
攪散，上蓋，燒開後轉小火煲煮約 10 分鐘，
至其析出有效成分，揭蓋，攪拌片刻，關火後
盛出，裝在茶杯中，飲用時加入蜂蜜調勻即可。

關木通

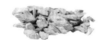

別名 | 木通馬兜鈴、東北木通

【植物形態】木質藤本。莖具灰色栓皮，有縱皺紋。葉互生；葉片圓心臟形，先端稍鈍或尖，基部心形，全緣或微波狀。花腋生。蒴果六面狀圓筒形。花期5月，果期8～9月。
【藥用部分】木通馬兜鈴的乾燥藤莖。
【性味歸經】性寒，味苦；歸心、小腸、膀胱經。
【功效主治】清熱、利水、通淋、通經下乳；主治腎炎水腫、尿道炎、膀胱炎、小便不利、口舌生瘡等。
【用法用量】煎湯內服，3～6克。
【用藥宜忌】本品有毒，用量不宜過大。

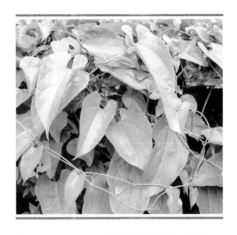

實用小祕方

藥方	關木通6克，馬齒莧50克。
用法	煎湯內服。
適應症	泌尿道感染、小便赤澀。

木通

別名 | 通草、附支、丁翁

【植物形態】枝灰色，皮孔凸起。掌狀複葉，小葉革質，橢圓形，先端圓而微凹，花雌雄同株，總狀花序腋生，花紫色。菁莢狀漿果，成熟時紫色，沿腹縫線開裂。種子黑色，卵狀長方形。
【藥用部分】木通的木質莖。
【性味歸經】性微寒，味苦；歸心、小腸、膀胱經。
【功效主治】瀉火行水、通利血脈；主治小便赤澀、胸中煩熱、婦女經閉等。
【用法用量】煎湯內服，5～10克；或入丸、散。
【用藥宜忌】內無濕熱者及孕婦慎服。

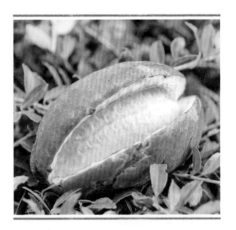

實用小祕方

藥方	木通150克，桑白皮、石韋各75克。
用法	粗搗篩，每服5克，煎湯內服。
適應症	腸鳴腹大。

川木通

別名 ｜ 懷木通、小木通、白木通

【植物形態】常綠攀緣性灌木。莖紅紫色或黃褐色。3出複葉對生；小葉卵狀披針形或卵狀長方形，先端尖長，邊有粗鋸齒。

【藥用部分】小木通、繡球藤的莖藤。

【性味歸經】性微寒，味淡、微苦；歸心、肺、小腸、膀胱經。

【功效主治】清熱利水、活血通乳；主治濕熱癃閉、水腫、婦女乳難等。

【用法用量】煎湯內服，3～6克。

【用藥宜忌】小便過多、精滑氣弱者及孕婦忌用。

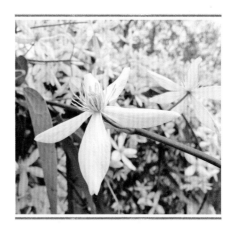

實用小祕方

藥方	川木通、川貝母各5克，滑石粉1克。
用法	打粉，每次9克，沸水沖泡下。
適應症	胸悶腹脹。

石蒜

別名 ｜ 烏蒜、老鴉蒜、龍爪草頭

【植物形態】鱗莖闊橢圓形，或近球形，外被紫褐色鱗莖皮。葉叢生，線形或帶形，肉質，上面青綠色，下面粉綠色。花莖在葉前抽出，繖形花序。

【藥用部分】石蒜的鱗莖。

【性味歸經】性溫，味辛、甘；歸肺、胃、肝經。

【功效主治】消腫、殺蟲；主治淋巴結結核、疔瘡癤腫、風濕關節痛、蛇咬傷、水腫等。

【用法用量】煎湯內服，1.5～3克；外用搗敷或煎水熏洗。

【用藥宜忌】體虛、無實邪及素有嘔惡的患者忌服。

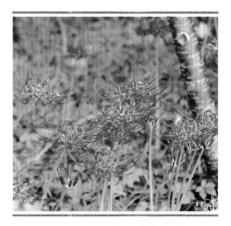

實用小祕方

藥方	鮮石蒜8個，蓖麻子70～80粒。
用法	共搗爛罨（覆蓋）湧泉穴一晝夜，如未癒，再罨1次。
適應症	水腫。

通草

別名 | 白通草、大通草、方通草

【植物形態】莖粗壯，不分枝，幼時表面密被黃色星狀毛或稍具脫落的灰黃色柔毛。莖髓大，紙質，聚生於莖頂；葉柄粗壯，圓筒形；托葉膜質，錐形，基部與葉柄合生；葉片紙質，倒卵狀長圓形或卵狀長圓形，全緣或有粗齒，上面無毛，下面密被白色星狀茸毛。

【藥用部分】通脫木的莖髓。

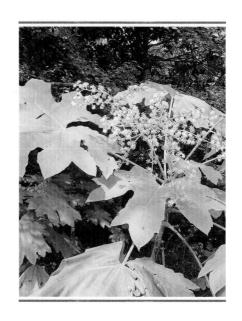

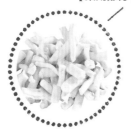

【性味歸經】性寒，味甘、淡；歸肺、胃經。

【功效主治】清熱利水、通乳；主治淋證澀痛、小便不利、水腫、黃疸、濕溫病、小便短赤、產後乳少等。

【用法用量】煎湯內服，2～5克。

【用藥宜忌】氣陰兩虛、內無濕熱的人慎服；孕婦慎服。

藥膳食療方

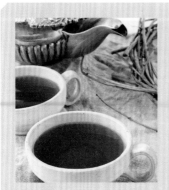

通草車前子茶
清熱利尿、消炎止癢

材料 通草5克，車前子、白茅根各少許，冰糖4克。

做法 砂鍋中注入適量清水燒熱，倒入備好的藥材，上蓋，燒開後用小火煮約30分鐘，至析出有效成分。揭蓋，放入冰糖，拌勻，煮至冰糖溶化。關火後盛出藥茶，濾入杯中即可。

石韋

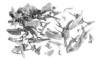

別名 | 石皮、石蘭、單葉草

【植物形態】根莖細長，密被深褐色披針形的鱗片；根鬚狀，深褐色，密生鱗毛。葉疏生，葉片披針形、線狀披針形或長圓狀披針形。

【藥用部分】石韋的全草。

【性味歸經】性微寒，味甘、苦；歸肺、膀胱經。

【功效主治】利水通淋、清肺化痰、涼血止血；主治淋證、水腫、小便不利、痰熱咳喘、咯血、吐血、衄血、崩漏及外傷出血等。

【用法用量】煎湯內服，9～15克；或研末入散。

【用藥宜忌】陰虛及無濕熱者忌服。

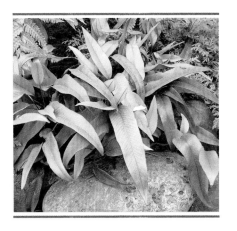

實用小祕方

藥方	石韋、車前子各等分。
用法	研為粗末，每次取25克，煎水，去渣溫服。
適應症	熱淋、小便不利。

石楠

別名 | 石眼樹、鑿木

【植物形態】枝光滑，葉片革質，長橢圓形、長倒卵形、倒卵狀橢圓形。複繖房花序多而密；花序梗和花柄無皮孔；花白色，花瓣近圓形，內面近基部無毛。

【藥用部分】石楠的葉或帶葉嫩枝。

【性味歸經】性平，味辛、苦，有小毒；歸肝、腎經。

【功效主治】祛風補腎；主治頭風頭痛、腰膝無力、風濕筋骨疼痛等。

【用法用量】煎湯內服，3～10克；或入丸、散。

【用藥宜忌】陰虛火旺者忌服；反小薊。

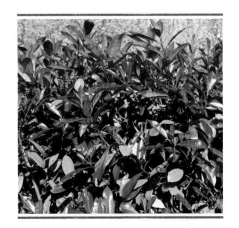

實用小祕方

藥方	石楠葉、川芎、白芷各4.5克。
用法	煎湯內服。
適應症	頭風頭痛。

萆薢

別名 | 百枝、竹木、白菝

【植物形態】多年生纏繞草質藤本。根莖薑塊狀，斷面薑黃色，表面有鬚根。莖左旋，有時密被黃色柔毛。單葉互生；葉片三角狀心形或卵狀披針形，先端漸尖，邊緣波狀或近全緣。花雌雄異株。

【藥用部分】根莖。

【性味歸經】性平，味苦；歸腎、胃經。

【功效主治】利濕濁、祛風濕；主治膏淋、白濁、帶下、瘡瘍、濕疹、風濕痺痛。

【用法用量】煎湯內服，取 10 ～ 15 克；或入丸、散。

【用藥宜忌】腎虛陰虧者忌服。

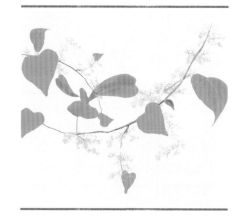

實用小祕方	
藥方	萆薢 6 克，附子 4.5 克。
用法	煎湯內服。
適應症	陰痿失溺。

金針菜

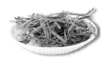

別名 | 萱草花、黃花菜、宜男花

【植物形態】具短的根莖和肉質、肥大的紡錘狀塊根。葉基生，葉片條形。花葶長短不一，有分枝；蠍尾狀聚繖花序複組成圓錐形，多花，有時可達 100 朵；花檸檬黃色，具淡的清香味，花梗很短。

【藥用部分】萱草的花蕾。

【性味歸經】性涼，味甘。

【功效主治】利濕熱、寬胸膈；主治小便赤澀、黃疸、胸膈煩熱、夜少安寐、便血。

【用法用量】煎湯內服，15 ～ 30 克；或煮湯、炒菜。

【用藥宜忌】患有皮膚瘙癢者禁服。

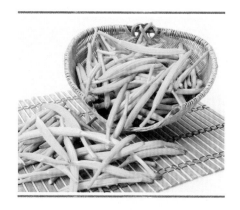

實用小祕方	
藥方	鮮金針菜或全草 15 克，茅根 15 克。
用法	煎湯內服。
適應症	咯血、吐血、衄血、發熱口渴。

海金沙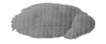

別名 | 左轉藤灰、海金砂

【植物形態】根鬚狀，黑褐色；根狀莖近褐色，細長而橫走。葉二型，多數，草質；營養葉尖三角形，葉互生，卵圓形；二回羽片 2～3 對，掌狀 3 裂，裂片短而闊，邊緣有不規則的淺圓齒。

【藥用部分】海金沙的孢子。

【性味歸經】性寒，味甘、淡；歸小腸、膀胱經。

【功效主治】利水通淋、清熱解毒；主治熱淋血淋、砂淋白濁、女子帶下、水濕腫滿、濕熱瀉痢等。

【用法用量】煎湯內服，5～9 克，包煎；研末服。

【用藥宜忌】腎陰虧虛者慎服。

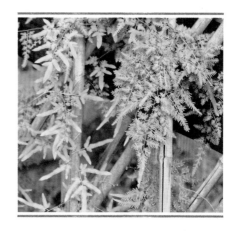

實用小祕方
藥方 海金沙、金錢草、車前草各 30 克。
用法 煎湯內服。
適應症 泌尿道結石。

黑種草子

別名 | 腺毛黑種草子

【植物形態】莖有少數縱棱，被短腺毛和短柔毛，葉片卵形。花萼片白色或帶藍色，卵形，基部有短爪，無毛；花瓣有短爪，披針形；雄蕊無毛，花藥橢圓形。

【藥用部分】黑種草的乾燥成熟種子。

【性味歸經】性溫，味甘、辛。

【功效主治】補腎健腦、通經、通乳、利尿；主治耳鳴健忘、經閉乳少、熱淋、石淋（尿道結石）。

【用法用量】煎湯內服，6～15 克；外用搗敷。

【用藥宜忌】孕婦及熱性病患者禁用。

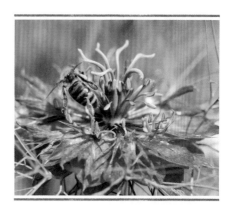

實用小祕方
藥方 黑種草子 15 克，小茴香 6 克，赤芍 9 克。
用法 煎湯內服。
適應症 月經不調、閉經。

海金沙藤

【植物形態】根莖細而匍匐，呈乾草色。葉為1～2回羽狀複葉；能育羽片卵狀三角形，小葉卵狀披針形；不育羽片尖三角形，與能育羽片相似。

【性味歸經】性寒，味甘，無毒；歸小腸、膀胱、肝經。

【功效主治】清熱解毒、利水通淋；主治泌尿道感染、泌尿道結石、白濁帶下、小便不利、腎炎水腫等。

【用法用量】煎湯內服，9～30克，鮮品30～90克。

【用藥宜忌】腎陰虧虛者慎服。

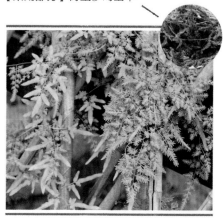

【藥用部分】海金沙的全草。

貓鬚草

【植物形態】莖枝四方形，紫褐色。葉對生；卵狀披針形，邊緣在中部以上有鋸齒，兩面被毛，下面具腺點。花淡紫色，總狀花序式排列於枝頂。小堅果球形，表面有網紋。

【性味歸經】性涼；味甘、淡、微苦。

【功效主治】清熱利濕、通淋排石；主治急慢性腎臟炎、膀胱炎、泌尿道結石、膽結石、風濕性關節炎等。

【用法用量】煎湯內服，30～60克。

【用藥宜忌】忌生冷辛辣。

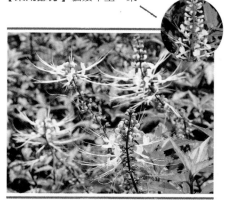

【藥用部分】貓鬚草莖、葉。

磨盤草

【植物形態】主莖直立，分枝多，全株均被灰色短柔毛。葉互生，托葉線形；葉呈卵圓形或近圓形，先端短尖或漸尖，邊緣具不規則的鋸齒。

【性味歸經】性平，味甘、淡；歸腎經。

【功效主治】草：疏風清熱、益氣通竅、祛痰潤肺。根：清熱利濕、通竅、祛風活血；主治感冒、久熱不退、肺結核、流行性腮腺炎、耳鳴、耳聾等。

【用法用量】乾品25～200克，煎湯內服。

【用藥宜忌】孕婦慎用，陰虛火旺者忌用，勿久服。

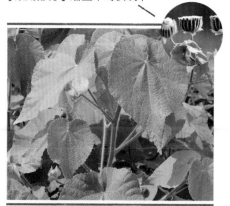

【藥用部分】磨盤草的根或草。

瞿麥

【植物形態】莖叢生，直立，無毛，葉互生，線形或線狀披針形，先端漸尖，基部呈短鞘狀包莖。花單生或數朵集成稀疏式分枝的圓錐花序。蒴果長圓形，與宿萼近等長。種子黑色。

【性味歸經】性微寒，味苦；歸心、腎、小腸、膀胱經。

【功效主治】利小便、清濕熱、活血通經；主治小便不通、熱淋、血淋、石淋、閉經、目赤腫痛等。

【用法用量】煎湯內服，3 ～ 10 克；或入丸、散。

【用藥宜忌】下焦虛寒、小便不利以及妊娠者禁服。

【藥用部分】瞿麥或石竹的地上部分。

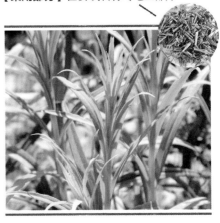

小通草

【植物形態】葉互生，膜質，長橢圓形或卵狀披針形，先端漸尖，總狀花序下垂；苞片卵狀三角形或近三角形；萼片 4，淺綠色或近黃綠色；花瓣橢圓狀卵形，黃色。漿果球形，黑棕色。

【性味歸經】性平，味淡，無毒；歸肺、胃經。

【功效主治】利尿滲濕；主治熱病小便赤黃或尿閉，濕熱瘙、淋等症。

【用法用量】煎湯內服，5 ～ 10 克。

【用藥宜忌】孕婦及小便多者忌用。

【藥用部分】喜馬山旌節花的乾燥莖髓。

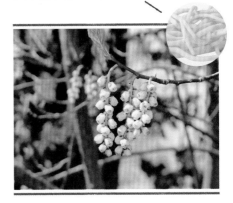

酢漿草

【植物形態】根莖細長，莖細弱，常褐色，匍匐或斜生，小葉 3 片，倒心形，先端凹，基部寬楔形，上面無毛。花單生或數朵組成腋生繖形花序，黃色。

【性味歸經】性寒，味酸；歸肺、脾經。

【功效主治】清熱利濕、解毒消腫，主治感冒發熱、腸炎、泌尿道感染、泌尿道結石、神經衰弱、濕疹等。

【用法用量】煎湯內服，10 ～ 20 克（鮮者 50 ～ 100克）；搗汁或研末；外用煎水洗、搗敷。

【用藥宜忌】孕婦及體虛者慎用。

【藥用部分】酢漿草的全草。

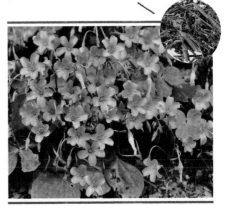

雞骨草

別名 ｜ 紅母雞草、黃食草

【植物形態】木質藤本，常披散地上或纏繞其他植物上。主根粗壯，深紅紫色，幼嫩部分密被黃褐色毛。雙數羽狀複葉，小葉倒卵狀矩圓形或矩田形，先端截形而有小銳尖，下面被緊貼的粗毛；托葉成對著生，線狀披針形；小托葉呈錐尖狀。總狀花序腋生；萼鐘狀；花冠突出，淡紫紅色。

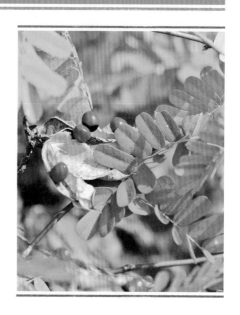

【藥用部分】廣東相思子除去莢果的全株。

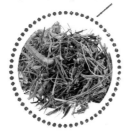

【性味歸經】性涼，味甘、微苦；歸肝、胃經。
【功效主治】清熱解毒、舒肝止痛；主治黃疸、脅肋不舒、胃脘脹痛、急慢性肝炎、乳腺炎等。
【用法用量】煎湯內服，15～25克；或入丸、散；外用搗敷。
【用藥宜忌】凡體弱虛寒者慎用。

藥膳食療方

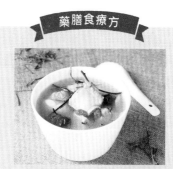

雞骨草排骨湯
清熱解毒、益氣補血

材料　排骨 400 克，雞骨草 30 克，枸杞子 20 克，蔥、薑少許，鹽適量。
做法　排骨汆燙；砂鍋注水，倒入排骨、雞骨草、枸杞子、薑、蔥，煮熟，加入鹽，攪勻調味，將煮好的湯盛出裝入碗中即可。

茵陳

別名 | 因塵、茵陳蒿

【**植物形態**】多年生草本或半灌木狀。莖直立，基部木質化，表面黃棕色，具縱條紋，多分枝；幼時全體有褐色絲狀毛，成長後近無毛。葉 1～3 回羽頭深裂，下部裂片較寬短；中部葉裂片細長如髮；上部葉羽頭分裂，3 裂或不裂。頭狀花序小而多，密集成複總狀；花黃色，管狀。

【**藥用部分**】嫩莖葉。

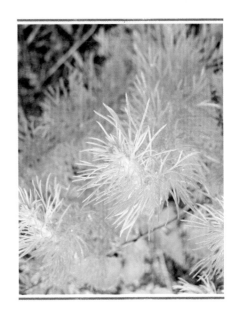

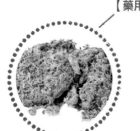

【**性味歸經**】性微寒，味苦、辛；歸脾、胃、肝、膽經。

【**功效主治**】清熱利濕、退黃；主治黃疸、小便不利、濕瘡瘙癢等。

【**用法用量**】煎湯內服，10～15 克；或入丸、散。

【**用藥宜忌**】因脾虛血虧而致的虛黃、萎黃者一般不宜使用；蓄血發黃者禁用。

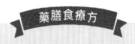

實用小祕方

藥方	茵陳 200 克，黃芩、大黃各 150 克，枳實 100 克。
用法	搗末，加蜂蜜做成如梧桐子大小的丸，空腹時以米湯調服 20 丸。
適應症	黃疸。

藥膳食療方

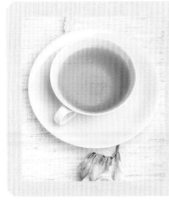

金錢草茵陳茶
清熱解毒、利濕退黃

材料 金錢草 5 克，茵陳 5 克。

做法 砂鍋中注入適量清水燒熱，倒入備好的金錢草、茵陳，攪拌均勻，上蓋，用大火煮 15 分鐘，至析出有效成分，關火後盛出煮好的藥汁，濾入杯中即可。

田基黃

別名 | 地耳草、七寸金、雀舌草

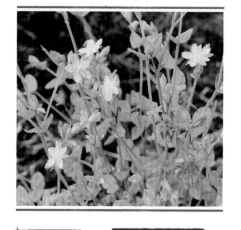

【**植物形態**】全株無毛。根多鬚狀。莖叢生，直立或斜上，有4稜，基部節處生細根。單葉對生；無葉柄；葉片卵形或廣卵形，先端鈍，基部抱芭，斜上，全緣，上面有微細透明油點。

【**藥用部分**】地耳草的全草。

【**性味歸經**】性涼，味甘、苦；歸肺、肝、胃經。

【**功效主治**】清熱利濕、解毒、散瘀消腫；主治濕熱黃疸、泄瀉、痢疾、腸癰、癰癤腫毒、乳蛾（扁桃腺炎）等。

【**用法用量**】煎湯內服，15～30克，鮮品30～60克。

【**用藥宜忌**】孕婦慎用。

實用小祕方

藥方	田基黃、雞骨草、金錢草各50克。
用法	煎湯內服。
適應症	黃疸。

垂盆草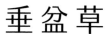

別名 | 狗牙半支、石指甲

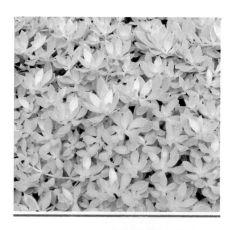

【**植物形態**】不育枝匍匐生根，結實枝直立。葉3片輪生，倒披針形至長圓形，頂端尖。聚繖花序疏鬆；花淡黃色，無梗；花瓣披針形至長圓形。種子細小，卵圓形。

【**藥用部分**】垂盆草的新鮮或乾燥全草。

【**性味歸經**】性涼，味甘、淡；歸肝、膽、小腸經。

【**功效主治**】清利濕熱、解毒；主治濕熱黃疸、小便不利、癰腫瘡瘍、急慢性肝炎等。

【**用法用量**】煎湯內服，15～30克；外用搗敷。

【**用藥宜忌**】脾胃虛寒者慎服。

實用小祕方

藥方	垂盆草30克，馬齒莧30克。
用法	煎湯內服，每日1劑。
適應症	腸炎、痢疾。

虎杖

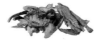

別名 | 九龍根、苦杖、斑杖

【植物形態】根莖橫臥地下，木質，黃褐色，節明顯。莖直立，圓柱形。單葉互生，寬卵形至近圓形，先端短尖，花單性，雌雄異株，圓錐花序腋生；花小而密，白色；花梗較長，上部有翅。

【藥用部分】虎杖的根莖及根。

【性味歸經】性微寒，味苦；歸肝、膽、肺經。

【功效主治】活血祛瘀、利濕退黃、清熱解毒；主治婦女經閉、痛經、產後惡露不下、癥瘕積聚等。

【用法用量】煎湯內服，15～50克；浸酒或入丸。

【用藥宜忌】孕婦禁服。

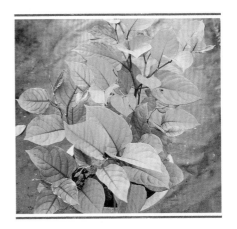

實用小祕方

藥方	虎杖150克，凌霄花、沒藥50克。
用法	研為末，熱酒每服5克。
適應症	月經不調。

積雪草

別名 | 崩大碗、馬蹄草、雷公根

【植物形態】莖光滑或稍被疏毛，節上生根。單葉互生，葉片圓形或腎形，邊緣有鈍齒，繖形花序單生，傘梗生於葉腋，短於葉柄；每一花梗的頂端有花3～6朵，通常聚生成頭狀花序。

【藥用部分】積雪草的乾燥全草。

【性味歸經】性寒，味苦、辛；歸肝、脾、腎經。

【功效主治】清熱利濕、解毒消腫；主治濕熱黃疸、中暑腹瀉、砂淋血淋、癰腫瘡毒、跌打損傷等。

【用法用量】煎湯內服，9～15克（鮮者15～30克）。

【用藥宜忌】虛寒者不宜。

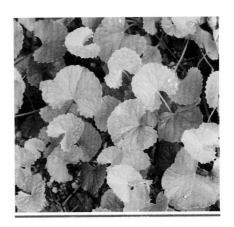

實用小祕方

藥方	積雪草、冰糖各50克。
用法	煎湯內服。
適應症	濕熱黃疸。

金錢草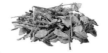

別名 | 地蜈蚣、蜈蚣草

【植物形態】莖柔弱，平臥延伸，表面灰綠色或帶紅紫色。葉對生；葉片卵圓形、近圓形以至腎圓形，先端銳尖或圓鈍以至圓形，基部截形至淺心形。

【藥用部分】金錢草的全草。

【性味歸經】性微寒，味甘、鹹；歸肝、膽、腎、膀胱經。

【功效主治】清熱利濕、通淋排石、解毒；主治濕熱黃疸，熱淋，腎水腫，肝、膽及泌尿道結石等。

【用法用量】煎湯內服，15～60克；外用煎水洗。

【用藥宜忌】風濕性關節炎、五十肩者不宜煎水洗。

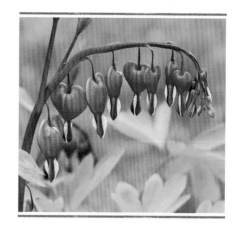

實用小祕方

藥方	金錢草、車前草各適量。
用法	煎湯內服。
適應症	泌尿道結石。

瘤毛獐牙菜

別名 | 獐牙菜、當藥

【植物形態】莖直立，紫色。葉片線狀披針形，先端漸尖。圓錐狀複聚散花序多花，開展，花冠藍紫色，具深色脈紋，裂片披針形。

【藥用部分】瘤毛獐牙菜的全草。

【性味歸經】性寒，味苦；歸肝、胃、大腸經。

【功效主治】清火解毒、利濕、健脾；主治濕熱黃疸、痢疾、胃炎、消化不良等。

【用法用量】煎湯內服，3～10克；研末沖服；外用搗爛外敷；取汁外塗。

【用藥宜忌】孕婦忌用。

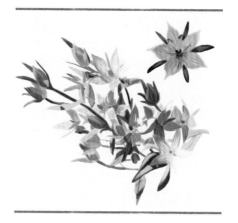

實用小祕方

藥方	瘤毛獐牙菜15克。
用法	煎湯內服。
適應症	黃疸型傳染性肝炎。

烏蘞莓

別名 | 母豬藤、紅母豬藤

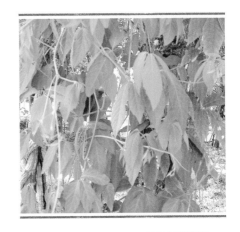

【植物形態】多年生蔓生草本。葉為掌狀複葉，先端短尖，基部楔形或圓形。

【藥用部分】烏蘞莓的全草。

【性味歸經】性寒，味甘；歸心、肝、胃經。

【功效主治】解毒消腫、活血散瘀、利尿、止血；主治咽喉腫痛、目翳、咯血；外用治癰腫、丹毒、腮腺炎、跌打損傷等。

【用法用量】煎湯內服，25 ～ 50 克；外用適量，研末調敷或取汁塗患處。

【用藥宜忌】孕婦忌用。

實用小祕方

藥方　烏蘞莓葉適量。

用法　搗爛，炒熱，用醋潑過，罨患處。

適應症　無名腫毒。

溪黃草

別名 | 熊膽草、山熊膽、風血草

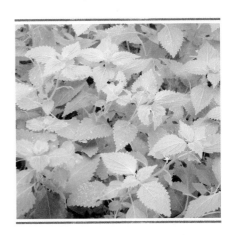

【植物形態】莖直立，四方形，分枝，稍被毛。葉對生，揉之有黃色液汁；卵形至卵狀橢圓形。先端短尖。花細小，淡紫色，集成聚繖花序。

【藥用部分】溪黃草的全草。

【性味歸經】性寒，味苦；歸肝、膽、大腸經。

【功效主治】清熱利濕、涼血散瘀；主治急性肝炎、急性膽囊炎、痢疾、腸炎、癃閉（小便困難，量少點滴而出，甚則閉塞不通）、跌打瘀腫。

【用法用量】煎湯內服，15 ～ 30 克；外用適量，搗敷；或研末擦。

【用藥宜忌】脾胃虛寒者慎服。

實用小祕方

藥方　溪黃草鮮葉適量。

用法　搗成汁後沖服。

適應症　濕熱下痢。

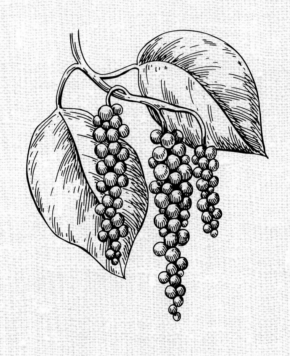

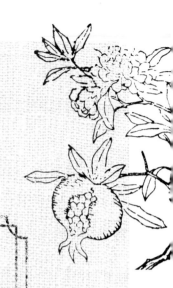

◆ 第九章 ◆

溫裡化濕藥

凡能溫裡祛寒，用以治療裡寒症候的藥物，均可稱為溫裡藥，或是祛寒藥。

溫裡藥性偏溫熱，具有溫中祛寒及益火扶陽等作用，適用於裡寒之症。溫裡祛寒即是《黃帝內經》所說的「寒者溫之」。

化濕藥，大多氣味芳香，主要適用於濕困脾胃、身體倦怠、脘腹脹悶、胃納不馨、口甘多涎、大便溏薄、舌苔白膩等症。此外，對濕溫、暑溫諸症亦有治療作用。

八角茴香

別名 ｜ 大茴香、八角

【植物形態】常綠喬木，10 ～ 14 公尺，樹皮灰色至紅褐色。單葉互生，革質，披針形至長橢圓形。花瓣淡粉紅色，廣卵圓形或長圓形。果呈星芒狀排列，幼時綠色，成熟時紅棕色，開裂。種子扁卵形，棕色有光澤。

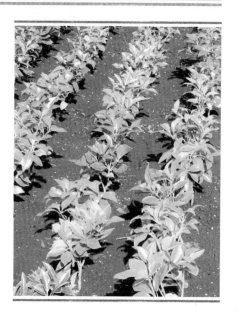

【藥用部分】八角茴香的成熟果實。

【性味歸經】性溫，味甘、辛；歸脾、腎經。
【功效主治】溫陽、散寒、理氣；主治中寒嘔逆、寒疝腹痛等。
【用法用量】煎湯內服，5 ～ 10 克；或入丸、散；或泡酒。
【用藥宜忌】陰虛火旺者慎服。

藥膳食療方

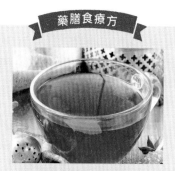

八角肉桂暖身酒
補氣養血、溫暖四肢

材料　八角茴香 25 克，枸杞子 40 克，當歸 35 克，高粱酒 500 毫升。
做法　取乾淨玻璃罐，倒入枸杞子、當歸、八角茴香，注入適量的高粱酒，旋緊蓋子，置於陰涼處浸泡約 7 天即可。

實用小祕方

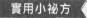

藥方　八角茴香、小茴香各 15 克，乳香少許。
用法　煎湯內服。
適應症　小腸氣墜。

丁香

別名 | 丁子香、雄丁香、公丁香

【植物形態】常綠喬木，高達 10 公尺。葉對生；葉柄明顯；葉片長卵形或長倒卵形。花芳香，子房下位，與萼管合生，花柱粗厚，柱頭不明顯。漿果紅棕色，長橢圓形，先端宿存萼片。種子長方形。

【藥用部分】丁香的花蕾。

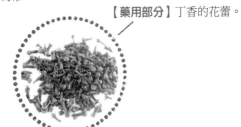

【性味歸經】性溫，味辛；歸胃、脾、腎經。

【功效主治】溫中暖腎、降逆止嘔；主治呃逆不止、嘔吐、反胃、胃中冷痛、冷積便祕、腹痛、宮寒痛經等。

【用法用量】煎湯內服，1.5 ～ 5 克，或入丸、散；外用研末調敷。

【用藥宜忌】熱病及陰虛內熱者忌服。

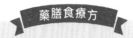
實用小祕方

藥方	丁香、半夏各 50 克。
用法	研為細末，薑汁和丸，如綠豆大，薑湯下 20 ～ 30 丸。
適應症	小兒吐逆（嘔吐而氣逆）。

藥膳食療方

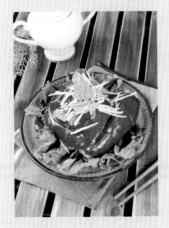

天福醬肘子
溫裡祛濕、增強免疫力

材料 豬肘（豬腳）900 克，生菜 20 克，丁香、香蔥、薑片適量，冰糖 5 克，老抽 5 毫升，鹽、食用油各適量。

做法 豬肘氽燙放入砂鍋；熱鍋注油，將冰糖炒化變色，注水，倒入所有的香料，加入鹽、老抽，製成醬汁注入砂鍋，煮熟後將豬肘切方花刀裝盤即可。

蓽 撥

別名 | 蓽撥沒

【植物形態】多年生草質藤本。莖下部匍匐，枝橫臥，質柔軟，幼時密被短柔毛。花單性，雌雄異株，穗狀花序；雄穗總花梗被短柔毛。漿果卵形，先端尖，部分陷入花序軸與之結合。

【藥用部分】蓽撥的未成熟果穗。

【性味歸經】性熱，味辛；歸脾、胃經。

【功效主治】溫中、散寒、下氣、止痛；主治心腹冷痛、嘔吐吞酸、腸鳴泄瀉等。

【用法用量】煎湯內服，2.5～5克；或入丸、散。

【用藥宜忌】實熱鬱火、陰虛火旺者均忌服。

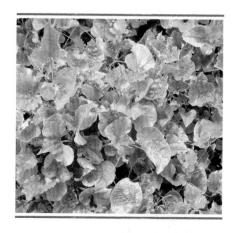

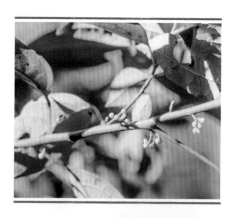

實用小祕方

藥方	蓽撥 2,000 克，高良薑、乾薑各 3,000 克。
用法	研末為丸，如梧桐子大，每服 20 粒。
適應症	傷寒積冷、泄瀉腸鳴、自汗。

蓽 澄 茄

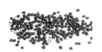

別名 | 澄茄、毗陵茄子、畢茄

【植物形態】葉互生，橢圓狀卵形或長卵形，先端漸尖，基部圓形或斜心形，全緣，兩面均光滑無毛。花單性，雌雄異株；花小，白色。核果球形，直徑約 5 公釐，黑褐色。

【藥用部分】蓽澄茄的果實。

【性味歸經】性溫，味辛；歸脾、腎、胃、膀胱經。

【功效主治】溫中散寒、行氣止痛、暖腎；主治胃寒嘔逆、腸鳴泄瀉等。

【用法用量】煎湯內服，1～5克；或入丸、散。

【用藥宜忌】陰虛血分有熱、發熱咳嗽者禁用。

實用小祕方

藥方	蓽澄茄適量。
用法	研末為丸，如梧桐子大，每服 70 丸。
適應症	脾胃虛弱、胸膈不快、不進飲食。

附子

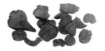

別名 | 草烏、烏藥、鹽烏頭

【植物形態】 多年生草本。塊根通常 2 個連生，條排紡錘形至倒卵形，外皮黑褐色。葉互生，革質，有柄。果長圓形，具橫脈，花柱宿存，芒尖狀。

【藥用部分】 烏頭屬植物的子根加工品。

【性味歸經】 性熱，味甘、辛，有毒；歸心、腎、脾經。

【功效主治】 回陽救逆、補火助陽、散寒除濕；主治亡陽欲脫（指陽氣衰微脫失）、肢冷脈微、陽痿宮冷等。

【用法用量】 煎湯內服，3 ~ 9 克（炮製品）。

【用藥宜忌】 陰虛陽盛及孕婦均禁服。

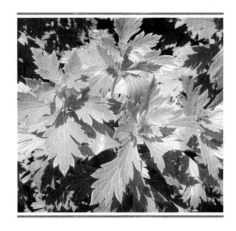

實用小祕方

藥方 附子 1 枚，甘草 100 克，乾薑 75 克。

用法 上三味，煎湯內服。

適應症 吐利汗出、發熱惡寒、手足厥冷。

乾薑

別名 | 白薑、均薑、乾生薑

【植物形態】 根莖肥厚，斷面黃白色，有濃厚的辛辣氣味。葉互生，排成 2 列，無柄，幾抱莖；葉片披針形至線狀披針形，先端漸尖，基部狹。穗狀花序，橢圓形；蒴果。種子多數，黑色。

【藥用部分】 薑的乾燥根莖。

〔性味歸經〕 性熱，味辛；歸脾、胃、肺經。

【功效主治】 溫中逐寒、回陽通脈；主治心腹冷痛、吐瀉、肢冷脈微等。

【用法用量】 煎湯內服，2.5 ~ 7.5 克。

【用藥宜忌】 陰虛內熱、血熱妄行者忌服。

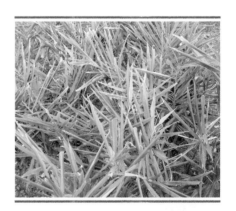

實用小祕方

藥方 乾薑適量。

用法 研末，溫酒送服。

適應症 卒心痛（心絞痛）。

羊肉

別名 | 山羊肉、綿羊肉

【動物形態】體長 1 ～ 1.2 公尺，體重 10 ～ 35 公斤。頭長，頸短，耳大，吻狹長。雌雄額部均有角一對，雄性者角大；角基部略呈三角形，尖端略向後彎，角質中空，表面有環紋或前面呈瘤狀。雄者頷下有總狀長鬚。四肢細，尾短。全體被粗直短毛，毛色有白、黑、灰和黑白相雜等多種。

【藥用部分】山羊或綿羊的肉。

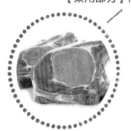

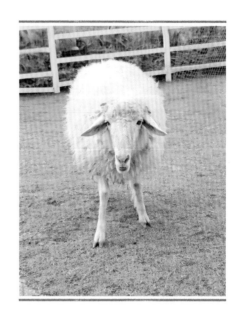

【性味歸經】性熱，味甘；歸脾、胃、腎經。
【功效主治】益氣補虛、溫中暖下；主治虛勞羸瘦、腰膝痠軟、產後虛冷、腰脊痠脹冷痛、陽痿、遺精等。
【用法用量】煮食或煎湯食用，125 ～ 250 克；或入丸。
【用藥宜忌】凡外感時邪或內有宿熱者忌服。

藥膳食療方

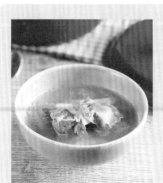

清燉羊肉
溫中補虛、暖身祛寒

材料 羊肉塊 350 克，白蘿蔔 150 克，薑片 20 克，料酒 20 毫升，鹽 3 克，雞粉 2 克。

做法 白蘿蔔切段，羊肉塊汆燙；砂鍋注水，倒入羊肉塊、薑片、料酒，燉熟；倒入白蘿蔔，煮爛，加入鹽、雞粉；將煮好的羊肉湯盛出，裝入碗中即可。

胡椒

別名 | 黑胡椒

【植物形態】常綠藤本。莖長達 5 公尺，多節，節處略膨大，幼枝略帶肉質。葉互生，革質，闊卵形或卵狀長橢圓形。花單性，雌雄異株。漿果球形，稠密排列，果穗圓柱狀，幼時綠色，熟時紅黃色。種子小。

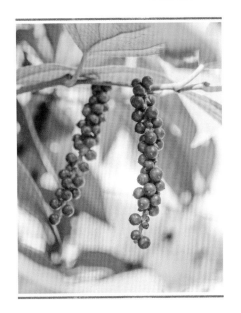

【藥用部分】胡椒未成熟的果實。

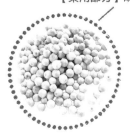

【性味歸經】性熱，味辛；歸胃、大腸經。

【功效主治】溫中、下氣、消痰、解毒；主治寒痰食積、胃寒疼痛、腹冷痛、反胃、胃寒嘔吐、冷積便祕等。

【用法用量】煎湯內服，2.5 ～ 5 克；或入丸、散；外用研末調敷或置膏藥內貼之。

【用藥宜忌】陰虛有火者忌服。

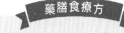

實用小祕方

藥方	胡椒 49 粒，乳香 5 克。
用法	研末，男加用生薑，女加用當歸，酒下。
適應症	心下大痛。

藥膳食療方

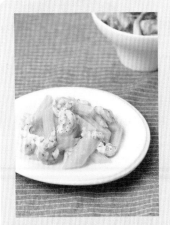

檸檬胡椒蝦仁
溫中下氣、增強體質

材料 蝦仁 120 克，西洋芹 65 克，檸檬汁 50 毫升，胡椒粉 2 克，鹽 2 克，奶油、黑胡椒粉、太白粉各少許。

做法 西洋芹切塊汆燙，蝦仁切段加 1 克鹽、黑胡椒粉和檸檬汁醃漬；將奶油放入熱鍋中融化，放入蝦仁炒熟，倒入西洋芹，加入胡椒粉、鹽，炒熟盛出即可。

花椒

別名 | 大椒、秦椒、蜀椒

【植物形態】灌木或小喬木，高3～6公尺。莖枝疏生略向上斜的皮刺。葉互生，橢圓形至廣卵形。繖房狀圓錐花序，頂生或頂生於側枝上，花柱略外彎，柱頭頭狀。種子1，黑色，有光澤。花期3～5月，果期7～10月。

【藥用部分】花椒的果皮。

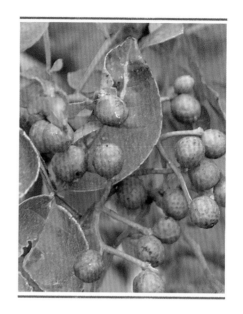

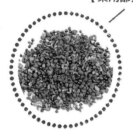

【性味歸經】性溫，味辛，有毒；歸脾、肺、腎經。

【功效主治】溫中散寒、除濕止痛；主治積食停飲、心腹冷痛、消化不良、冷積便祕、蟲積腹痛、反胃等。

【用法用量】煎湯內服，3.5～7.5克；或入丸、散；外用研末調敷或煎水浸洗。

【用藥宜忌】陰虛火旺者忌服，孕婦慎服。

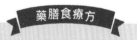

藥膳食療方

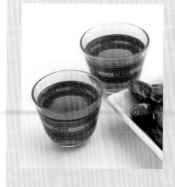

花椒薑棗湯
溫中散寒、養血除濕

材料 紅棗 15 克，花椒 8 克，薑片 10 克。

做法 將洗淨的紅棗用刀拍扁，備用；砂鍋中注入適量清水燒熱，倒入備好的薑片、花椒、紅棗，攪拌勻，上蓋，燒開後轉小火煮約 30 分鐘，至其析出有效成分，關火後盛出煮好的湯汁，濾入碗中即可。

肉桂

別名 | 玉桂、牡桂、菌桂

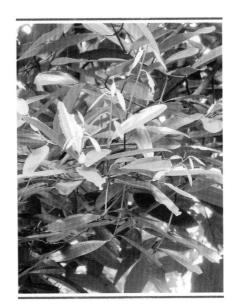

【**植物形態**】常綠喬木，高 12 ～ 17 公尺。樹皮呈灰褐色，芳香，幼枝略呈四棱形。葉互生，革質，長橢圓形。漿果球形，先端稍平截，暗紫色，外有宿存花被。種子長卵形，紫色。

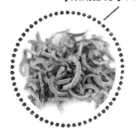

【**藥用部分**】肉桂的乾皮及枝皮。

【**性味歸經**】性大熱，味甘、辛；歸腎、脾經。

【**功效主治**】補充元陽、暖養脾胃、溫除積冷；主治命門火衰、肢冷脈微、宮寒痛經、陽痿、遺精、早洩等。

【**用法用量**】煎湯內服，2.5 ～ 7.5 克；或入丸、散；外用研末調敷或浸酒塗擦。

【**用藥宜忌**】陰虛火旺者忌服，孕婦慎服。

實用小祕方

藥方	肉桂 150 克，生薑 150 克，枳實 5 枚。
用法	加水 1,000 毫升，煮取 300 毫升，溫時分 3 次服完。
適應症	心下牽急懊痛。

藥膳食療方

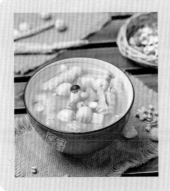

生薑肉桂豬肚湯

溫中補虛、暖養脾胃

材料 肉桂 15 克，蓮子 75 克，豬肚 350 克，薑片 20 克，鹽 2 克，雞粉 2 克。

做法 豬肚切條汆燙；砂鍋注水，放入薑片、藥材、豬肚，燉熟，放入鹽、雞粉，攪拌均勻，至食材入味，盛出燉煮好的湯料，裝入碗中即可。

吳茱萸

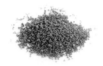

別名 | 吳萸、茶辣

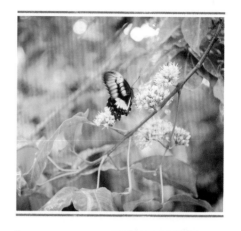

【植物形態】落葉或小喬木,高 2.5 ～ 5 公尺。幼枝、葉軸、小葉柄均密被黃褐色長柔毛。單數羽狀複葉,對生。花柱粗短,柱頭頭狀。蒴果扁球形。

【藥用部分】吳茱萸的未成熟果實。

【性味歸經】性熱,味辛、苦,有毒;歸肝、胃經。

【功效主治】溫中、止痛、理氣、燥濕;主治嘔逆吞酸、厥陰頭痛、臟寒吐瀉等。

【用法用量】煎湯內服,2.5 ～ 10 克;或入丸、散;外用蒸熱熨,研末調敷或煎水洗。

【用藥宜忌】陰虛火旺者忌服。

實用小祕方

藥方	吳茱萸、橘皮、附子(去皮)各 50 克。
用法	研為末,與麵糊和丸,如梧桐子大,每次 70 丸。
適應症	頭痛。

小茴香

別名 | 榖香、香子

【植物形態】莖直立,圓柱形,上部分枝,灰綠色,表面有細縱紋。雙懸果,卵狀長圓形,外表黃綠色,頂端殘留黃褐色柱基,分果橢圓形,有 5 條隆起的縱稜,每個稜槽內有一個油管。

【藥用部分】茴香的果實。

【性味歸經】性溫,味辛;歸腎、膀胱、胃經。

【功效主治】溫腎散寒、和胃理氣;主治寒疝、少腹冷痛、腎虛腰痛等。

【用法用量】煎湯內服,5 ～ 15 克;或入丸、散。

【用藥宜忌】陰虛火旺者慎服。

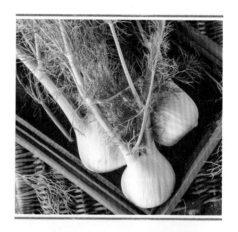

實用小祕方

藥方	小茴香 5 克,杏仁 5 克,蔥白 25 克。
用法	上為末,每服 15 克,溫胡桃酒調下。
適應症	小腸氣痛不可忍。

高良薑

別名 | 良薑、小良薑、蠻薑

【植物形態】根莖圓柱狀，紅棕色，節處
具環形膜質鱗片，節上生根。莖叢生，直
立。葉片狹線狀披針形。圓錐形總狀花序，
頂生，花稠密。蒴果不開裂，球形，熟時
橘紅色。種子棕色。

【藥用部分】高良薑的根狀莖。

【性味歸經】性熱，味辛；歸脾、胃經。

【功效主治】溫胃散寒、消食止痛；主治
脘腹冷痛、胃寒嘔吐、噯氣吞酸等。

【用法用量】煎湯內服，2.5 ～ 7.5 克；或
入丸、散。

【用藥宜忌】陰虛有熱者忌服。

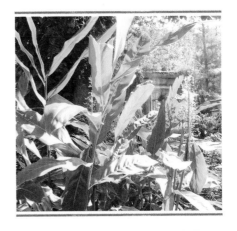

實用小祕方

藥方	高良薑、檳榔各等分。
用法	研為細末，米飲（米湯）調下。
適應症	心脾痛。

紅豆蔻

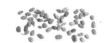

別名 | 大良薑、山薑

【植物形態】乾燥果實橢圓球形。一端有一
小凹點，另一端冠以殘留的淡黃色花被，
外皮紅棕色或棗紅色，略皺縮，質薄，手
撚之即碎。內含 6 粒種子，呈扁圓四面形
或三角狀多面形，黑棕色或紅棕色。

【藥用部分】大高良薑的果實。

【性味歸經】性溫，味辛；歸手、足太陰經。

【功效主治】散寒、燥濕、消食；主治脘腹
冷痛、嘔吐泄瀉、噎膈反胃等。

【用法用量】煎湯內服，4 ～ 7.5 克；外用
調擦。

【用藥宜忌】陰虛有熱者忌服。

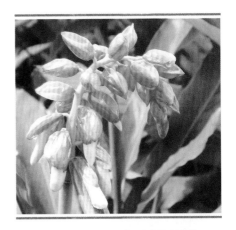

實用小祕方

藥方	紅豆蔻 3 克，萊菔子、紫蘇子各 6 克。
用法	水煎，白天分 2 次服完。
適應症	慢性氣管炎、咯痰不爽。

化 濕 藥

蒼朮

別名 | 赤朮、槍頭菜

【植物形態】多年生草本，高 30 ～ 80 公分。根莖粗大不整齊。莖單一，圓而有縱棱，上部稍有分枝。葉互生，革質而厚。頭狀花序頂生，直徑約 2 公分；總苞片 6 ～ 8 層，披針形，膜質，背面綠色，邊緣帶紫色，並有細毛。瘦果長圓形，被銀白色柔毛。

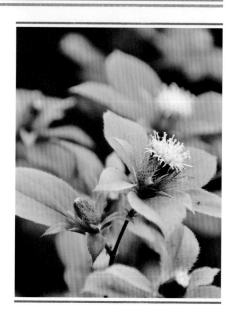

【藥用部分】北蒼朮等的根莖。

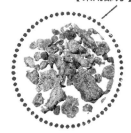

【性味歸經】性溫，味辛、苦；歸脾、胃經。

【功效主治】健脾、燥濕、解鬱、辟穢（去除骯髒污濁，即排毒）；主治濕盛困脾、倦怠嗜臥、飲食欠佳、嘔吐、呃逆、頭重如裹等。

【用法用量】煎湯內服，7.5 ～ 15 克；熬膏或研末入丸、散。

【用藥宜忌】陰虛內熱、氣虛多汗者忌服。

藥膳食療方

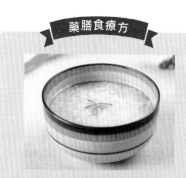

陳皮蒼朮白粥
健脾益氣、燥濕解鬱

材料 水發白米 150 克，蒼朮 15 克，陳皮 15 克。

做法 砂鍋注水燒開，放入蒼朮、陳皮，煮至析出有效成分後撈出，倒入白米，煮熟，關火後盛出煮好的粥，裝入碗中即可。

藿香

別名 │ 合香、蒼告、山茴香

【植物形態】多年生草本，高 30～100 公分。揉
之有香氣。莖直立，方形，略帶紅色，上部多分枝。
葉柄長 2～3 公分，葉對生，三角狀卵形或長圓
狀披針形，邊緣有不整齊鈍鋸齒。輪繖花序密集，
呈穗狀，頂生或腋生。小堅果橢圓形，平滑。

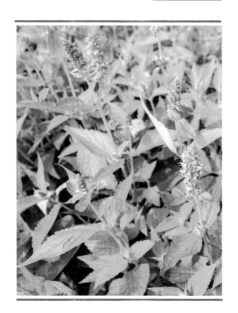

【藥用部分】藿香的全草。

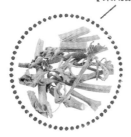

【性味歸經】性微溫，味辛、甘；歸肺、脾、胃經。

【功效主治】和中辟穢、發表祛濕；主治濕濁中阻、
感冒暑濕、寒熱、頭痛等。

【用法用量】煎湯內服，7.5～15 克；或入丸、散；
外用煎水含漱。

【用藥宜忌】陰虛火旺、胃熱作嘔作脹者禁用；其
莖能耗氣，慎用。

實用小祕方

藥方	藿香葉、陳皮各等分。
用法	每服 25 克，水一碗半，煎至七分，溫服，不拘時候。
適應症	霍亂吐瀉。

藥膳食療方

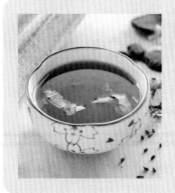

荷葉藿香飲

除濕解暑、降逆止嘔

材料 藿香 10 克，水發荷葉 5 克。

做法 砂鍋中注入適量清水，用大火燒熱，倒入備好
的藿香、荷葉，上蓋，燒開後轉小火煮 30 分鐘，
至析出有效成分，揭蓋，關火後將煮好的藥湯，
盛入碗中即可。

廣藿香

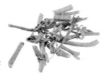

別名 | 大葉薄荷、山茴香

【植物形態】全株被毛，多分枝或叢生，基部臥伏，木質化，上部斜伸或直立，淡綠色，枝葉具特殊香味。葉對生，葉片肥厚，肉質狀，心形或闊卵形，先端短尖，基部鈍形，中肋粗顯背凸。

【藥用部分】廣藿香的全草。

【性味歸經】性微溫，味辛；歸脾、胃、肺經。

【功效主治】芳香化濕、和胃止嘔、祛暑解表；主治食欲不振、嘔吐、泄瀉等。

【用法用量】煎湯，乾品 5 ～ 10 克；或入丸、散。

【用藥宜忌】無實邪熱者少用。

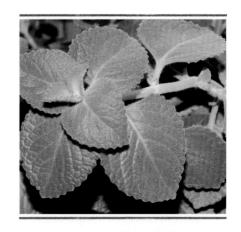

實用小祕方

藥方	廣藿香 25 克，紫蘇葉 15 克，陳皮 10 克。
用法	水煎 20 分鐘，分 2 次服。
適應症	外感風寒。

吐厚朴

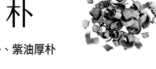

別名 | 川朴、紫油厚朴

【植物形態】樹皮紫褐色，小枝粗壯，淡黃色或灰黃色。冬芽粗大，圓錐形，芽鱗被淺黃色絨毛。葉柄粗，葉近革質。花單生，芳香。聚合果圓柱形。種子三角狀倒卵形，外種皮紅色。

【藥用部分】厚朴或凹葉厚朴的樹皮或根皮。

【性味歸經】性溫，味辛、苦；歸脾、胃、大腸經。

【功效主治】溫中、下氣、燥濕、消痰；主治反胃、嘔吐、宿食不消等。

【用法用量】煎湯內服，5 ～ 15 克；或入丸、散。

【用藥宜忌】孕婦慎用。

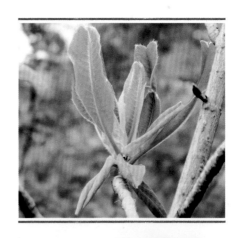

實用小祕方

藥方	厚朴 400 克，大黃 200 克，枳實 5 枚。
用法	煎湯內服。
適應症	腹滿而大便祕結。

草豆蔻

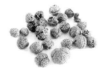

別名 | 團草蔻、草蔻仁

【植物形態】多年生草本，高1～2公尺。根莖粗壯，棕紅色。葉2列，具短柄；葉片狹橢圓形或披針形，蒴果圓球形，外被粗毛，萼宿存，熟時黃色。花期4～6月，果期5～8月。

【藥用部分】草豆蔻的種子。

【性味歸經】性溫，味辛；歸脾、胃經。

【功效主治】燥濕健脾、溫胃止嘔；主治寒濕內阻、脘腹脹滿冷痛、噯氣嘔逆等。

【用法用量】煎湯內服，4～7.5克；或入丸、散。

【用藥宜忌】陰虛血少、津液不足、無寒濕者忌服。

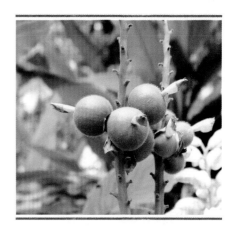

實用小祕方

藥方	草豆蔻7枚，生薑250克，人參50克。
用法	煎湯內服，分溫2服。
適應症	嘔逆不下食、腹中氣逆。

草果

別名 | 草果仁、草果子

【植物形態】多年生草本。蒴果密集，長圓形或卵狀橢圓形，頂端具宿存的花柱，呈短圓狀凸起，熟時紅色，外表面呈不規則的縱皺紋，小果梗長2～5公釐，基部具宿存苞片。種子多數。

【藥用部分】草果的果實。

【性味歸經】性溫，味辛；歸脾、胃經。

【功效主治】燥濕除寒、祛痰截瘧；主治脘腹冷痛、痰飲痞滿、反胃、嘔吐等。

【用法用量】煎湯內服，4～7.5克；或入丸、散。

【用藥宜忌】氣虛血虧、無寒濕實邪者忌服。

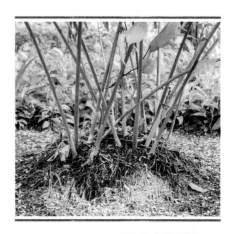

實用小祕方

藥方	草果仁、附子各等分。
用法	細銼，每服50克，煎湯內服。
適應症	瘧疾、大便溏泄、小便頻繁。

砂仁

別名 | 陽春砂仁、春砂仁、縮砂仁

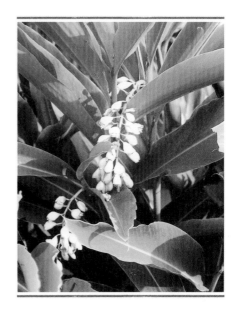

【植物形態】多年生草本，高達 1.5 公尺。根莖圓柱形，橫走，細小有節，節上有筒狀的膜質鱗片，棕色。葉片狹長圓形或線狀披針形，先端漸尖呈尾狀或急尖，基部漸狹，全緣，上面光滑，下面被微毛或脫落。蒴果，近球形，不開裂，具刺狀凸起，熟時棕紅色。種子多數，芳香。

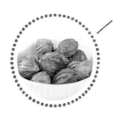

【藥用部分】陽春砂或縮砂的成熟果實。

【性味歸經】性溫，味辛；歸脾、胃經。

【功效主治】行氣調中、和胃醒脾；主治腹痛、腹部脹氣、胃口欠佳、消化不良、反胃、嘔吐、呃逆不止等。

【用法用量】煎湯內服（不宜久煎），2.5 ～ 10 克；或入丸、散。

【用藥宜忌】濕熱、陰虛體質者忌服。

實用小祕方

藥方	砂仁、蘿蔔汁各適量。
用法	砂仁搗碎，以蘿蔔汁浸透，焙乾為末，每服 5 ～ 10 克。
適應症	痰氣膈脹。

藥膳食療方

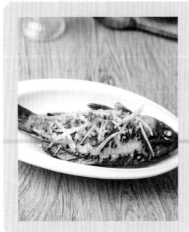

砂仁鯽魚
行氣和中、除濕止嘔

材料 洗淨鯽魚 350 克，砂仁 12 克，薑絲、蔥花、蒜末少許，鹽 3 克，雞粉 2 克，胡椒粉、食用油各適量。

做法 鯽魚用油煎至兩面斷生（八分熟），加入蒜末、薑絲、清水、砂仁，煮 15 分鐘，調入鹽、雞粉、胡椒粉，略煮片刻至食材入味，關火後盛出煮好的鯽魚，撒上蔥花即成。

桃花

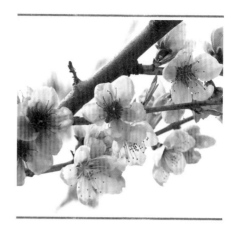

別名 | 陽春花

【植物形態】小枝綠色或半邊紅褐色，葉互生，葉片橢圓狀披針形至倒卵狀披針形，邊緣具細鋸齒。花通常單生；萼片外被絨毛；花瓣倒卵形，粉紅色；罕為白色。果肉白色或黃色；離核或黏核。

【藥用部分】桃或山桃的花。

【性味歸經】性平，味苦；歸心、肝經。

【功效主治】利水、活血化瘀；主治水腫、腳氣、痰飲等。

【用法用量】煎湯內服，3～6克；或研末調敷患處。

【用藥宜忌】孕婦忌服。

實用小祕方

藥方	桃花、杏花各適量。
用法	陰乾研為末，和井華水（早晨第一次汲取的井泉水），每次服5～6克。
適應症	不孕症。

佩蘭

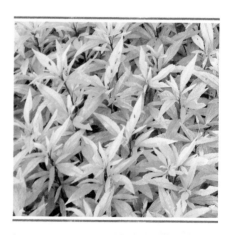

別名 | 雞骨香、水香

【植物形態】根莖橫走，頭狀花序排列成聚繖花序狀；每個頭狀花序具花4～6朵；花兩性，全部為管狀花；花有冠毛，冠毛均比花冠為短。瘦果圓柱形，長約3公釐，有5稜，熟時黑褐色。

【藥用部分】佩蘭的莖葉。

【性味歸經】性平，味辛；歸脾、胃經。

【功效主治】清暑、辟穢、化濕；主治感受暑濕、寒熱頭痛、濕邪內蘊等。

【用法用量】煎湯內服，7.5～15克。

【用藥宜忌】陰虛、氣虛者忌服。

實用小祕方

藥方	佩蘭葉5克，藿香葉5克，枇杷葉50克。
用法	煎湯代水飲。
適應症	中暑初起。

白豆蔻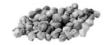

別名 | 豆蔻、蔻米、白蔻

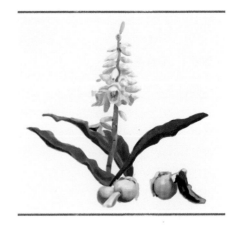

【植物形態】多年生草本。根莖粗壯，棕紅色。葉近無柄，葉片狹橢圓形或卵狀披針形，蒴果近球形，白色或淡黃色，略具鈍3稜，易開裂。種子團3瓣，每瓣有種子7～10顆。

【藥用部分】白豆蔻的成熟果實。

【性味歸經】性溫，味辛；歸肺、脾、胃經。

【功效主治】化濕行氣、溫中止嘔、開胃消食，主治濕阻氣滯、脾胃不和、脘腹脹滿等。

【用法用量】煎湯內服，3～10克；或入丸、散。

【用藥宜忌】陰虛血燥者禁服。

實用小祕方

藥方	白豆蔻仁 15 克。
用法	為末，酒送下。
適應症	胃寒作吐及作痛者。

厚朴花

別名 | 赤朴、川朴、淡伯

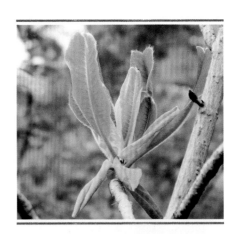

【植物形態】樹皮紫褐色，小枝粗壯，淡黃色或灰黃色。冬芽粗大，圓錐形，芽鱗被淺黃色絨毛。葉近革質。花單生，盛開時向外翻捲，內白色，倒卵狀匙形。聚合果長圓形，具喙。種子三角狀倒卵形，外種皮紅色。

【藥用部分】厚朴的乾燥花蕾。

【性味歸經】性溫，味苦；歸脾、胃經。

【功效主治】理氣、化濕，主治胸膈脹悶。

【用法用量】煎湯內服，2.5～10克。

【用藥宜忌】陰虛液燥者忌用。

實用小祕方

藥方	厚朴花、大黃、枳實各適量。
用法	煎湯內服。
適應症	脹滿、脹痛及便祕。

辟汗草

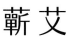

別名 | 野苜蓿、鐵掃把、散血草

【植物形態】乾後有香氣。莖直立，多分枝。
小葉橢圓形或倒披針形，先端鈍，基部楔形，
邊緣有細齒，葉脈伸至齒端；托葉線型。總
狀花序腋生，纖細。花冠蝶形，黃色。
【藥用部分】木樨的全草。
【性味歸經】性涼，味辛、苦。
【功效主治】清熱、化濕、殺蟲；主治暑熱胸
悶、瘧疾、痢疾、淋病等。
【用法用量】煎湯，15 ～ 25 克；外用燒煙熏。
【用藥宜忌】脾胃寒者慎用，孕婦禁用。

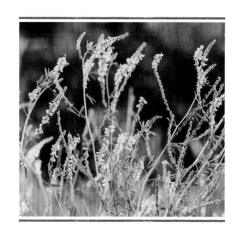

實用小祕方

藥方　辟汗草、黃檗、白芷、雄黃、
　　　艾絨等適量。
用法　磨粉，捲成紙條，點燃熏。
適應症　疔瘡、坐板瘡（生於臀部之
　　　瘡瘍）、膿疱瘡。

蘄艾

別名 | 大葉艾、祁艾

【植物形態】莖直立，多分枝，枝、葉具密生
的白色細絨毛而呈灰綠色。葉互生；葉片狹匙
形或狹倒卵形，邊緣無鋸齒，頭狀花序黃綠色，
生枝端的葉腋，多數頭狀花序在枝端排成總狀。
【藥用部分】芙蓉菊的葉。
【性味歸經】性微溫，味辛、苦，無毒。
【功效主治】散風寒、化痰利濕、解毒消腫，
主治風寒感冒、咳嗽痰多、百日咳。
【用法用量】煎湯內服，15 ～ 30 克；外用搗敷。
【用藥宜忌】陰虛血熱者慎服。

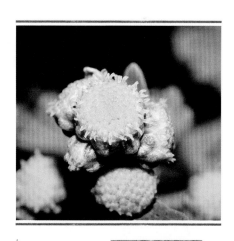

實用小祕方

藥方　蘄艾適量。
用法　搗汁服。
適應症　吐血下痢、衄血下血。

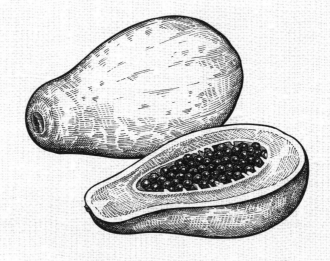

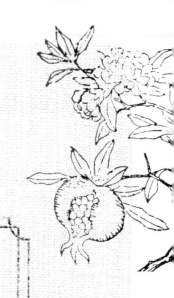

·第十章·

祛風濕藥

凡以祛除風濕、解除痹痛為主要作用的藥物，均稱祛風濕藥。

本類藥物多辛香、苦燥、走散，具有祛風除濕、溫經散寒、活血行氣、通痹止痛、補益肝腎、殺蟲止癢等功能，部分藥物還具有止痹痛、通經絡、強筋骨等作用。主要治療風寒濕邪、痹阻經絡引起的肌肉、關節等疼痛、痠楚、麻木、沉重以及關節腫大、變形、屈伸不利等症。

利風濕散寒藥

川烏

別名 | 川烏頭

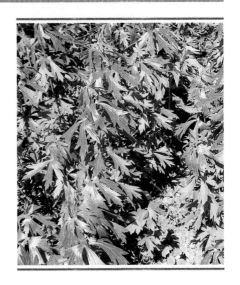

【植物形態】葉灌木。小枝近四棱形或近圓形，幼時被柔毛。單葉對生，葉片寬卵形、三角狀卵形或近心形，先端漸尖，基部淺心形、截形或寬楔形，邊緣疏生粗齒。繖房狀聚繖花序頂生，排列緊密，花梗被茸毛；花冠紅色、淡紅色或白色，有香味，花冠管裂片卵圓形。

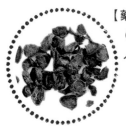

【藥用部分】野生烏頭（栽培品）的主根。

【性味歸經】性熱，味辛、苦，有大毒；入心、肝、脾、腎經。

【功效主治】祛風除濕、溫經、散寒止痛；主治風寒濕痹、肢體麻木、半身不遂、頭風頭痛等。

【用法用量】煎湯內服，3～9克；或研末，1～2克。

【用藥宜忌】陰虛陽盛、熱證疼痛者及孕婦禁服。酒浸、酒煎服易致中毒。

實用小祕方

藥方	川烏頭、青礬各等分。
用法	研末，一次2克，吸入鼻內，一日2次。
適應症	口眼喎斜。

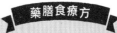
藥膳食療方

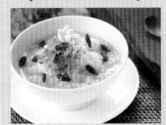

川烏雞絲粥
祛濕散寒、通利關節

材料 烏頭末3克，粳米60克，熟雞肉絲80克，枸杞子、芹菜葉各適量。

做法 烏頭末先煎取汁，另起鍋煮粳米，煮沸後加入川烏汁改用小火慢熬，待熟後加入枸杞子，稍煮片刻後盛出，放上熟雞肉絲、芹菜葉即可。

蔥鬚

別名 | 蔥根

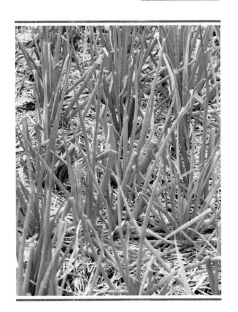

【**植物形態**】鱗莖單生，圓柱狀，先端為基部膨大的卵狀圓柱形；鱗莖外皮白色，先端淡紅褐色，膜質至薄革質，不破裂。葉圓筒狀，中空；花葶圓柱狀，中空，中部以下膨大，向頂端漸狹；總苞膜質，繖形花序球狀，多花；花柱細長，伸出花被外。

【**藥用部分**】蔥的鬚根。

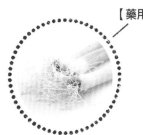

【**性味歸經**】性平，味辛；入肺經。

【**功效主治**】祛風散寒、解毒散瘀；主治風寒頭痛、風寒感冒、風寒咳嗽、寒邪閉阻型痛經等。

【**用法用量**】煎湯內服，10～15克；或研末；外用研末做吹藥。

【**用藥宜忌**】暫無明確禁忌。

實用小祕方

藥方	蔥鬚5克，蒲州膽礬5克。
用法	研勻，入竹管中吹病處，不拘時候。
適應症	喉中瘡腫。

藥膳食療方

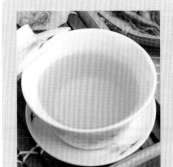

蔥鬚散寒湯
祛風散寒、除濕化瘀

材料 4～5根蔥的蔥鬚，鹽適量。

做法 將備好的蔥鬚洗淨；砂鍋中注入適量清水，大火燒開，放入洗淨的蔥鬚，轉中火煮15～20分鐘，加入鹽，攪拌均勻，關火後盛出煮好的蔥鬚水即可。

獨活

別名 ｜ 獨搖草、獨滑

【植物形態】多年生高大草本。根圓柱形，棕褐色，有特殊香氣。莖中空，常帶紫色，光滑。葉寬卵形；先端漸尖，邊緣有尖鋸齒，側生的具短柄或無柄，兩面沿葉脈及邊緣有短柔毛。複繖形花序頂生和側生。雙懸果橢圓形。

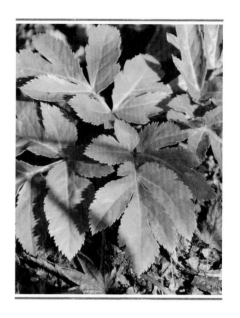

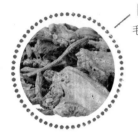

【藥用部分】重齒毛當歸的乾燥根。

【性味歸經】性微溫，味辛、苦；歸腎、膀胱經。
【功效主治】祛風、散寒、止痛；主治風寒濕痹、腰膝痠痛、頭痛齒痛、類風濕性關節炎、五十肩、膝關節炎等。
【用法用量】煎湯內服，5～15克；浸酒或入丸、散。外用煎水洗。
【用藥宜忌】陰虛血燥者慎服。

實用小祕方

藥方	獨活 50 克，大豆 500 克。
用法	炒熱後浸酒，一次 30 毫升，一日 2 次。
適應症	中風不語。

藥膳食療方

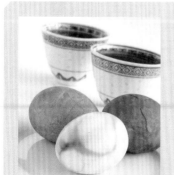

獨活煮雞蛋
除濕利節、祛風止痛

材料 獨活 10 克，雞蛋 2 個。

做法 砂鍋注水，放入獨活、雞蛋，用大火煮開後，轉小火煮 20 分鐘，至食材熟透，撈出雞蛋，把蛋殼稍微敲碎，將雞蛋放回鍋中，續煮 15 分鐘至藥材有效成分滲入到雞蛋中，撈出雞蛋即可。

木瓜

別名 | 梗海棠、鐵腳梨

【植物形態】灌木，高 2 ～ 3 公尺。枝棕褐色。托
葉近半圓形；葉片卵形至橢圓狀披針形。花數朵
簇生，緋紅色，也有白色或粉紅色，花梗極短。
梨果卵形或球形，黃色或黃綠色，芳香。花期 3 ～ 4
月，果期 9 ～ 10 月。

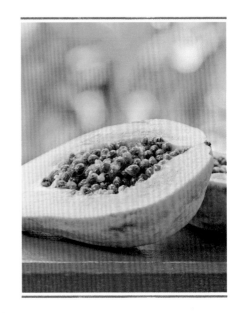

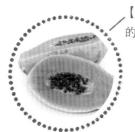

【藥用部分】梗海棠
的乾燥近成熟果實。

【性味歸經】性溫，味酸、澀；歸肝、脾經。
【功效主治】平肝舒筋、和胃化濕；主治濕痹拘攣、
腰膝關節痠重疼痛、吐瀉轉筋（轉筋：肌肉痙攣）、
腳氣水腫。
【用法用量】煎湯內服，7.5 ～ 15 克；或入丸、散；
外用煎水熏洗。
【用藥宜忌】無明顯禁忌。

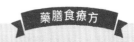
實用小祕方

藥方	木瓜、乾薑、甘草各 50 克，米豆子 100 克。
用法	以上材料研為細末，一次 10 克，米湯調服，不拘時。
適應症	腹瀉不止。

藥膳食療方

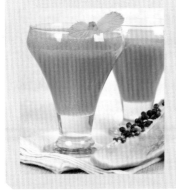

香蕉木瓜汁
促進腸胃蠕動、減肥塑形

材料 木瓜 100 克，香蕉 80 克，蜂蜜適量。
做法 去皮的香蕉切成段；洗淨的木瓜切開去子，去
皮切成小塊，待用；取榨汁杯，倒入香蕉段、
木瓜塊，注入適量的涼開水，上蓋，榨取果汁，
將果汁倒入杯中，加蜂蜜調味即可。

路路通

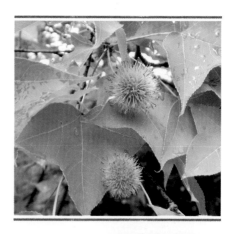

別名 │ 楓果、楓球子、九空子

【植物形態】樹皮幼時灰白，老時褐色。葉互生，裂片卵狀三角形或卵形。花單性，雄花淡黃綠色；雌花呈圓球形的頭狀花序，被毛。種子多數，細小，扁平。

【藥用部分】楓香樹的乾燥成熟果實。

【性味歸經】性平，味苦、辛；歸肝、腎經。

【功效主治】祛風通絡、利水除濕；主治肢體痺痛、手足拘攣等。

【用法用量】煎湯內服，5～10克；外用研末調敷。

【用藥宜忌】凡經水過多者及孕婦忌用。

實用小祕方

藥方　路路通、秦艽、桑枝、海風藤、橘絡各適量。
用法　煎湯內服，一日1劑。
適應症　風濕關節痛。

毛茛

別名 │ 毛建草、起泡草、野芹菜

【植物形態】多年生草本植物，全株被有白色短柔毛，株高10～50公分。地下莖短，有時具匍匐枝，地上莖直立，中空，圓筒狀，單一或多分枝。

【藥用部分】毛茛的帶根全草。

【性味歸經】性溫，味辛、微苦，有毒；歸肝、膽、心、胃經。

【功效主治】消腫止痛、退黃消炎、驅蟲防瘧、定喘；主治傳染性肝炎、胃痛、牙痛、淋巴結結核等。

【用法用量】外用搗敷患處或穴位；或煎水洗。

【用藥宜忌】本品有毒，一般不作內服。

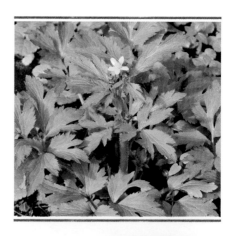

實用小祕方

藥方　鮮毛茛50克，紅糖適量。
用法　搗爛調紅糖，外敷胃俞穴和腎俞穴，一日1次。
適應症　胃痛。

海風藤

別名 | 風藤、巴岩香

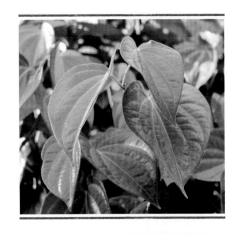

【植物形態】木質藤本。莖有縱棱，幼時被疏毛，節上生根。葉近革質，具白色腺點，卵形或長卵形。花單性，雌雄異株，聚集成與葉對生的穗狀花序。漿果球形，褐黃色。

【藥用部分】細葉青蔞藤的藤莖。

【性味歸經】性微溫，味辛、苦；歸心、腎經。

【功效主治】祛風濕、通經絡；主治風寒濕痹、肢節疼痛、筋脈拘攣、脘腹冷痛、水腫。

【用法用量】煎湯內服，6～15克；或浸酒。

【用藥宜忌】感冒者及月經期暫停服用。

實用小祕方

藥方	海風藤、追地風各100克。
用法	浸酒服，一次30毫升，一日2次。
適應症	支氣管哮喘、支氣管炎。

兩面針

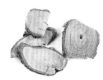

別名 | 兩邊針、鳥不踏

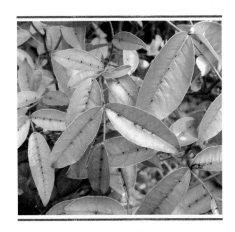

【植物形態】莖枝、葉軸背面和小葉兩面中脈上，都有鉤狀皮刺。根黃色，味辛辣。羽狀複葉互生，小葉對生；繖房狀圓錐花序腋生，花小，單性。種子近球形，黑色光亮。

【藥用部分】兩面針的根或枝葉。

【性味歸經】性平，味苦、辛，有小毒；歸肝、胃經。

【功效主治】行氣止痛、活血化瘀；主治風濕骨痛、喉痹、頸淋巴結結核、胃痛、牙痛等。

【用法用量】煎湯內服，5～10克；研末或泡酒飲。

【用藥宜忌】本品有小毒，不能服用過量。

實用小祕方

藥方	兩面針乾根25克。
用法	煎湯內服，一日1劑。
適應症	牙痛。

木苧麻

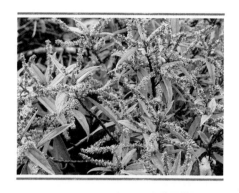

別名 | 粗糠殼、蝦公鬚、山水柳

【植物形態】全株密被細毛，多分枝。葉對生或互生，披針形或卵狀披針形，葉的兩面均有毛且粗糙，厚紙質，具細鋸齒緣。花為球形，密生成穗狀，綠白色或紅紫色；雌雄異株，單性，雄花，穗狀花序黃紅色，長度如葉般；雌花序略長，花柱細長。

【藥用部分】木苧麻的葉。

【性味歸經】性平，味苦；歸肝、腎經。

【功效主治】祛風止癢；主治皮膚瘙癢、創傷等。

【用法用量】外用適量煎水洗；或搗敷患處。

【用藥宜忌】單味勿久服。

實用小祕方

藥方	木苧麻根50克，風不動50克。
用法	煎湯內服，一日1劑。
適應症	婦女月內風（身體的特定部位，因生產後遺症出現疼痛或痠痛的疾病，廣義來説，失眠或憂鬱症等精神上的變化也可以涵蓋）。

伸筋草

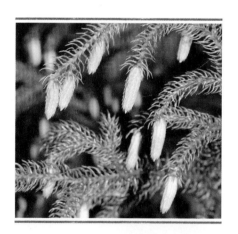

別名 | 寬筋藤、舒筋草、筋骨草

【植物形態】主莖匍匐狀，側枝直立。主枝的各回小枝以鈍角為廣叉開分出，末回小枝廣叉開形成「Y」樣。葉螺旋狀排列，線狀披針形。

【藥用部分】石松的乾燥全草。

【性味歸經】性平，味辛、甘、微苦；歸肝、脾、腎經。

【功效主治】祛風散寒、除濕消腫、舒筋活血；主治風寒濕痹、關節痠痛、皮膚麻木、跌打損傷等。

【用法用量】煎湯內服，15～25克；或泡酒飲。

【用藥宜忌】孕婦及出血過多者忌服。

實用小祕方

藥方	伸筋草50克，青仁烏豆25克。
用法	煎湯內服，一日1劑。
適應症	筋骨麻痹。

松節

別名 | 黃松木節、油松節

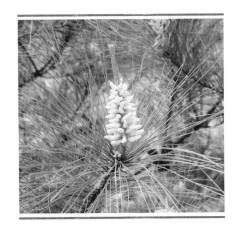

【植物形態】樹皮紅棕色，呈不規則長塊狀裂。小枝常輪生，紅棕色，具宿存鱗片狀葉枕，常翹起，較粗糙；冬芽長橢圓形，葉針形，葉緣具細鋸齒；葉鞘膜灰白色。

【藥用部分】馬尾松枝幹的結節。

【性味歸經】性溫，味苦；歸肝、腎經。

【功效主治】祛風、燥濕、舒筋、通絡、止痛；主治歷節風痛（所經過之關節皆紅腫，劇烈疼痛，不能屈伸）、轉筋攣急、腳氣、鶴膝風（膝部腫大疼痛，屈伸不利）等。

【用法用量】煎湯內服，15～25克；或泡酒飲。

【用藥宜忌】陰虛血燥者慎服。

實用小祕方

藥方 松節、蒼朮、紫葳、黃檗、桃仁各30克。

用法 煎湯內服，一日1劑。

適應症 痢後痛風。

透骨草

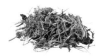

別名 | 藥麴草、蠅毒草

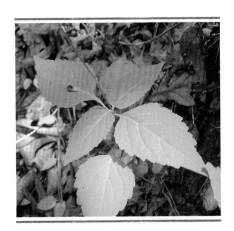

【植物形態】根莖橫走，淡黃褐色；莖直立，叢生。葉互生或於基部對生；無柄或具短柄；葉片厚紙質，披針形至橢圓狀披針形。總狀花序頂生。

【藥用部分】透骨草的全草。

【性味歸經】性溫，味辛；歸肺、肝經。

【功效主治】祛風除濕、舒筋活血；主治風濕痹痛、筋骨攣縮、寒濕腳氣、腰部扭傷、癱瘓、閉經等。

【用法用量】煎湯內服，9～15克；外用適量，煎水熏洗；或搗敷。

【用藥宜忌】孕婦忌服。

實用小祕方

藥方 透骨草15克，制川烏、制草烏各5克。

用法 煎湯內服，一日1劑。

適應症 風濕性關節炎、筋骨拘攣。

威靈仙

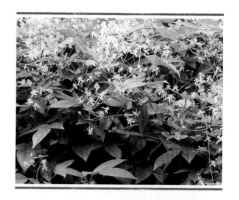

別名 | 鐵腳威靈仙、青風藤、靈仙

【植物形態】乾後全株變黑色。莖近無毛。葉對生；小葉片紙質，窄卵形、卵形或卵狀披針形，或線狀披針形。圓錐狀聚繖花序，多花，腋生或頂生；花瓣無。瘦果扁、卵形，疏生緊貼的柔毛。

【藥用部分】威靈仙的乾燥根及根莖。

【性味歸經】性溫，味辛、鹹、微苦；歸膀胱、肝經。

【功效主治】祛風濕、通經絡；主治痛風、頑痹、腰膝冷痛、腳氣、瘧疾、破傷風、扁桃腺炎等。

【用法用量】煎湯內服，6～9克；或入丸、散；泡酒飲。

【用藥宜忌】氣虛血弱、無風寒濕邪者忌服。

實用小祕方

藥方	威靈仙根 50 克，土雞蛋 1 個。
用法	雞蛋與威靈仙根共煮熟，飲湯吃蛋，一日 1 劑。
適應症	偏頭痛。

徐長卿

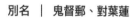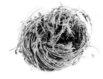

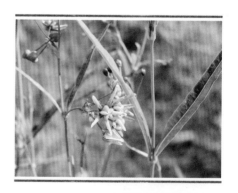

別名 | 鬼督郵、對葉蓮

【植物形態】根細呈鬚狀，多至五十餘條，形如馬尾，具特殊香氣。莖細而剛直。葉對生，線狀披針形。圓錐狀聚繖花序生於頂端葉腋；花冠黃綠色。種子多數，卵形而扁，暗褐色。

【藥用部分】徐長卿的乾燥根或帶根全草。

【性味歸經】性溫，味辛；歸肝、胃經。

【功效主治】祛風除濕、行氣活血；主治風濕痹痛、腰痛、脘腹疼痛等。

【用法用量】煎湯內服，2～15克；入丸劑或浸酒。

【用藥宜忌】孕婦慎服。

實用小祕方

藥方	徐長卿根 24～30 克，老酒 60 毫升。
用法	酌加水煎成半碗，飯前服，一日 2 劑。
適應症	風濕痛。

尋骨風

別名 | 清骨風、貓耳朵草、穿地筋

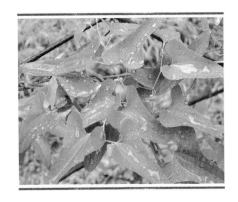

【**植物形態**】根莖細長，圓柱形。葉互生；葉片卵形、卵狀心形。花單生於葉腋；花梗直立或近頂端向下彎；小苞片卵形或長卵形，兩面被毛。蒴果長圓狀或橢圓狀倒卵形。種子卵狀三角形。

【**藥用部分**】馬兜鈴科木質藤本植物，全株藥用。

【**性味歸經**】性平，味辛、苦；歸肝、胃經。

【**功效主治**】祛風除濕、通絡止痛；主治風濕關節痛、腹痛、瘧疾、癰腫等。

【**用法用量**】煎湯內服，15 ～ 25 克；泡酒飲。

【**用藥宜忌**】陰虛內熱者及孕婦忌服。

實用小祕方

藥方	尋骨風、車前草各 50 克，蒼耳草 10 克。
用法	煎湯內服，一日 1 劑，分 2 次服。
適應症	癰腫。

(*** 註**：台灣衛福部雖已於 **2003** 年公告禁用含馬兜鈴酸的五種中藥材及其製劑，但民間仍可能有含量低的草藥在流通（國外購買或自行栽種），如朱砂蓮、尋骨風、青香藤、南木香、通城虎、假大薯、淮通、管南香、鼻血雷、白金古欖等。)

香椿子

別名 | 椿樹子、香椿鈴

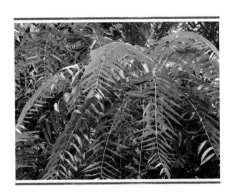

【**植物形態**】樹幹直立，側枝少，樹皮略白，全株具有特殊味道。蒴果長橢圓形或倒卵形，長約 2.5 公分，熟時五角狀的中軸分離為 5 裂片，種子具翅，種翅生於種子上方。

【**藥用部分**】香椿的果實。

【**性味歸經**】性溫，味辛、苦；歸肝、肺經。

【**功效主治**】祛風、散寒、止痛；主治風寒外感、心胃氣痛、風濕關節疼痛、疝氣等。

【**用法用量**】煎湯內服，6 ～ 15 克；研末。

【**用藥宜忌**】無明顯禁忌。

實用小祕方

藥方	香椿子 50 克，黃檗 15 克，白芍 15 克。
用法	煎湯內服，一日 1 劑，分 2 次服。
適應症	濕熱白帶。

蠶 沙

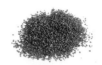

別名 | 原蠶屎、晚蠶沙、原蠶沙

【植物形態】雌、雄蛾全身均密被白色鱗片。體翅黃白色至灰白色。前翅外緣頂角後方向內凹切，各橫線色稍暗，不甚明顯，端線與翅脈灰褐色。腹部第八節背面有一尾角。

【藥用部分】家蠶蛾幼蟲的乾燥糞便。

【性味歸經】性溫，味甘、辛；歸肝、脾、胃經。

【功效主治】祛風除濕、活血通經；主治風濕痹痛、肢體不遂、風疹瘙癢、吐瀉轉筋、閉經、崩漏等。

【用法用量】煎湯內服，10～15克，紗布包煎。

【用藥宜忌】以乾燥、色黑、無雜質者為佳。

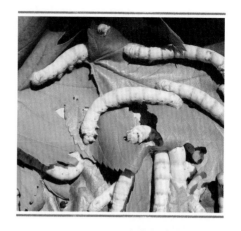

實用小祕方

藥方	蠶沙30克。
用法	煎湯，和入熱黃酒半杯同服，一日1劑。
適應症	風濕痛或麻木不仁。

草 烏

別名 | 草烏頭

【植物形態】多年生草本植物。塊根圓錐形或胡蘿蔔形。葉片紙質或近革質，頂生總狀花序，通常與其腋生花序形成圓錐花序；種子扁橢圓球形。

【藥用部分】北烏頭的乾燥塊根。

【性味歸經】性熱，味辛，有毒；歸心、肝、腎、脾經。

【功效主治】祛風除濕、溫經止痛；主治風寒濕痹、關節疼痛、心腹冷痛、寒疝作痛等。

【用法用量】煎湯內服，3～6克；或入丸、散。

【用藥宜忌】生品內服宜慎；不宜與貝母、半夏、白芨、白蘞、天花粉、栝樓同用。

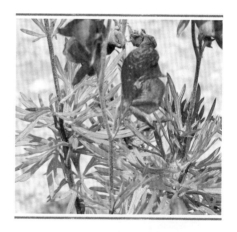

實用小祕方

藥方	草烏頭、白芷各等分。
用法	研末煮粥，一次2.5克，一日1劑。
適應症	破傷風。

丁公藤

別名 | 麻辣仔藤、包公藤

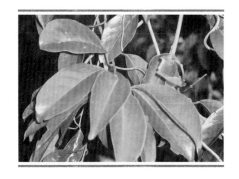

【植物形態】小枝乾後黃褐色，明顯有棱。
單葉互生；葉片革質，橢圓形或倒長卵形。
聚繖花序腋生和頂生；花冠白色；子房圓
柱形，柱頭圓錐狀，貼著子房。漿果卵狀
橢圓形。種子1顆。

【藥用部分】丁公藤的藤莖。

【性味歸經】性溫，味辛，有小毒；歸肝、
脾、胃經。

【功效主治】祛風除濕；主治風濕痹痛、半
身不遂、跌撲腫痛等。

【用法用量】煎湯內服，3～6克，水酒各
半煎服。

【用藥宜忌】本品有強烈的發汗作用，虛弱
者慎用。

實用小祕方

藥方	丁公藤 10 克（炮製），烏踏刺 100 克。
用法	煎湯內服，一日 1 劑，分 2 次服。
適應症	跌打傷、膏肓痛（上背肩胛骨中間的疼痛，約在膏肓穴的位置）。

臭茉莉

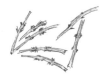

別名 | 臭矢茉莉

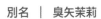

【植物形態】小枝近四棱形或近圓形，幼時
被柔毛。單葉對生，葉片寬卵形、三角狀
卵形或近心形。繖房狀聚繖花序頂生；花
冠紅色、淡紅色或白色，有香味。果近球形。

【藥用部分】重瓣臭茉莉的根或根皮。

【性味歸經】性微溫，味苦、辛；歸心、脾、
腎經。

【功效主治】祛風除濕、活血消腫；主治風
濕骨痛、腳氣水腫、痔瘡脫肛、癰疹疥瘡、
慢性骨髓炎等。

【用法用量】煎湯內服，15～30克；或入
丸、散。

【用藥宜忌】孕婦慎服。

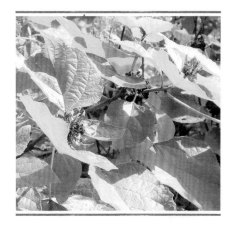

實用小祕方

藥方	臭茉莉乾根 100 克。
用法	煎湯內服，一日 1 劑。
適應症	風濕性關節炎、腰腿痛。

鈴蘭

別名 | 草玉玲、君影草

【植物形態】植株全部無毛，常成片生長。葉橢圓形或卵狀披針形。花葶稍外彎；苞片披針形，短於花梗；花梗近頂端有關節，果熟時從關節處脫落；花白色。漿果熟後紅色，稍下垂。

【藥用部分】鈴蘭的全草或根。

【性味歸經】性溫，味苦，有毒；歸心、腎經。

【功效主治】溫陽利水、活血祛風；主治心力衰竭、浮腫、勞傷（因過度勞累而引起的內傷）、崩漏、白帶、跌打損傷等。

【用法用量】煎湯內服，5～15克；或研粉沖，1克。

【用藥宜忌】本品有毒，勿過量；心臟病患者禁用。

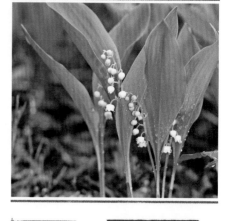

實用小祕方

藥方　鈴蘭 50 克。
用法　煎水洗，一日 1 劑。
適應症　丹毒。

鬧羊花

別名 | 黃杜鵑、羊不食草

【植物形態】單葉互生，葉片紙質，常簇生於枝頂，橢圓形至橢圓狀倒披針形。花多數排列成短總狀繖形花序，頂生；花冠寬鐘狀，金黃色，花柱細長，長於雄蕊，柱頭頭狀。蒴果長橢圓形，熟時深褐色。

【藥用部分】羊躑躅的乾燥花。

【性味歸經】性溫，味辛，有毒；歸肝經。

【功效主治】祛風除濕、鎮痛殺蟲；主治風濕痺痛、偏正頭痛、齲齒疼痛、皮膚頑癬、疥瘡等。

【用法用量】煎湯內服，0.3～0.6克；或入丸、散。

【用藥宜忌】本品有毒，不宜久服；孕婦禁服。

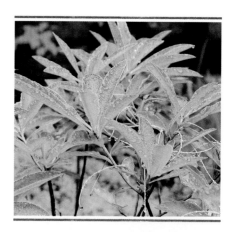

實用小祕方

藥方　鬧羊花 5 克，草烏頭 12.5 克。
用法　研末為丸，綿包 1 丸，口含吐涎，病好即止。
適應症　風蟲牙痛。

烏梢蛇

別名 ｜ 烏鞘蛇、烏風蛇

【動物形態】形體較粗大，頭頸區分不明顯。背面灰褐色或黑褐色，有 2 條黑線縱貫全身，成熟個體後段色深，背脊黃褐縱線較為醒目。正脊兩行棱極強，腹鱗 192 ～ 205 對，尾下鱗 95 ～ 137 對。

【藥用部分】烏梢蛇去內臟的乾燥體。

【性味歸經】性平，味甘；歸肝、脾經。

【功效主治】祛風、通絡、止痙；主治風濕頑痹、麻木拘攣、中風口眼喎斜、半身不遂、抽搐痙攣等。

【用法用量】煎湯內服，6 ～ 12 克；或泡酒服。

【用藥宜忌】血虛生風者慎服。

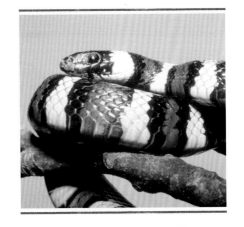

實用小祕方

藥方	烏梢蛇 1 條，牛膝 100 克，熟地黃 200 克。
用法	泡酒，一次 30 毫升，一日 2 次。
適應症	風濕筋骨痛。

月橘

別名 ｜ 千里香、過山香、七里香

【植物形態】枝白灰或淡黃灰色，但當年生枝綠色。奇數羽狀複葉，倒卵形或倒卵狀橢圓形，白色，芳香。果橙黃至朱紅色，闊卵形或橢圓形；種子有棉質毛。

【藥用部分】月橘的乾燥葉、根、皮及花。

【性味歸經】性微溫，味苦、辛；歸心、肝經。

【功效主治】行氣活血、祛風除濕；主治脘腹氣痛、胃痛、風濕痹痛、皮膚瘙癢、跌打腫痛、牙痛等。

【用法用量】煎湯內服，6 ～ 12 克；泡酒飲。

【用藥宜忌】陰虛火亢者忌用。

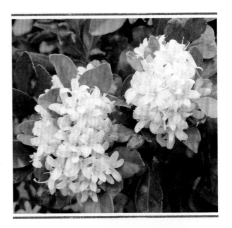

實用小祕方

藥方	月橘葉 9 克，煆瓦楞子 30。
用法	研末，一次 3 克，一日 3 次，白開水調服。
適應症	胃痛。

菝葜

別名 | 金剛根、鐵菱角

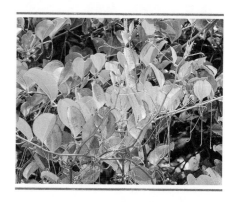

【**植物形態**】根為不規則塊根，枝條粗硬，常作膝屈狀，具疏鉤刺。單葉互生，卵狀圓形，葉柄短。

【**藥用部分**】菝葜的根狀莖。

【**性味歸經**】性平，味甘、澀、酸；歸肝、腎經。

【**功效主治**】祛風利濕；主治風濕關節痛、白帶等。

【**用法用量**】煎湯內服，10～30克；或浸酒；或入丸、散。

【**用藥宜忌**】陰虛火旺、腎虛腰痛者勿用。

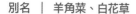

實用小祕方

藥方	乾菝葜塊100克，麻油適量。
用法	菝葜研末，用適量調麻油外敷傷處。
適應症	火燒傷。

白花菜

別名 | 羊角菜、白花草

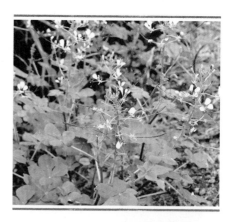

【**植物形態**】莖直立，多分枝，全株密被黏性腺毛，有惡臭。掌狀複葉互生，小葉5片，膜質，倒卵形或菱狀倒卵形，近全緣，先端銳或鈍，基部楔形。

【**藥用部分**】白花菜的全草。

【**性味歸經**】性平，味辛、甘；歸肝、脾經。

【**功效主治**】祛風除濕、清熱解毒；主治風濕痹痛、跌打損傷、白帶等。

【**用法用量**】煎湯內服，9～15克；外用煎水洗或搗敷。

【**用藥宜忌**】多服傷脾胃。

實用小祕方

藥方	鮮白花菜100克，米酒適量。
用法	將白花菜絞汁，沖入溫熱酒服，一日1次。
適應症	跌打新傷、內傷。

白馬骨

別名 ┃ 曲節草、滿天星、路邊薑

【植物形態】枝粗壯，灰色。葉對生，花叢生於小枝頂或葉腋，花冠管狀，白色。核果近球形，花期 4～6 月，果期 9～11 月。

【藥用部分】白馬骨的全株。

【性味歸經】性涼，味苦、辛；歸肝、脾經。

【功效主治】祛風利濕、清熱解毒；主治風濕腰腿痛、痢疾、水腫、目赤腫痛、喉痛、齒痛等。

【用法用量】煎湯內服，10～15 克，鮮品 30～60 克；外用燒灰淋汁塗，煎水洗；搗敷。

【用藥宜忌】陰疽者忌用。

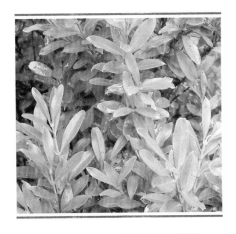

實用小祕方

藥方	白馬骨 100 克，過路黃 50 克。
用法	煎湯內服，一日 1 劑。
適應症	肝炎。

臭梧桐

別名 ┃ 八角梧桐、海州常山

【植物形態】莖直立，表面灰白色，皮孔細小而多，棕褐色；幼枝近四方形，表面有褐色短柔毛。葉對生，廣卵形至橢圓形，全緣或有波狀齒；上面綠色，葉脈羽狀，幼時兩面均被白色短柔毛。

【藥用部分】臭梧桐的根、莖、葉。

【性味歸經】性涼，味甘、辛、苦；歸肝經。

【功效主治】祛風濕、降血壓；主治風濕痹痛、半身不遂、高血壓、偏頭痛、瘧疾、痢疾、痔瘡等。

【用法用量】煎湯內服，10～15 克；外用煎水洗。

【用藥宜忌】臭梧桐經高溫煎煮後，降血壓作用減弱。

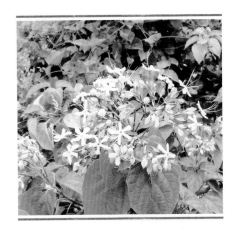

實用小祕方

藥方	臭梧桐 15～50 克。
用法	研粉煎服，一次 5 克，一日 3 次。
適應症	風濕痛、骨節痠痛。

穿山龍

【**植物形態**】根幹粗大，樹皮灰褐色，具縱溝裂紋，小枝細長，柔軟而下垂。葉互生，線狀披針形或狹披針形，先端銳尖或漸尖，紙質，表面呈有光澤的綠色，葉背則呈粉綠色，葉緣有細鋸齒。

【**性味歸經**】性平，味苦；歸肝、肺經。

【**功效主治**】舒筋活絡、祛風止痛；主治風濕痛、風濕關節痛、筋骨麻木、大骨節病（一種以軟骨壞死為主要病變的地方性、多發性、變形性骨關節病）、跌打損傷等。

【**用法用量**】煎湯內服，6～9克；泡酒飲；外用搗敷。

【**用藥宜忌**】忌與阿利藤同食。

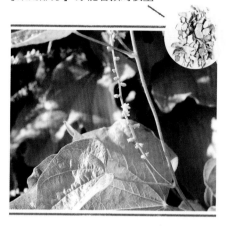

【藥用部分】穿龍薯蕷的根莖。

大藻（大萍）

【**植物形態**】多年生水生植物。根莖肥大多節，橫生於水底泥中。葉盾狀圓形，表面深綠色，被蠟質白粉，背面灰綠色，全緣並呈波狀。葉柄圓柱形，密生倒刺。

【**性味歸經**】性涼，味辛，根有小毒；歸肺經。

【**功效主治**】清肺止咳、消腫解毒；主治感冒、水腫、膨脹、小便不利等。

【**用法用量**】煎湯內服，5～15克，鮮品10～25克。

【**用藥宜忌**】孕婦忌用，表虛多汗者不用。

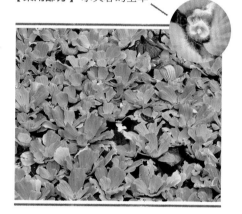

【藥用部分】水芙蓉的全草。

獨一味

【**植物形態**】多年生無莖矮小草本。根圓錐形，質脆，易折斷。莖方柱形。葉暗綠色或褐綠色，多皺縮。展平後呈菱形、扇形、腎形或三角形。輪繖花序。氣微香，味微甜，後微澀。

【**性味歸經**】性平，味甘、苦；歸肝經。

【**功效主治**】活血化瘀、消腫止痛；主治跌打損傷、筋骨疼痛、關節腫痛等。

【**用法用量**】浸酒內服，3～6克；或入散。

【**用藥宜忌**】無瘀滯者及孕婦勿服。

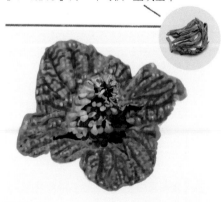

【藥用部分】獨一味的根、莖或全草。

防己

別名 ｜ 粉防己、瓜防己、漢防己

【植物形態】根圓柱狀，有時呈塊狀，外皮淡棕色或棕褐色。莖柔韌，圓柱形。葉互生；葉片外形近圓形，先端銳尖，基部截形或稍心形，上面綠色，下面灰綠色。花小，為頭狀的聚繖花序。

【藥用部分】防己的塊根。

【性味歸經】性寒，味苦；歸膀胱、肺經。

【功效主治】利水消腫、祛風止痛；主治水腫腳氣、小便不利、濕疹瘡毒、高血壓等。

【用法用量】煎湯內服，7.5 ～ 15 克；或入丸、散。

【用藥宜忌】食欲不振及陰虛無濕熱者忌服。

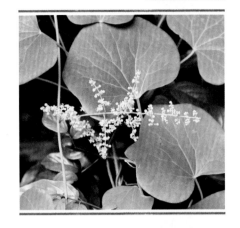

實用小祕方

藥方	防己、木瓜、牛膝各 15 克，桂枝 2.5 克。
用法	煎湯內服，一日 1 劑。
適應症	腳氣腫痛。

海桐皮

別名 ｜ 釘桐皮、刺桐皮

【植物形態】樹皮灰棕色，枝淡黃色至土黃色，密被灰色茸毛，具黑色圓錐狀刺，二、三年後即脫落。葉互生或簇生於枝頂。

【藥用部分】刺桐的樹皮或根皮。

【性味歸經】性平，味苦；歸肝、脾經。

【功效主治】祛風濕、通經絡；主治風濕痹痛、痢疾、牙痛、疥癬等。

【用法用量】煎湯內服，10 ～ 20 克；外用煎水洗；浸酒擦；研末調敷。

【用藥宜忌】血虛者不宜服，腰痛非風濕者不宜用。

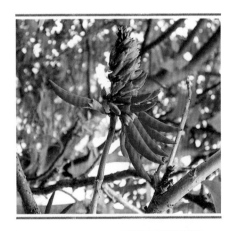

實用小祕方

藥方	海桐皮 50 克。
用法	用開水泡，待溫洗眼，一日 2 次。
適應症	時行赤毒眼疾（流行性急性結膜炎）。

雷公藤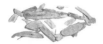

別名 │ 黃藤木、紅藥、斷腸草

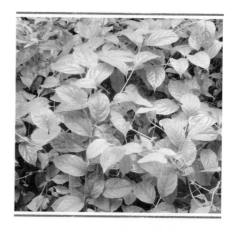

【植物形態】枝密生瘤狀皮孔及鏽色短毛。單葉互生，葉片橢圓形或寬卵形。聚繖狀圓錐花序頂生或腋生。蒴果具膜質翅。種子細柱狀。

【藥用部分】雷公藤乾燥根的木質部。

【性味歸經】性涼，味苦、辛，有大毒；歸心、肝經。

【功效主治】祛風、解毒、殺蟲；主治風濕性關節炎、皮膚發癢、殺蛆蟲、孑孓、滅釘螺、毒鼠等。

【用法用量】外用適量，搗爛敷患處；或搗汁塗擦患處。

【用藥宜忌】本品有大毒，凡瘡瘍出血者慎用。

實用小祕方

藥方	雷公藤適量。
用法	切碎研末浸酒，塗擦患處，一日 3 次。
適應症	手指療疽（局部皮膚發炎化膿）。

絡石藤

別名 │ 爬山虎、石龍藤

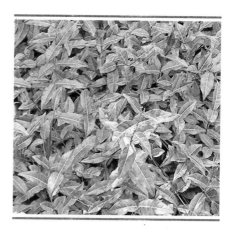

【植物形態】全株具乳汁。莖圓柱形，有皮孔；嫩枝被黃色柔毛，老時漸無毛。聚繖花序頂生或腋生。花期 3～7 月，果期 7～12 月。

【藥用部分】絡石的帶葉藤莖。

【性味歸經】性微寒，味苦、辛；歸心、肝、腎經。

【功效主治】通絡止痛、涼血清熱；主治風濕痹痛、腰膝痠痛等。

【用法用量】煎湯內服；或入丸、散；外用適量，研末調敷或搗汁塗。

【用藥宜忌】陽虛畏寒、大便溏薄者忌服。

實用小祕方

藥方	絡石藤 50 克。
用法	煎湯內服，一日 1 劑。
適應症	喉痹腫塞、喘息不通。

秦艽

別名 ｜ 秦膠、左秦艽

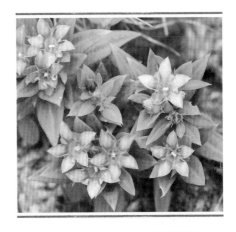

【植物形態】主根粗長，圓柱形，上粗下細，
扭曲不直。莖直立或斜生，圓柱形。花多
集成頂生及莖上部腋生的輪繖花序，深藍
紫色。蒴果長圓形或橢圓形。種子橢圓形，
無翅，褐色，有光澤。

【藥用部分】秦艽的根。

【性味歸經】性微寒，味苦、辛；歸胃、
肝、膽經。

【功效主治】祛風濕、清濕熱、止痹痛；
主治風濕痹痛、筋脈拘攣、骨節痠痛等。

【用法用量】煎湯內服，5～10 克；泡酒
飲或研末入丸。

【用藥宜忌】久痛虛羸、溲多（小便多）、
便溏者慎服。

實用小祕方

藥方	秦艽 250 克，芒硝 50 克。
用法	秦艽煎湯，沖入芒硝服，一日 1 劑。
適應症	黃疸、小便赤。

樹薯

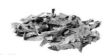

別名 ｜ 木薯、薯樹、臭薯

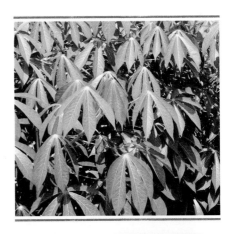

【植物形態】塊根圓柱狀，肉質。裂片披針
形至長圓狀披針形。花單性，雌雄同株；
雄花具雄蕊 10；雌花子房 3 室，花柱 3，
下部合生。

【藥用部分】大戟科植物木薯的葉或根。

【性味歸經】性涼，味甘，有毒；歸肺、胃、
心、大腸經。

【功效主治】清熱解毒、平肝潤燥、益中和
胃；主治瘡瘍腫毒、疥癬等。

【用法用量】煎湯內服，3～6 克；外用適
量搗敷。

【用藥宜忌】無汗、陽衰者慎用。

實用小祕方

藥方	鮮木薯塊根適量。
用法	搗爛，外敷患處。
適應症	乳癌或多種癌症。

桑枝

別名 | 桑條、嫩桑枝

【植物形態】落葉灌木或小喬木。樹皮灰白色，根皮黃棕色或紅黃色。單葉互生，葉片卵形或寬卵形。花單性，雌雄花序均排列成穗狀葇荑花序。瘦果，多數密集成一卵圓形或長圓形的聚合果，成熟後變肉質，黑紫色或紅色。

【藥用部分】桑樹的乾燥嫩枝。

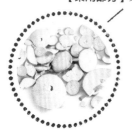

【性味歸經】性平，味苦；歸肝經。

【功效主治】祛風濕、通經絡、行水氣；主治風濕痹痛、腦卒中、水腫、腳氣、肌體風癢等。

【用法用量】煎湯內服，50～100克；或熬膏；外用煎水熏洗。

【用藥宜忌】孕婦慎用。

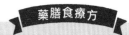
實用小祕方

藥方	桑枝、桑寄生各50克，威靈仙、土牛膝、桂枝各25克。
用法	煎湯內服，一日1劑。
適應症	血虛風濕痛。

藥膳食療方

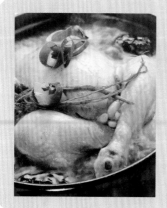

桑枝煲雞
補腎精、通經絡

材料 母雞1隻，參鬚15克，桑枝5克，紅棗2粒，蔥花3克，鹽2克，料酒5毫升。

做法 取砂鍋，放入處理乾淨的整隻雞、參鬚、桑枝、紅棗，注入適量清水，淋入料酒，上蓋，燉至雞肉熟爛，揭蓋，加入鹽調味，關火後撒上蔥花即可。

絲瓜絡

別名 │ 絲瓜網、絲瓜筋

【植物形態】莖枝粗糙。莖鬚粗壯，通常
2～4枝。葉互生；葉柄粗糙，近無毛。
花單性，雌雄同株。果實圓柱狀，通常有
深色縱條紋，未成熟時肉質，成熟後乾燥。
種子多數，黑色，卵形，扁，平滑。

【藥用部分】絲瓜成熟果實的維管束。

【性味歸經】性平，味甘；歸肺、胃、肝經。

【功效主治】解熱、利水、殺蟲、止血；
主治關節炎、坐骨神經痛、小便不暢等。

【用法用量】煎湯內服，5～15克；煅存
性（直接用火燒製成炭）研末調敷。

【用藥宜忌】孕婦慎用。

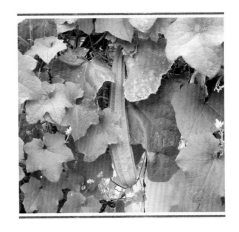

藥方	絲瓜絡150克，白酒500毫升。
用法	浸泡7天，去渣飲酒，一次1盅，一日2次。
適應症	關節痛。

豨薟

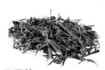

別名 │ 黏糊菜、豬膏莓、風濕草

【植物形態】莖直立，全部分枝被灰白色短
柔毛。葉對生。頭狀花序多數，集成頂生
的圓錐花序。瘦果倒卵圓形。

【藥用部分】豨薟的地上部分。

【性味歸經】性寒，味辛；歸肝、腎經。

【功效主治】祛風濕、通經絡、清熱毒；主
治風濕痹痛、筋骨不利等。

【用法用量】煎湯內服，9～12克；或研
末入丸、散；外用搗敷；研末撒；或煎水
熏洗。

【用藥宜忌】無風濕者慎服。

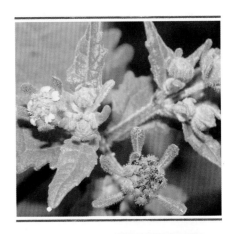

實用小祕方

藥方	豨薟草30克，地耳草15克。
用法	水煎沖紅糖服，一日1劑。
適應症	慢性腎炎。

常春藤

別名 | 三角風、追風藤

【植物形態】莖光滑，單葉互生，革質光滑；營養枝（直立枝）的葉三角狀卵形至三角狀長圓形；花枝和果枝的葉橢圓狀卵形、橢圓狀披針形。繖形花序，具棕黃色柔毛；果實圓球形，漿果狀，黃色或紅色。

【藥用部分】常春藤的莖藤。

【性味歸經】性平，味辛、苦；歸肝、脾、肺經。

【功效主治】祛風利濕、平肝解毒；主治風濕痹痛、口眼喎斜、月經不調、跌打損傷、咽喉腫痛等。

【用法用量】煎湯內服，6～15克，研末；或浸酒。

【用藥宜忌】脾虛便溏泄瀉者慎服。

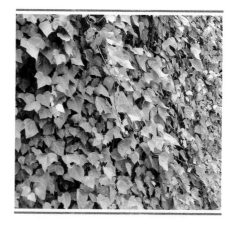

實用小祕方

藥方	常春藤 15 克，敗醬草 15 克。
用法	煎湯內服，一日 1 劑。
適應症	肝炎。

垂柳

別名 | 水柳、楊柳、柳枝

【植物形態】幹粗大，樹皮灰褐色，具縱溝裂紋。葉互生，線狀披針形或狹披針形，表面呈有光澤的綠色，葉背則呈粉綠色，葉緣有細鋸齒。春季開黃綠色花。蒴果綠褐色，狹圓錐形，種子有毛。

【藥用部分】垂柳的柳枝、根、皮、葉等。

【性味歸經】性涼，味苦；歸胃、肝經。

【功效主治】祛風鎮痛、利尿消腫、清熱解毒；主治急性黃疸型肝炎、小兒胎熱、牙痛、高血壓等。

【用法用量】煎湯內服，柳枝（乾品）25 克。

【用藥宜忌】脾胃虛寒者慎用。

（*註：炒炭存性是指藥物在炒炭時只能使其部分炭化，更不能灰化，未炭化部分仍應保存藥物的固有氣味。）

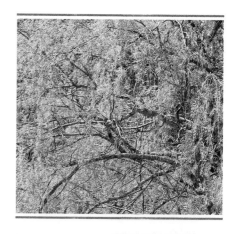

實用小祕方

藥方	柳樹皮（炒炭存性＊註）10 克，冰片 5 克。
用法	共研細末，每次用少許，吹入耳內。
適應症	中耳炎。

老鸛草

別名 │ 五葉草、老鸛嘴

【植物形態】 多年生草本。葉對生；葉片腎狀三角形。花單生葉腋。蒴果有微毛。花期 7 ～ 8 月，果期 8 ～ 10 月。

【藥用部分】 老鸛草的乾燥地上部分。

【性味歸經】 性平，味苦、辛；歸脾、膀胱經。

【功效主治】 袪風通絡、清熱利濕；主治風濕痹痛、肌膚麻木、筋骨痠楚等。

【用法用量】 煎湯內服，9 ～ 15 克；或浸酒、熬膏。外用適量，搗爛外敷。

【用藥宜忌】 非大病急症者均可使用。

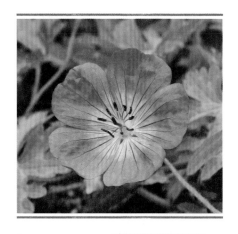

實用小祕方

藥方	老鸛草鮮品適量，雄黃末少許。
用法	搗爛外敷。
適應症	蛇蟲咬傷。

馬錢子

別名 │ 番木鱉、苦實把豆兒

【植物形態】 樹皮灰色，單葉對生；葉片革質，廣卵形或近圓形；葉腋有短卷鬚。圓錐狀聚繖花序腋生，花白色，幾無梗。漿果球形，幼時綠色，熟時橙色，表面光滑。種子圓盤形，表面灰黃色。

【藥用部分】 馬錢的種子。

【性味歸經】 性寒，味苦，有毒；歸肝、脾經。

【功效主治】 消腫止痛；主治咽喉痹痛、癰疽腫毒、風痹疼痛等。

【用法用量】 炮製後入丸、散，每次用 0.2 ～ 0.6 克。

【用藥宜忌】 不可多服；體質虛弱者及孕婦禁服。

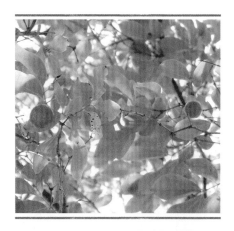

實用小祕方

藥方	馬錢子、青木香、山豆根各等分。
用法	研為末，每次取適量吹喉。
適應症	喉痹作痛。

千斤拔

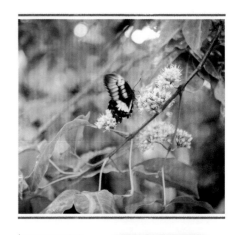

別名 | 老鼠尾、一條根

【植物形態】嫩枝、葉柄、葉背、花序均密生黃色短柔毛。葉柄有狹翅；三出複葉，頂生小葉寬披針形。總狀花序腋生，花多而密；花冠紫紅色。莢果橢圓形，褐色，有短柔毛。

【藥用部分】大葉千斤拔的根。

【性味歸經】性溫，味甘；歸肺、腎、膀胱經。

【功效主治】祛風利濕、消瘀解毒；主治風濕痹痛、慢性腎炎、跌打損傷、癰腫、喉蛾等。

【用法用量】煎湯內服，15～25克。

【用藥宜忌】孕婦忌服。

實用小祕方

藥方 千斤拔 50 克。
用法 煎湯內服，一日 1 劑。
適應症 慢性腎炎。

烏蛇膽

別名 | 蛇膽

【動物形態】乾燥的膽囊，全體呈棕褐色或綠褐色，皺縮。對光透視微透明，內心黃棕色或黃綠色。味極苦，回甜。

【藥用部分】烏梢蛇的膽。

【性味歸經】性涼，味苦、甘；歸心、肝經。

【功效主治】祛風濕、通經絡；主治風濕頑痹，肌膚不仁（肌膚麻木，不知痛癢），骨、關節結核（結核菌感染）等。

【用法用量】研末入丸、散；外用研末撒或調擦。

【用藥宜忌】動物於夏秋季和饑餓時膽囊較充盈，膽汁稠厚品質好，是取膽的最好時間。

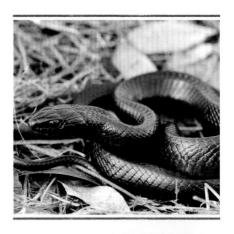

實用小祕方

藥方 烏蛇膽、陳皮、膽星、黃連、川貝各等分。
用法 共研末為丸服，一次 9 克，一日 3 次。
適應症 痰迷心竅。

魚針草

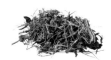

別名 │ 臭蘇、金劍草、防風草

【植物形態】被茸毛。單葉對生，闊卵形
至卵形。花輪生，在下部為腋生，在上部
可排到頂端而呈長總狀花序。小堅果 4 個，
圓形，黑褐色。

【藥用部分】魚針草的全草。

【性味歸經】性溫，味苦、辛；歸胃、腎經。

【功效主治】祛風、除濕、解毒；主治感
冒身熱、嘔吐、腹痛、筋骨疼痛、瘡瘍、
濕疹、痔疾等。

【用法用量】煎湯內服，15 ～ 25 克；或
入丸；外用煎水洗或搗敷。

【用藥宜忌】非大病急症者均可使用。

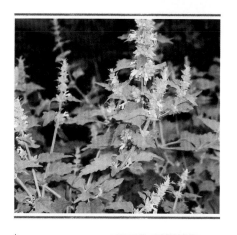

實用小祕方

藥方	鮮魚針草、鮮海州常山各 50 克。
用法	水煎分 2 次服，一日 1 劑。
適應症	高血壓。

白英

別名 │ 白毛藤、白草

【植物形態】茄科草質藤本。葉互生，聚繖
花序頂生或腋外生，花冠藍紫色或白色。
花期夏秋，果熟期秋末。

【藥用部分】白英的全草或根。

【性味歸經】性微寒，味苦，有小毒；歸肝、
胃經。

【功效主治】清熱解毒、利濕消腫、抗癌；
主治感冒發熱、乳癰、濕熱黃疸、白帶、
風濕痹痛等。

【用法用量】煎湯內服，25 ～ 50 克；外用
適量，鮮全草搗爛敷患處。

【用藥宜忌】體虛、無濕熱者忌用。

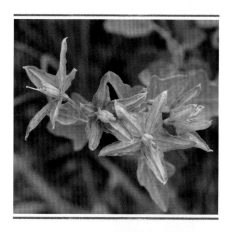

實用小祕方

藥方	白英 50 克，忍冬 50 克，五加皮 50 克。
用法	泡酒服，一次 30 毫升，一日 2 次。
適應症	風濕關節痛。

艾納香

別名 | 大風艾、冰片艾

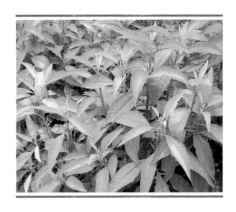

【植物形態】莖皮灰褐色，有縱條棱，白色，被黃褐色密柔毛。下部葉寬橢圓形或長圓狀披針形。

【藥用部分】艾納香根的嫩枝葉。

【性味歸經】性微溫，味辛、微苦；歸肺、胃經。

【功效主治】溫中、祛風除濕；主治筋骨疼痛。

【用法用量】煎湯內服，10～15克，鮮品加倍；外用適量，煎水洗；或搗敷。

【用藥宜忌】陰虛血熱者慎用。

實用小祕方

藥方	艾納香鮮葉適量。
用法	搗爛外敷，或煎水洗患處。
適應症	跌打損傷、皮膚瘙癢。

大駁骨丹

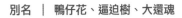

別名 | 鴨仔花、逼迫樹、大還魂

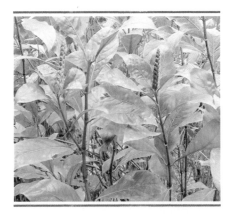

【植物形態】莖直立，圓柱形，黑葉爵床科；新枝綠色，老枝灰黃色，節顯著膨大呈膝狀。葉對生；具短柄；葉片近革質；橢圓形。穗狀花序頂生。蒴果卵形或橢圓形，有毛。花期春季。

【藥用部分】大駁骨丹的全株。

【性味歸經】性平，味苦；歸肝、肺、胃經。

【功效主治】活血化瘀、消腫解毒；主治跌打損傷、骨折、腰痛、肺癰等。

【用法用量】煎湯內服，9～15克；泡酒飲。

【用藥宜忌】孕婦慎服。

實用小祕方

藥方	鮮大駁骨丹、莪朮各60克，香附子30克。
用法	共搗爛，以酒炒之敷患處。
適應症	風濕骨痛。

薜 荔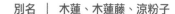

別名 | 木蓮、木蓮藤、涼粉子

【植物形態】葉二型，攀緣於牆壁或樹上，葉小而薄，葉片卵狀心形，膜質；葉片厚紙質，卵狀橢圓形，全緣。花序托單生於葉腋，梨形或倒卵形。瘦果近球形，有黏液。

【藥用部分】薜荔的莖、葉。

【性味歸經】性涼，味酸；歸肝、脾、大腸經。

【功效主治】祛風除濕、活血通絡、解毒消腫；主治風濕痹痛、坐骨神經痛、尿淋、水腫、閉經等。

【用法用量】煎湯內服，9～15克；浸酒或研末。

【用藥宜忌】孕婦慎用。

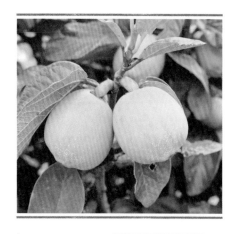

實用小祕方

藥方	薜荔藤 25 克。
用法	煎湯內服，一日 1 劑。
適應症	風濕痛、手腳關節不利。

麵 包 樹 根

別名 | 大良薑、山薑

【植物形態】常綠喬木。全株含有乳汁。葉闊卵圓形，羽狀深裂。3～4月開花，密集成棍棒狀。複合果球，7～8月成熟，可煮食，味如麵包。

【藥用部分】麵包樹的根莖。

【性味歸經】性平，味甘、苦；歸脾、肝、腎經。

【功效主治】祛風濕、補虛益胃、利尿、止痛；主治糖尿病、腎臟病、腰痠背痛、手腳筋骨痛等。

【用法用量】煎湯內服，根莖25～150克；花微炒焦塗擦牙痛處的牙床；果實可作為蔬菜煮食。

【用藥宜忌】不宜多服，久服易掉髮。

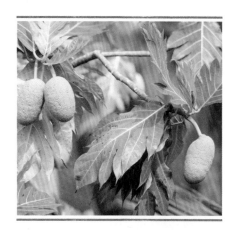

實用小祕方

藥方	麵包樹根 40 克，紅豆杉 15 克。
用法	水煎 2 次服，一日 1 劑。
適應症	糖尿病。

扶芳藤

別名 | 滂藤、小藤仲、爬牆虎

【植物形態】匍匐或攀緣，單葉對生；具短柄；葉片薄革質，橢圓形、橢圓狀卵形至長橢圓狀倒卵形。聚繖花序腋生。蒴果黃紅色，近球形，種子被橙紅色種皮。

【藥用部分】扶芳藤的帶葉莖枝。

【性味歸經】性微溫，味辛、苦；歸脾、肝、腎經。

【功效主治】散瘀止血、舒筋活絡；主治咯血、月經不調、功能性子宮出血、風濕性關節痛等。

【用法用量】煎湯內服，15～30克；或浸酒。

【用藥宜忌】孕婦忌服。

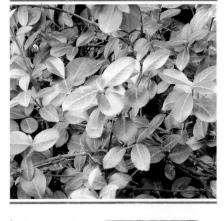

實用小祕方

藥方	扶芳藤 50 克，白扁豆適量，紅棗 10 枚。
用法	煎湯內服，一日 1 劑。
適應症	慢性腹瀉。

狗脊

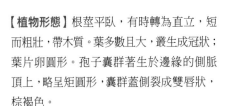

別名 | 金毛狗、金狗脊

【植物形態】根莖平臥，有時轉為直立，短而粗壯，帶木質。葉多數且大，叢生成冠狀；葉片卵圓形。孢子囊群著生於邊緣的側脈頂上，略呈矩圓形，囊群蓋側裂成雙唇狀，棕褐色。

【藥用部分】金毛狗脊的根莖。

【性味歸經】性溫，味甘、苦；歸肝、腎經。

【功效主治】補肝腎、除風濕、健腰腳、利關節；主治腰背痠疼、膝痛腳弱、尿頻、遺精、白帶等。

【用法用量】煎湯內服，10～15克；泡酒飲。

【用藥宜忌】腎虛有熱、小便不利、口苦者忌服。

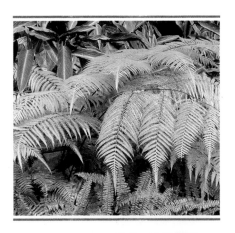

實用小祕方

藥方	狗脊適量。
用法	用狗脊煎湯洗。
適應症	病後足腫。

槲寄生

別名 | 北寄生、冬青、寄生子

【植物形態】莖、枝均圓柱狀，稀多歧分
枝，節稍膨大；葉片厚革質或革質，長橢
圓形至橢圓狀披針形，先端圓形或圓鈍，
基部漸狹。雌雄異株；花序頂生或腋生於
莖叉狀分枝處。

【藥用部分】槲寄生的乾燥帶葉莖枝。

【性味歸經】性平，味甘、苦；歸肝、腎經。

【功效主治】祛風濕、補肝腎、強筋骨、安
胎；主治風濕痹痛、腰膝痠軟、胎動不安等。

【用法用量】煎湯內服，10 ～ 15 克；或
入丸、散。

【用藥宜忌】小便不利或短澀者均禁服。

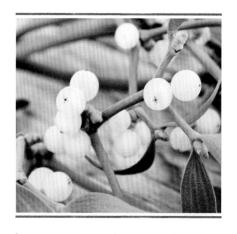

實用小祕方

藥方	陳皮 1.5 克，槲寄生 3 克。
用法	開水沖泡，一日 3 次，一劑連沖 3 日。
適應症	慢性支氣管炎。

寬筋藤

別名 | 松根藤、舒筋藤

【植物形態】老莖肥壯，表皮褐色，膜質，有
光澤，散生瘤突狀皮孔，葉痕明顯；嫩枝綠色，
有條紋，被柔毛。葉片闊卵狀圓形，具尖頭。
花單性異株，淡綠色。核果紅色，近球形。

【藥用部分】中華青牛膽的藤莖。

【性味歸經】性涼，味微苦；歸肝經。

【功效主治】舒筋活絡、祛風止痛；主治風
濕痛、坐骨神經痛、腰肌勞損、跌打損傷等。

【用法用量】煎湯內服，10 ～ 30 克；外用
搗敷。

【用藥宜忌】暫無明確禁忌。

（*註：黃水病──藏醫認為膽汁的精華便為黃水，
充斥於肌膚和關節之間。黃水偏盛或偏衰竭則產
生黃水病，容易導致濕疹、關節炎、關節腫脹等。）

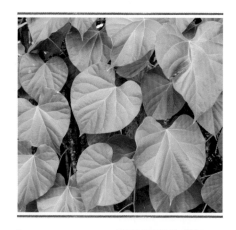

實用小祕方

藥方	寬筋藤、訶子肉各 100 克，蒂達（藏茵陳）50 克。
用法	研粗粉煎服，一次 5 克，一日 3 次。
適應症	風濕關節炎、黃水病（*註）。

鹿銜草

別名 | 鹿蹄草、破血丹、鹿安茶

【植物形態】根莖細長，橫生或斜生，有分枝。葉近基生；葉片薄革質，長圓形至倒卵狀長圓形或匙形，稀為卵狀長圓形。總狀花序，淡綠色、黃綠色或近白色。蒴果扁球形。

【藥用部分】鹿蹄草的乾燥全草。

【性味歸經】性涼，味微苦；歸肝經。

【功效主治】祛風濕、強筋骨、止血；主治風濕痹痛、腰膝無力、月經過多、久咳勞嗽等。

【用法用量】煎湯內服，15 ～ 30 克；外用搗敷。

【用藥宜忌】孕婦慎服。

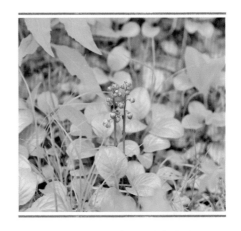

實用小祕方

藥方	鹿銜草、白芨各 200 克。
用法	煎湯內服，一日 1 劑。
適應症	肺結核咳血。

南蛇藤

別名 | 穿山龍、過山風、過山龍

【植物形態】小枝圓柱形，灰褐色或暗褐色，單葉互生，葉片近圓形、寬倒卵形或長橢圓狀倒卵形，腋生短聚繖花序，花淡黃綠色，雌雄異株。蒴果球形。花期 4 ～ 5 月，蒴果熟期 9 ～ 10 月。

【藥用部分】南蛇藤的全株。

【性味歸經】味辛，性溫；歸肝、肺經。

【功效主治】養心安神、和血止痛；主治心悸、健忘多夢、牙痛、筋骨痛、腰腿麻木、跌打傷痛等。

【用法用量】煎湯內服，15 ～ 25 克；外用搗敷。

【用藥宜忌】孕婦忌服。

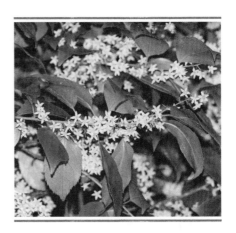

實用小祕方

藥方	鮮南蛇藤根 100 克，埔鹽根 50 克。
用法	水煎分 2 次服，一日 1 劑。
適應症	風疹塊、濕疹癢。

牛大力

別名 | 大力薯、山蓮藕、地藕

【植物形態】奇數羽狀複葉互生；葉片長橢圓形或長橢圓狀披針形，先端鈍短尖，基部鈍圓，乾時紅褐色。總狀花序通常腋生，有時成為頂生具葉的圓錐花序，總軸、花梗和花萼均被褐色茸毛。

【藥用部分】美麗崖豆藤的根。

【性味歸經】性平，味甘、苦；歸肺、腎經。

【功效主治】補肺滋腎、舒筋活絡；主治肺虛咳嗽、咯血等。

【用法用量】煎湯內服，9～30克；泡酒飲。

【用藥宜忌】孕婦忌服。

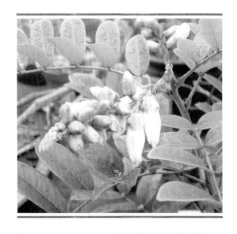

實用小祕方

藥方　牛大力、杜仲藤各12克，大血藤15克。

用法　煎湯內服，一日1劑。

適應症　體虛、白帶。

千 年 健

別名 | 一包針、千年見

【植物形態】葉互生，具長柄；葉片光滑無毛。花序生於鱗葉葉腋，花單性同株。漿果。種子長圓形，褐色。花期5～6月，果期8～10月。

【藥用部分】千年健的乾燥根莖。

【性味歸經】性溫，味苦、辛；歸肝、腎、胃經。

【功效主治】祛風濕、舒筋活絡、止痛消腫；主治風濕痹痛、肢節痠痛、筋骨痿軟、跌打損傷等。

【用法用量】煎湯內服，7.5～15克；泡酒飲；外用研末調敷。

【用藥宜忌】陰虛內熱者慎用。

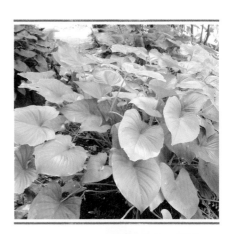

實用小祕方

藥方　千年健、地風各30克，老鸛草90克。

用法　共研細粉，一次3克，開水泡服。

適應症　風寒筋骨疼痛、拘攣麻木。

桑寄生

別名 | 廣寄生、寄生、老式寄生

【植物形態】常綠寄生小灌木。嫩葉、枝密被鏽色星狀毛。葉對生或近對生；葉片厚紙質，卵形至長卵形。繖形花序，花 1 ～ 4 朵，通常 2 朵。漿果橢圓狀或近球形，成熟果淺黃色，果皮變平滑。花、果期 4 月至翌年 1 月。

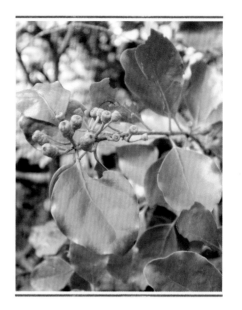

【藥用部分】桑寄生的乾燥帶葉莖枝。

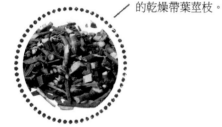

【性味歸經】性平，味甘、苦；歸肝、腎經。
【功效主治】補肝腎、強筋骨；主治風濕痺痛、腰膝痠軟、筋骨無力、遺精、陽痿、早洩、心悸失眠、不孕等。
【用法用量】煎湯內服，15 ～ 30 克；或入散；浸酒或搗汁服。
【用藥宜忌】孕婦慎用。

實用小祕方

藥方	桑寄生適量。
用法	研末，一次 5 克，不拘時，溫水調服。
適應症	丹田元氣虛乏。

藥膳食療方

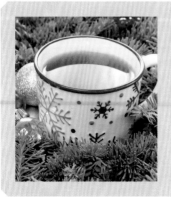

桑寄生茶
安胎養血、祛風濕、補腎肝

材料 桑寄生 20 克。
做法 砂鍋中注入適量清水燒開，將備好的桑寄生倒入鍋中，攪拌片刻。上蓋，用小火煮 20 分鐘，至其析出有效成分。揭蓋，將藥材及雜質撈乾淨，將煮好的藥茶盛出即可。

五加皮

別名 │ 南五加皮、五花、小五爪風

【植物形態】灌木，有時蔓生狀，高 2 ～ 3 公尺。枝灰棕色，無刺或在葉柄基部單生扁平的刺。葉為掌狀複葉，倒卵形至倒披針形。繖形花序腋生或單生於短枝頂端。核果漿果狀，扁球形，成熟時黑色。種子細小，淡褐色。

【藥用部分】細柱五加的根皮。

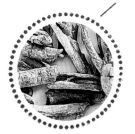

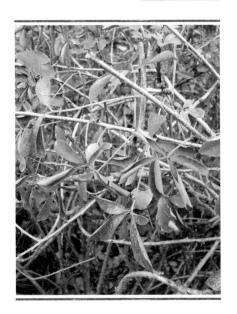

【性味歸經】性溫，味辛、苦；歸肝、腎經。
【功效主治】祛風濕、補肝腎、強筋骨；主治風濕痹痛、筋骨痿軟、小兒行遲、體虛乏力、水腫、腳氣等。
【用法用量】煎湯內服，6 ～ 9 克，鮮品加倍；泡酒飲或入丸、散；外用煎水熏洗或為末敷。
【用藥宜忌】陰虛火旺者慎服。

實用小祕方

藥方	五加皮、杜仲（炒）各等分。
用法	以上材料研末，以酒調成糊，做成如梧桐子大的丸，一次 30 丸，一日 1 次，以溫酒調下。
適應症	腰痛。

藥膳食療方

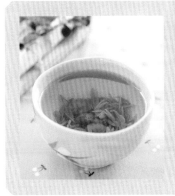

桂圓五加綠茶
強關節、祛風濕

材料 五加皮 15 克，桂圓 10 克，綠茶葉 5 克。
做法 砂鍋注水燒開，倒入洗好的五加皮、桂圓，上蓋，燒開後用小火煮約 20 分鐘，至其析出有效成分，揭蓋，攪拌勻，用中火續煮片刻。關火後盛出煮好的藥茶，裝入有綠茶葉的杯中，趁熱飲用即可。

小駁骨

別名 | 駁骨丹、接骨草、接骨筒

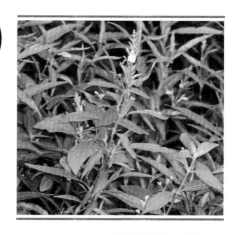

【植物形態】全株光滑。莖直立，圓柱形，莖節部膨大，多分枝，小枝有四稜線，略帶紫色，無毛。葉對生，具短柄，披針形，先端漸尖，基部楔形，全緣，葉面青綠色。

【藥用部分】接骨草的地上莖葉部分。

【性味歸經】性平、微溫，味辛、酸；歸肺、肝經。

【功效主治】祛風濕、續筋接骨；主治跌打扭傷、風濕性關節炎、斷骨，兼治風邪、酒毒、黃疸等。

【用法用量】煎湯內服，15～50克。

【用藥宜忌】陰虛火旺者慎服。

實用小祕方

藥方	小駁骨、延胡索、香附各15克。
用法	水煎分2次服，一日1劑。
適應症	婦女經痛。

榅梧

別名 | 白葉刺、日月紅、柿糊

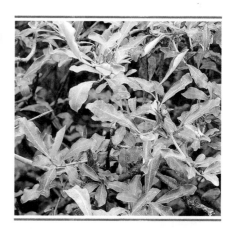

【植物形態】具有多數枝條，枝條密生銀白色鱗片或鱗屑。葉互生，厚革質，卵狀矩圓形或長倒卵形，先端圓而鈍凹，花腋生，銀白至淡黃色。核果球形或近似圓形，成熟時橙紅色帶銀白斑點。

【藥用部分】榅梧的根、葉。

【性味歸經】性平、微溫，味辛、酸；歸肺、肝經。

【功效主治】祛風理濕、下氣定喘、固腎；主治風濕性關節炎、哮喘、腎虛腰痛等。

【用法用量】煎湯內服，25～150克。

【用藥宜忌】單味勿久服。

實用小祕方

藥方	小榅梧根、黑糖各25克，白花益母草50克。
用法	水煎分2次服，一日1劑。
適應症	產後浮腫。

雪蓮花

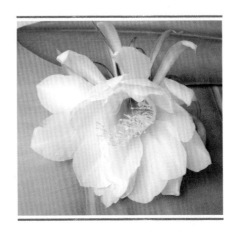

別名 | 雪蓮、雪荷花、大拇花

【植物形態】多年生草本，高 10 ～ 25 公分。莖常中空，棒狀。葉互生，無柄，披針形或狹倒卵形。頭狀花序多數，瘦果扁平，棕色。

【藥用部分】綿頭雪蓮花帶花全株。

【性味歸經】性溫，味甘、微苦；歸肝、脾、腎經。

【功效主治】除寒壯陽、調經止血；主治陽痿、月經不調、風濕性關節炎、外傷出血。

【用法用量】煎湯內服，6 ～ 12 克；或浸酒；外用適量，搗敷。

【用藥宜忌】孕婦忌服。

實用小祕方

藥方	雪蓮花適量。
用法	搗碎敷患處。
適應症	外傷出血。

石楠藤

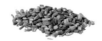

別名 | 爬岩香、巴岩香

【植物形態】攀緣藤本，長達數公尺。幼枝被短柔毛。葉卵形至卵狀披針形，頂端短漸尖；花早春開，無花被，單性，雌雄異株，密聚成與葉對生的穗狀花序；雄花序纖細。

【藥用部分】毛蒟的乾燥枝葉。

【性味歸經】性溫，味辛；歸肝、脾經。

【功效主治】祛風濕、通經絡、強腰腳、止痛止咳；主治風寒濕痺、筋骨疼痛、腰痛、痛經、咳嗽氣喘等。

【用法用量】煎湯內服，6 ～ 10 克；外用搗敷。

【用藥宜忌】陰虛火旺者慎服。

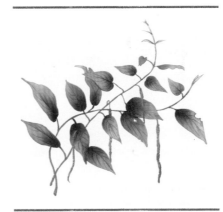

實用小祕方

藥方	石楠藤、海風藤、忍冬藤各 30 克。
用法	研末開水調服，一次 2 克，一日 3 次。
適應症	風濕性關節炎。

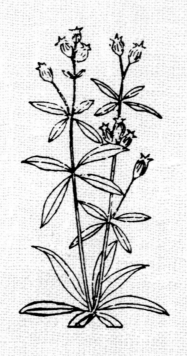

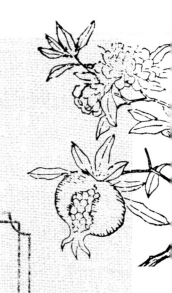

◆ 第十一章 ◆

活血袪瘀藥

凡功能為通利血脈、促進血行、消散瘀血的藥物，均稱為活血袪瘀藥。其作用較強者，又稱破血藥或逐瘀藥。

血液為人體重要物質之一，但必須通行流暢以濡養周身，如有阻滯瘀積則往往發生疼痛、腫塊等病症。活血袪瘀藥可行血散瘀，解除由於瘀血阻滯所引起的各種疾病，如胸脅疼痛、風濕痹痛、癥瘕結塊、瘡瘍腫痛、跌撲傷痛，以及月經不調、經閉、痛經等。

川芎

別名 | 芎藭、小葉川芎

【植物形態】全株有濃烈香氣。根莖呈不規則的結節狀拳形團塊。莖直立，圓柱形，具縱條紋，上部多分枝，下部莖節膨大呈盤狀，中空。葉片輪廓卵狀三角形。複繖形花序頂生或側生，花瓣白色，倒卵形至心形。

【藥用部分】川芎的根莖。

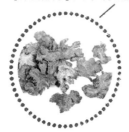

【性味歸經】性溫，味辛；歸膽、肝、心包經。

【功效主治】活血行氣、祛風止痛；主治月經不調、經閉、痛經、癥瘕腹痛等。

【用法用量】煎湯內服，5～10克；或入丸、散；外用研末撒或調敷。

【用藥宜忌】陰虛火旺、月經過多者慎用。

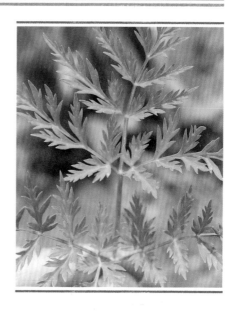

藥膳食療方

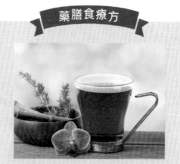

銀杏葉川芎紅花茶
活血化瘀、祛風止痛

材料 川芎10克，銀杏葉5克，紅花4克。

做法 砂鍋注水燒開，放入藥材，煮至其析出有效成分，攪拌片刻，關火後盛出煮好的藥茶，濾去材料，裝入杯中，趁熱飲用即可。

實用小祕方

藥方	當歸50克，川芎25克，荊芥穗10克。
用法	煎湯內服，一日1劑。
適應症	產後血暈。

延胡索

別名 ｜ 玄胡索、元胡

【植物形態】多年生草本，全株無毛。塊莖扁球形。
莖直立或傾斜，莖節處常膨大成小塊莖。葉片輪
廓寬三角形，二回三出或近三回三出，小葉三裂
或三深裂，具全緣的披針形裂片。總狀花序頂生。
蒴果條形。種子細小。

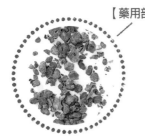

【藥用部分】延胡索塊莖。

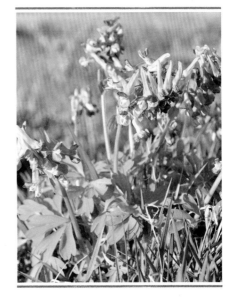

【性味歸經】性溫，味辛、苦；歸肝、胃經。

【功效主治】活血、散瘀、理氣、止痛；主治心腹
腰膝諸痛、月經不調、癥瘕、崩中、產後血暈、
惡露不盡、跌打損傷等。

【用法用量】煎湯內服，乾品使用 7.5 ～ 15 克；
或入丸、散。

【用藥宜忌】熱氣虛及孕婦忌服。

實用小祕方

藥方	延胡索、胡椒末各等量，酒、水各 100 毫升。
用法	上末和勻，一次 10 克，加酒、水煎服，一日 1 劑。
適應症	疝氣。

藥膳食療方

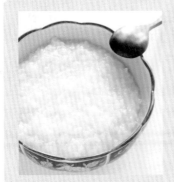

延胡索白米粥

活血、行氣、止痛

材料 白米 100 克，蒜末、延胡索各少許，鹽 2 克。

做法 砂鍋注水燒熱，倒入延胡索、蒜末，煮 10 分鐘
至其有效成分析出，撈出材料，再倒入洗好的
白米，攪拌均勻，上蓋，燒開後用小火煮約 30
分鐘至其熟軟，揭蓋，加入鹽，拌勻調味即可。

薑黃

別名 │ 黃薑、毛薑黃、寶鼎香

【**植物形態**】根粗壯，根莖卵形，內面黃色，側根莖圓柱狀，紅黃色。葉根生；葉片橢圓形或較狹，先端漸尖，基部漸狹；葉柄長約為葉片之半，有時幾與葉片等長；葉鞘寬，約與葉柄等長。

【**藥用部分**】薑黃或鬱金的根莖。

【**性味歸經**】性溫，味苦；歸腎經。

【**功效主治**】破血行氣、通經止痛；主治胸脅刺痛、閉經、癥瘕，跌撲腫痛等。

【**用法用量**】煎湯內服，3～10克；或入丸、散。

【**用藥宜忌**】血虛、無氣滯血瘀者及孕婦慎服。

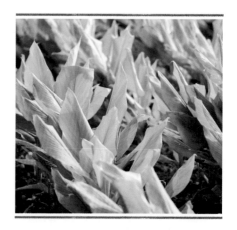

實用小祕方

藥方	薑黃、桂心等量。
用法	研為末，每日酒沖服1匙，血下盡後即癒。
適應症	產後血痛。

沒藥

別名 │ 末藥、明沒藥

【**植物形態**】樹幹粗，具多數不規則尖刻狀的粗枝；樹皮薄，光滑，小片狀剝落，淡橙棕色，後變灰色。花小，叢生於短枝上；核果卵形，尖頭，光滑，棕色，外果皮革質或肉質。

【**藥用部分**】沒藥樹的膠樹脂。

【**性味歸經**】性平，味苦；歸肝經。

【**功效主治**】活血止痛、消腫生肌，主治胸腹瘀痛、痛經、經閉、癥瘕、跌打損傷、癰腫瘡瘍、腸癰等。

【**用法用量**】煎湯內服，3～10克；或入丸、散。

【**用藥宜忌**】孕婦忌服。

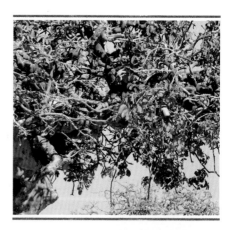

實用小祕方

藥方	沒藥、五靈脂、乳香各5克。
用法	研細和勻，滴水和丸，一次7克，一日3次。
適應症	膿血雜痢，後重疼痛，日久不瘥（日久不癒）。

七葉蓮

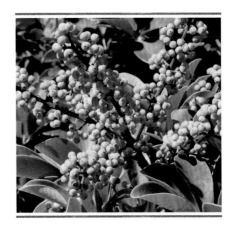

別名 ｜ 鵝掌藤、漢桃葉、七加皮

【植物形態】小枝有不規則縱皺紋，無毛。
葉柄纖細，長 12 ～ 18 公分，無毛；托葉
和葉柄基部合生成鞘狀，宿存或與葉柄一
起脫落；小葉片革質，倒卵狀長圓形或長
圓形。

【藥用部分】七葉蓮的根、莖、葉。

【性味歸經】性溫，味微苦、甘；歸肝經。

【功效主治】活血止痛、祛風除濕；主治風
濕痹痛、胃痛、跌打骨折、外傷出血等。

【用法用量】煎湯內服，25 ～ 50 克；外用
搗敷。

【用藥宜忌】孕婦慎用。

實用小祕方

藥方　鮮七葉蓮適量。
用法　搗爛，外敷患處。
適應症　外傷出血。

乳香

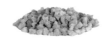

別名 ｜ 滴乳香、熏陸香

【植物形態】樹幹粗壯，樹皮光滑，淡棕黃
色，紙狀，粗枝的樹皮鱗片狀，逐漸剝落。
葉互生，密集或於上部疏生，單數羽狀複葉；
小葉對生，花小，排列成稀疏的總狀花序。

【藥用部分】乳香樹的膠樹脂。

【性味歸經】性溫，味辛、苦；歸心、肝、
脾經。

【功效主治】調氣活血、定痛、追毒，主治
氣血凝滯、心腹疼痛、癰瘡腫毒、跌打損傷、
痛經等。

【用法用量】煎湯內服，25 ～ 50 克；外用
搗敷。

【用藥宜忌】孕婦忌服。

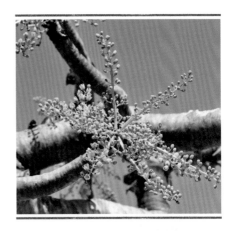

實用小祕方

藥方　乳香、沒藥各 7.5 克，紅花
　　　 15 克。
用法　煎湯內服，一日 1 劑。
適應症　跌仆折傷筋骨。

蕓薹子

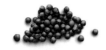

別名 │ 油菜子

【**植物形態**】莖直立，粗壯。基生葉大頭
羽狀分裂，下部莖生葉羽狀半裂；上部莖
生葉提琴形或長圓狀披針形，抱莖。總狀
花序生枝頂，花期繳房狀；花瓣鮮黃色。
種子球形，紅褐或黑色，近球形。
【**藥用部分**】油菜的種子。
【**性味歸經**】性平，味辛、甘；歸肝、腎經。
【**功效主治**】活血化瘀、消腫散結、潤腸
通便；主治產後惡露不盡、瘀血腹痛、痛
經、腸風下血等。
【**用法用量**】煎湯內服，3 ～ 10 克；或入
丸、散。
【**用藥宜忌**】陰血虛、大便溏者禁服。

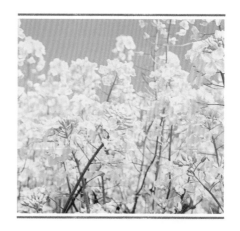

紫薇根

別名 │ 癢癢花、紫金花

【**植物形態**】落葉灌木或小喬木，高可達 7
公尺。樹皮平滑，灰色或灰褐色。枝幹多
扭曲，小枝纖細，葉互生或有時對生，紙質。
【**藥用部分**】紫薇的根。
【**性味歸經**】性微寒，味微苦。
【**功效主治**】活血止血、止痛、清熱利濕；
主治痢疾、水腫、燒燙傷、濕疹、癰腫瘡毒、
跌打損傷等。
【**用法用量**】煎湯內服，10 ～ 15 克；外用
適量，研末調敷，或煎水洗。
【**用藥宜忌**】孕婦忌服。

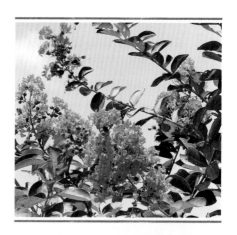

瓜子金

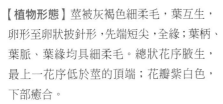

別名 | 辰砂草、金鎖匙、瓜子草

【植物形態】莖被灰褐色細柔毛，葉互生，卵形至卵狀披針形，先端短尖，全緣；葉柄、葉脈、葉緣均具細柔毛。總狀花序腋生，最上一花序低於莖的頂端；花瓣紫白色，下部癒合。

【藥用部分】瓜子金的全草或根。

【性味歸經】性平，味苦、微辛；歸肺、胃、心經。

【功效主治】清肺止咳、涼血止血；主治支氣管炎、肺炎、百日咳、咽喉炎、吐血、便血、子宮出血等。

【用法用量】煎湯內服，15～25克；外用搗敷。

【用藥宜忌】體虛者慎用。

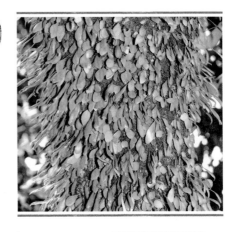

實用小祕方

藥方　瓜子金根 100 克。
用法　煎湯內服，一日 1 劑。
適應症　痰咳。

海州骨碎補

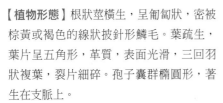

別名 | 毛薑、銅絲草

【植物形態】根狀莖橫生，呈匍匐狀，密被棕黃或褐色的線狀披針形鱗毛。葉疏生，葉片呈五角形，革質，表面光滑，三回羽狀複葉，裂片細碎。孢子囊群橢圓形，著生在支脈上。

【藥用部分】骨碎補的根莖。

【性味歸經】性溫，味苦；歸腎經。

【功效主治】行血活絡、祛風止痛、補腎堅骨；主治跌打損傷、風濕痹痛、腎虛牙痛、腰痛、久瀉等。

【用法用量】煎湯內服，9～15克。

【用藥宜忌】陰虛、無瘀血者慎用。

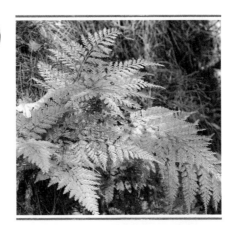

實用小祕方

藥方　海州骨碎補、枸杞根各 25 克。
用法　水煎分 2 次服，一日 1 劑。
適應症　牙痛。

鬱 金

別名 | 馬蒾、帝足、黃鬱、烏頭

【植物形態】根粗壯，末端膨大，呈長卵形塊根。塊莖卵圓狀，側生，根莖圓柱狀，斷面黃色。葉基生，葉柄基部的葉柄短，或近於無柄，花葶單獨由根莖抽出，與葉同時發出或先葉而出，穗狀花序圓柱形，有花的苞片淡綠色，卵形。

【藥用部分】鬱金的根莖。

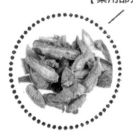

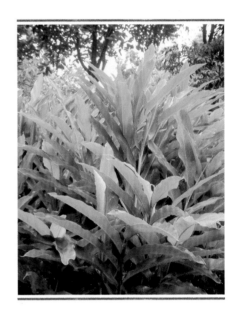

【性味歸經】性寒，味辛、苦；歸肝、心、肺經。

【功效主治】活血止痛、行氣解鬱、清心涼血；主治胸腹脅肋諸痛、痛經、癥瘕、熱病神昏、癲狂、吐血、衄血、血淋、砂淋、黃疸等。

【用法用量】煎湯內服，3～10克；或入丸、散。

【用藥宜忌】陰虛失血者及無氣滯血瘀者忌服；孕婦慎服。

實用小祕方

藥方	鬱金、木香等量。
用法	研末，一次 10 克，以老酒調下，一日 2 次。
適應症	氣鬱血瘀之胸痛。

藥膳食療方

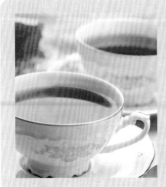

玫瑰鬱金益母草飲
疏肝理氣、調經止痛

材料 玫瑰花、益母草、鬱金各 5 克，紅糖 8 克。

做法 砂鍋中注入適量清水燒熱，倒入備好的藥材，拌勻，上蓋，用大火煮約 5 分鐘，至其析出有效成分，揭蓋，撈出藥渣，加入紅糖，拌勻，關火後盛出煮好的藥茶，裝入杯中，待稍微放涼後即可飲用。

桃枝

【植物形態】小枝綠色或半邊紅褐色，無毛。葉互生，在短枝上呈簇生狀；葉柄長 1 ～ 2 公分，通常有一至數枚腺體；葉片橢圓狀披針形至倒卵狀披針形。

【性味歸經】性平，味苦；歸心、肝經。

【功效主治】活血通絡、解毒殺蟲；主治心腹刺痛、風濕痺痛、跌打損傷、瘡癬等。

【用法用量】煎湯內服，9 ～ 15 克；外用適量，煎湯洗浴。

【用藥宜忌】孕婦忌服。

【藥用部分】桃的乾燥枝條。

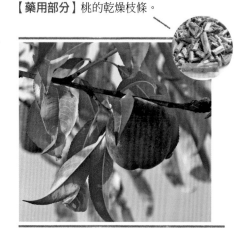

藤三七

【植物形態】全株平滑，莖略呈肉質；在老莖的葉腋處，會長出瘤塊狀的珠芽。單葉互生，卵形或卵圓形；其葉片稍肉質而厚。總狀花序具多花。

【性味歸經】性平，味微苦；歸肝、胃、大腸經。

【功效主治】健胃、整腸、通便；主治習慣性便祕、刀傷或創傷出血等。

【用法用量】燉雞或燉豬肉服，50 ～ 100 克；外用搗敷。

【用藥宜忌】孕婦忌服。有不良反應則應立即停用。

【藥用部分】藤三七的乾燥瘤塊狀珠芽。

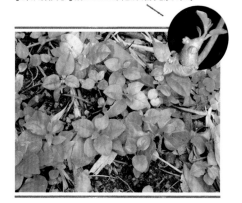

鴨腳艾

【植物形態】莖直立，分枝多，莖基部叢種而異，全株無毛。葉互生，三角狀羽狀裂葉；小花雪白色，具芳香味，果實細小，為瘦果。

【性味歸經】性平，味甘、微苦；歸肝經。

【功效主治】活血散瘀、理氣止痛、涼血止血、調經，主治慢性肝炎、肝硬化、感冒頭疼、便血、尿血等。

【用法用量】煎湯內服，15 ～ 25 克；煎蛋或煮湯吃；外用搗爛外敷。

【用藥宜忌】孕婦和虛寒者慎用。

【藥用部分】鴨腳艾的全草。

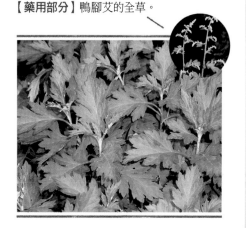

活 血 療 傷 藥

兒茶

別名 | 兒茶膏、孩兒茶

【植物形態】小枝細，有棘刺。葉為二回雙數羽狀複葉，互生；總狀花序腋生，花黃色或白色。

【藥用部分】兒茶的去皮枝、乾枝的乾燥煎膏。

【性味歸經】性微寒，味苦、澀；歸肺經。

【功效主治】生肌、斂瘡，主治潰瘍不斂、濕疹等。

【用法用量】煎湯內服，1 ～ 3 克，包煎。

【用藥宜忌】寒濕之證禁服。

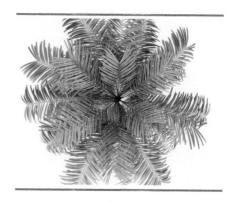

實用小祕方

藥方	兒茶 50 克，明礬 40 克。
用法	研末，溫水送服，一次 0.2 克，一日 3 次。
適應症	肺結核咯血。

骨碎補

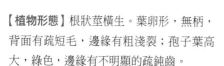

別名 | 肉碎補、石岩薑、猴薑

【植物形態】根狀莖橫生。葉卵形，無柄，背面有疏短毛，邊緣有粗淺裂；孢子葉高大，綠色，邊緣有不明顯的疏鈍齒。

【藥用部分】樹蕨的根莖。

【性味歸經】性溫，味苦；歸肝、腎經。

【功效主治】補腎強骨、活血止痛；主治腎虛腰痛、足膝痿弱、耳聾、牙痛、跌打骨折及斑禿（鬼剃頭）等。

【用法用量】煎湯內服，10 ～ 20 克；或入丸、散；外用適量，搗爛敷或曬乾研末敷；可浸酒擦。

【用藥宜忌】陰虛內熱及無瘀血者慎服。

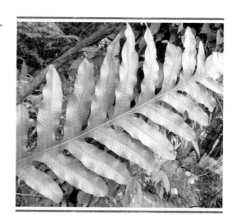

實用小祕方

藥方	骨碎補 50 ～ 100 克（去毛）。
用法	打碎，加水蒸服，一日 1 劑。
適應症	牙痛。

紅雞屎藤

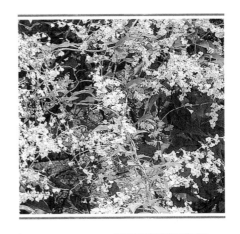

別名 | 斑鳩飯、主屎藤

【植物形態】葉紙質，新鮮揉之有臭氣。花紫色，內面紅紫色，被粉狀柔毛。漿果球形，直徑 5～7 公釐，成熟時光亮，草黃色。

【藥用部分】紅雞屎藤的全草及根。

【性味歸經】性平，味甘、酸；歸心、肝、脾經。

【功效主治】祛風除濕、消食化積、解毒消腫、活血止痛；主治風濕痹痛、食積腹脹、小兒疳積等。

【用法用量】煎湯內服，10～15 克，大劑 30～60 克；或浸酒；外用搗敷，或煎水洗。

【用藥宜忌】孕婦忌服。

實用小祕方

藥方	紅雞屎藤根、紅小芭煎頭各 200 克。
用法	燉雞服。
適應症	婦女虛弱咳嗽、白帶腹脹。

接骨木

別名 | 公道老、扦扦活、馬尿騷

【植物形態】莖髓心淡黃棕色。葉對生，橢圓形或長圓狀披針形，圓錐花序頂生；花小，白色至淡黃色。漿果狀核果近球形。

【藥用部分】接骨木的莖枝。

【性味歸經】性平，味甘、苦；歸肝經。

【功效主治】祛風利濕、活血止痛，主治風濕筋骨疼痛、水腫、產後血暈、跌打腫痛、骨折等。

【用法用量】煎湯內服，15～25 克；或入丸、散；外用搗敷或煎水熏洗。

【用藥宜忌】孕婦忌服。

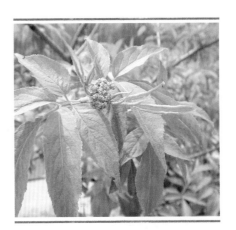

實用小祕方

藥方	接骨木碎塊 1 把。
用法	水煎分 3 次服，一日 1 劑。
適應症	產後血暈。

劉寄奴

別名 | 金寄奴、烏藤菜、六月雪

【**植物形態**】多年生直立草本，高 60 ～ 100 公分。莖有明顯縱肋，被細毛；葉互生；長橢圓形或披針形，長 6 ～ 9 公分，寬 2 ～ 4 公分，先端漸尖。

【**藥用部分**】奇蒿的帶花全草。

【**性味歸經**】性溫，味辛、微苦；歸心、肝、脾經。

【**功效主治**】破血通經、斂瘡消腫，主治經閉癥瘕、胸腹脹痛、產後血瘀、跌打損傷、金瘡（金屬器械造成的傷口）出血等。

【**用法用量**】煎湯內服，7.5 ～ 15 克；或入散；外用搗敷或研末撒。

【**用藥宜忌**】氣血虛弱、脾虛作瀉者忌服。

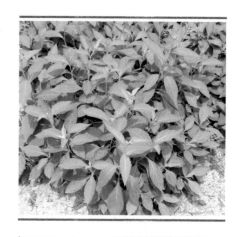

實用小祕方

藥方	劉寄奴 9 克，烏梅 3 枚，白薑 9 克。
用法	煎湯內服，一日 1 劑。
適應症	赤白下痢。

鹿角

別名 | 馬鹿角

【**動物形態**】四肢細長，主蹄狹小。臀部有明顯的白色臀斑，尾短。雄鹿有分叉的角，長全時有 4 ～ 5 叉。夏毛薄，紅棕色，白斑顯著，在脊背兩旁及體側下緣排列成縱行，有黑色的背中線。

【**藥用部分**】梅花鹿已骨化的角。

【**性味歸經**】性溫，味鹹；歸腎、肝經。

【**功效主治**】行血、消腫、益腎；主治瘡瘍腫毒、瘀血作痛、虛勞內傷、腰脊疼痛等。

【**用法用量**】煎湯內服，7.5 ～ 15 克；或入丸、散。

【**用藥宜忌**】陰虛火旺者禁服。

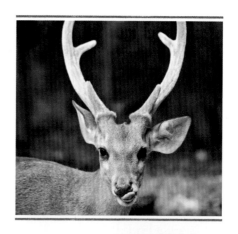

實用小祕方

藥方	鹿角、當歸各 50 克。
用法	研末煎湯內服，一日 1 劑。
適應症	妊娠忽下血、腰痛不可忍。

漆大姑

【植物形態】灌木，多分枝。葉互生，卵形或卵狀披針形，先端漸尖，基部楔形，兩面均被粗毛，葉脈上密被黃毛；葉柄短，密被黃毛；托葉錐尖。

【性味歸經】性平，味苦、澀；歸胃、脾、大腸經。

【功效主治】活血療傷；主治急性胃腸炎、風濕性關節炎、跌打損傷、皮膚炎等。

【用法用量】煎服內服，7.5～25克；外用煎水洗或搗敷。

【用藥宜忌】孕婦慎用。

【藥用部分】毛果算盤子的枝葉。

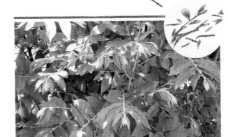

水茄

【植物形態】主根粗厚，細根伸長，擴展如細網狀。枝及葉柄散生短刺，全株密被灰色星狀毛。葉單一或成對，互生，被黃色星狀毛。全年開花，總狀花序腋生，花瓣白色。

【性味歸經】性微涼，味淡；歸肺、心、肝經。

【功效主治】活血、散瘀、止痛；主治跌打瘀痛、腰肌勞損、咯血、痧症、胃痛、疔瘡等。

【用法用量】煎湯內服，7.5～15克；或入丸、散。

【用藥宜忌】用量不宜過大，青光眼患者勿內服。

【藥用部分】水茄的根。

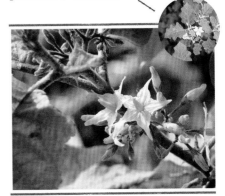

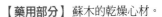

蘇木

【植物形態】常綠小喬木，高可達5～10公尺。樹幹有小刺，小枝灰綠色，具圓形凸出的皮孔，新枝被微柔毛，其後脫落。莢果長圓形，無刺，無剛毛，頂端一側有尖喙，成熟後暗紅色，具短茸毛。

【性味歸經】性平，味甘、鹹；歸心、肝經。

【功效主治】行血、破瘀、消腫、止痛；主治婦人血氣心腹痛、經閉、產後瘀血、脹痛喘急、痢疾等。

【用法用量】煎湯內服，5～15克；研末或熬膏。

【用藥宜忌】血虛無瘀者不宜用。

【藥用部分】蘇木的乾燥心材。

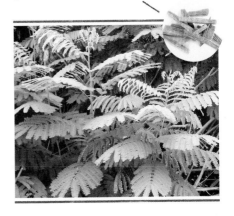

白花益母草

別名 | 樓台草、鱟草

【**植物形態**】莖直立，有節，四棱形。葉對生，呈卵狀心形；莖生葉具柄，柄長 1 ～ 3 公分。

【**藥用部分**】鱟菜的全草。

【**性味歸經**】性微寒，味辛、微苦；歸心、肝、腎經。

【**功效主治**】活血調經；主治月經不調、痛經等。

【**用法用量**】煎湯內服，25 ～ 100 克。

【**用藥宜忌**】孕婦慎服。

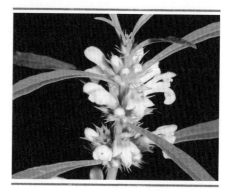

實用小祕方

藥方	白花益母草 25 克，延胡索 10 克。
用法	煎湯內服，一日 1 劑。
適應症	痛經。

白花虱母草

別名 | 虱母子、三腳破

【**植物形態**】莖直立，全株密被白色柔毛或星狀毛。單葉互生；托葉 2 枚，條形，被毛；葉片形狀、大小差異較大，卵狀三角形，卵形至圓形；花單生或簇生於葉腋，白色的花有橢圓形的花瓣 5 枚。

【**藥用部分**】白花虱母草的全草。

【**性味歸經**】性平，味甘、淡、微苦；歸肝、腎經。

【**功效主治**】調經理帶、消炎解毒、祛風活血、散瘀消腫；主治白帶異常、痛經、腸炎、傷風感冒等。

【**用法用量**】煎湯內服，乾品 25 ～ 200 克。

【**用藥宜忌**】孕婦、血虛無瘀者、陰虛血少者忌服。

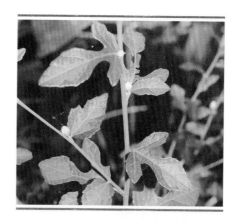

實用小祕方

藥方	白花虱母草 150 克，豬排骨 200 克。
用法	燉爛分 2 次服，一日 1 劑。
適應症	胃潰瘍、胃腸穿孔。

猩猩草

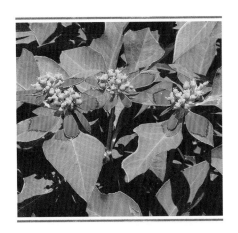

別名 ｜ 老來嬌、葉象花、一品紅

【植物形態】株高 50 ～ 100 公分，全株含豐
富的乳汁；植株莖基部木質化，且具多數分枝，
光滑無毛；小枝細長，直立或斜上升，綠色。
葉互生，卵狀橢圓形或提琴形。
【藥用部分】猩猩草的全草。
【性味歸經】性寒，味苦、澀；歸肝經。
【功效主治】調經、止血、接骨、消腫；主治
婦女月經過多、骨折、跌打傷、瘰疾、癬。
【用法用量】煎湯內服，乾葉 7 ～ 12 克。
【用藥宜忌】皮膚過敏者勿接觸本藥。

實用小祕方

藥方　猩猩草 7 ～ 12 克。
用法　煎湯內服，一日 1 劑。
適應症　跌打損傷。

益母子

別名 ｜ 茺蔚子、沖玉子、益母草子

【植物形態】莖直立，有節。葉對生，形狀不一，
葉片卵狀心形；葉片 3 全裂或深裂，裂片復為
羽裂。
【藥用部分】益母草的乾燥成熟果實。
【性味歸經】性微寒，味甘、辛；歸肝經。
【功效主治】活血調經、清肝明目、降血壓；
主治月經不調、崩中（不規則的陰道出血量多，
來勢急猛）、帶下病、產後瘀血腹痛、高血壓、
目赤腫痛等。
【用法用量】煎湯內服，6 ～ 9 克；或入丸、
散；或搗絞取汁。
【用藥宜忌】肝血不足者及孕婦忌服。

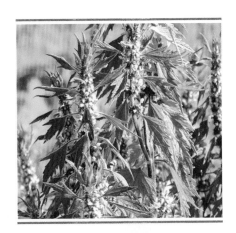

實用小祕方

藥方　益母子、紅花各 5 克，生山
　　　楂 10 克。
用法　煎湯內服，一日 1 劑。
適應症　痰濕。

丹參

別名 | 紅根、大紅袍、血參根

【植物形態】 全株密被黃白色柔毛及腺毛。根細長圓柱形，外皮朱紅色。莖直立，方形，表面有淺槽。單數羽狀複葉，對生，有柄；頂端小葉最大，葉片卵形、廣披針形，先端急尖或漸尖，基部斜圓形、總狀花序，頂生或腋生。

【藥用部分】 丹參的根。

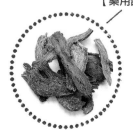

【性味歸經】 性微溫，味苦；歸心、肝經。

【功效主治】 活血祛瘀、安神寧心、排膿、止痛；主治心絞痛、月經不調、痛經、經閉、血崩帶下、癥瘕、瘀血腹痛、驚悸不眠、惡瘡腫毒等。

【用法用量】 煎湯內服，7.5～15克；或入丸、散；外用熬膏塗，或煎水熏洗。

【用藥宜忌】 月經過多及無瘀血者忌服；孕婦慎服。

實用小祕方

藥方	丹參、三棱、莪朮各 15 克，皂角刺 5 克。
用法	煎湯內服，一日 1 劑。
適應症	腹中包塊。

藥膳食療方

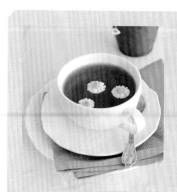

銀花丹參飲
清熱解毒、涼血通絡

材料 金銀花、丹參各 5 克。

做法 砂鍋中注入適量清水燒開，倒入洗淨的金銀花、丹參。上蓋，煮沸後用小火煮約 15 分鐘，至其析出有效成分。揭蓋，拌煮一會兒。盛出濾取茶汁，裝入茶杯中即成。

番紅花

別名 ｜ 藏紅花、撒法即、西紅花

【**植物形態**】地下鱗莖呈球狀，外被褐色膜質鱗葉。花頂生；花被倒卵圓形，淡紫色；雄蕊 3 枚；雌蕊 3 枚，心皮合生，子房下位，花柱細長，黃色，頂端三深裂，下垂，深紅色，有一開口呈漏斗狀。蒴果，長形。種子多數，圓球形，種皮革質。

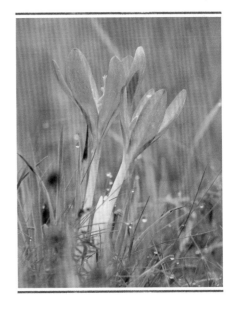

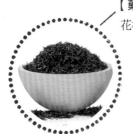

【**藥用部分**】藏紅花花柱的上部及柱頭。

【**性味歸經**】性平，味甘；歸心、肝經。

【**功效主治**】活血化瘀、散鬱開結；主治憂思鬱結、胸膈痞悶、吐血、傷寒發狂、驚怖恍惚、婦女經閉等。

【**用法用量**】煎湯內服，5 ～ 15 克；搗爛榨汁沖溫酒服；外用研成細末溫酒送服；水煎熏洗患處；搗爛外敷。

【**用藥宜忌**】孕婦忌服。

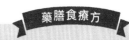
實用小祕方

藥方	番紅花 1 克，水 1 碗。
用法	浸 1 宿，服之，一日 1 劑。
適應症	傷寒發狂、驚怖恍惚。

藥膳食療方

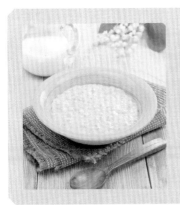

番紅花奶粥
活血化瘀、補虛健體

材料 番紅花 8 克，白米 60 克，牛奶適量。
做法 砂鍋注水燒熱，倒入番紅花，煮 10 分鐘後撈出，再倒入白米，攪拌均勻，上蓋，燒開後用小火煮約 30 分鐘至其熟軟，揭蓋，加入牛奶，拌勻，稍煮片刻，關火盛出即可。

紅花

別名 ｜ 草紅花、紅藍花、刺紅花

【植物形態】莖直立，上部分枝。葉互生，無柄。中下部莖生葉披針形、卵狀披針形或長橢圓形。頭狀花序多數，在莖枝頂端排成繖房花序，為苞葉所圍繞；苞片橢圓形或卵狀披針形，邊緣有或無針刺。

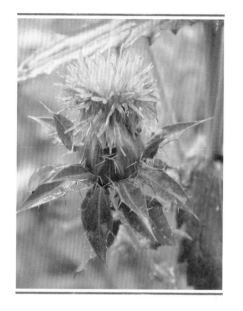

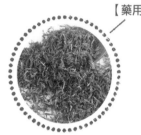

【藥用部分】紅花的花。

【性味歸經】性溫，味辛；歸心、肝經。

【功效主治】活血通經、祛瘀止痛；主治血瘀經閉、痛經、產後瘀滯腹痛、胸痹心痛、癥瘕積聚、跌打損傷、關節疼痛、腦卒中偏癱等。

【用法用量】煎湯內服，3～10克。養血活血宜少用，活血祛瘀宜多用。

【用藥宜忌】孕婦及月經過多者忌服。

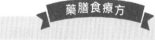
實用小祕方

藥方	紅花6克，雞血藤24克，黃酒適量。
用法	紅花、雞血藤水煎，調黃酒適量服，一日1劑。
適應症	痛經。

藥膳食療方

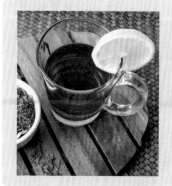

紅花活血茶
活血化瘀、降壓降脂

材料 紅花15克，冰糖20克。

做法 將紅花清洗掉雜質；砂鍋注水，倒入紅花，上蓋，煮沸後用小火煮約10分鐘，至其析出有效成分。揭蓋，放入冰糖，攪拌一會兒，煮至溶化，盛出濾取茶汁，裝入茶杯中即成。

雞血藤

別名 | 血風、血藤、大血藤

【植物形態】木質藤本，長達數十公尺。老
莖砍斷時可見數圈偏心環，雞血狀汁液從
環處滲出。三出複葉互生；圓錐花序腋生，
大型，花多而密。

【藥用部分】密花豆的乾燥藤莖。

【性味歸經】性溫，味甘、苦；歸心、脾經。

【功效主治】活血舒筋、養血調經；主治手
足麻木無力、肢體癱瘓、月經不調等。

【用法用量】煎湯內服，10～15克，大劑
量可用至30克；或浸酒。

【用藥宜忌】陰虛火亢者慎用。

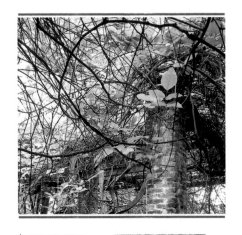

實用小祕方

藥方　雞血藤500克，方糖830克。
用法　製成糖漿，一次10毫升，
　　　一日3次。
適應症　風濕痹痛、月經不調。

卷 柏

別名 | 一把抓、老虎爪、長生草

【植物形態】主莖短成長，直立，下著鬚根。
葉小，異型，交互排列；孢子葉三角形，
先端有長芒，邊緣有寬的膜質；孢子囊腎形，
大小孢子的排列不規則。

【藥用部分】卷柏的乾燥全草。

【性味歸經】性平，味辛；歸肝、心經。

【功效主治】生用破血，炒用止血；主治經
閉、痛經、癥瘕、跌打損傷、崩漏、便血、
脫肛等。

【用法用量】煎湯內服，1.5～15克；或入
丸、散。

【用藥宜忌】孕婦慎用。

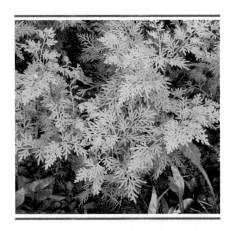

實用小祕方

藥方　卷柏、冰糖各100克，淡竹
　　　葉50克。
用法　煎湯內服，一日1劑。
適應症　癲癇。

杜鵑花

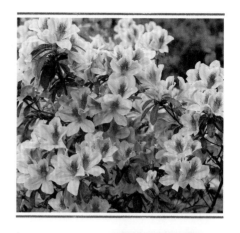

別名 | 紅躑躅、山石榴、映山紅

【**植物形態**】全株含豐富的乳汁;植株莖基部木質化,且具多數分枝,光滑無毛;小枝細長,直立或斜上升,綠色。葉互生,卵狀橢圓形或提琴形。

【**藥用部分**】杜鵑花的花。

【**性味歸經**】性平,味甘、酸;歸肝、脾、腎經。

【**功效主治**】和血調經、袪風濕、止血;主治月經不調、閉經、崩漏、吐血、衄血、痔血、跌打損傷、內傷咳嗽、風濕痛等。

【**用法用量**】煎湯內服,9～15克;外用搗敷。

【**用藥宜忌**】孕婦忌服。

實用小祕方

藥方	杜鵑花子 2.5 克。
用法	研末,酒吞服,一日 1 劑。
適應症	跌打疼痛。

鳳仙花

別名 | 金鳳花、燈盞花、指甲花

【**植物形態**】莖直立,肉質多汁,呈圓柱形,上部多分枝,常呈紫紅色。披針形的葉子互生,長約 10 公分,頂端漸尖,邊緣有銳齒。夏季開白色、淡紅、深紅或紫紅色花。

【**藥用部分**】鳳仙的花蕾。

【**性味歸經**】性微溫,味甘、苦;歸腎、肝、肺經。

【**功效主治**】袪風、活血、消腫、止痛;主治風濕偏廢、腰脊疼痛、婦女經閉腹痛、疔瘡、鵝掌風(富貴手)等。

【**用法用量**】煎湯內服,5～15克;搗爛榨汁沖溫酒服。

【**用藥宜忌**】孕婦忌服。

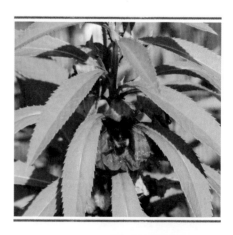

實用小祕方

藥方	鮮鳳仙花 6～15 朵,冰糖 25 克。
用法	加水共燉服,一日 1 劑。
適應症	百日咳咯血。

王不留行

別名 | 留行子、奶米、王牡牛

【植物形態】一年生或二年生草本。葉對生，無柄，卵狀披針形或線狀披針形，先端漸尖，基部圓形或近心臟形，全緣。頂端聚繖花序疏生，花柄細長。蒴果廣卵形。花期 4 ～ 5 月，果熟期 6 月。

【藥用部分】麥藍菜的種子。

【性味歸經】性平，味苦；歸肝、胃經。

【功效主治】行血通經、催生下乳、消腫斂瘡；主治婦女經閉、乳汁不通、難產、血淋、金瘡出血。

【用法用量】煎湯內服，7.5 ～ 15 克；或入丸、散。

【用藥宜忌】孕婦忌服。

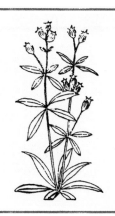

實用小祕方

藥方	王不留行 50 克，豬前蹄 100 克。
用法	煎湯內服。
適應症	產後氣血兩虛。

三角梅

別名 | 九重葛、 杜鵑

【植物形態】莖稍微呈直立狀，常攀緣他物而上，粗壯。枝細長，常具有勾刺或針刺。葉互生，卵形、闊卵形至圓形，有時亦有卵狀披針形。苞片似花，有紫、紅白、橙黃或深紅色等色。

【藥用部分】三角梅的藤、花。

【性味歸經】性溫，味苦、澀；歸肝經。

【功效主治】調和氣血、消炎解毒；主治月經不調、白帶異常、肝炎、脂肪肝等。

【用法用量】煎湯內服，乾品 10 ～ 20 克。

【用藥宜忌】不宜久服，孕婦忌服。

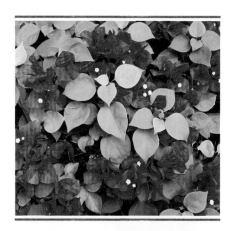

實用小祕方

藥方	三角梅、益母草各 25 克，香附 15 克。
用法	煎湯內服，一日 1 劑。
適應症	月經不調。

凌霄花

別名 | 五爪龍、紅花倒水蓮

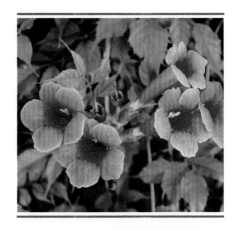

【植物形態】莖呈黃褐色，具棱狀網裂。單數羽狀複葉，對生；花成疏大頂生聚繖圓錐花序；花萼 5 裂，綠色，裂片披針形；花冠赤黃色，漏斗狀鐘形，先端 5 裂。蒴果細長，豆莢狀。

【藥用部分】凌霄的花。

【性味歸經】性寒，味酸；歸肝經。

【功效主治】涼血祛瘀；主治血滯經閉、癥瘕、血熱風癢、酒糟鼻等。

【用法用量】煎湯內服，5～10 克；或入散。

【用藥宜忌】氣血虛弱者及孕婦忌服。

實用小祕方

藥方	凌霄花末適量。
用法	溫酒服，一次 6 克，一日 3 次。
適應症	崩漏下血。

懷牛膝

別名 | 懷牛髁膝、山莧菜

【植物形態】根細長，外皮土黃色。莖直立，四棱形。葉對生，葉片橢圓形或橢圓狀披針形。穗狀花序腋生兼頂生。胞果長圓形，光滑。種子 1 枚，黃褐色。

【藥用部分】牛膝的乾燥根。

【性味歸經】性平，味甘、苦、酸；歸肝、腎經。

【功效主治】生用散瘀消腫；主治淋病、尿血、跌打損傷等；熟用補肝腎、強筋骨，主治腰膝骨痛、四肢拘攣等。

【用法用量】煎湯內服，15～25 克；或入丸、散。

【用藥宜忌】孕婦及月經過多者忌用。

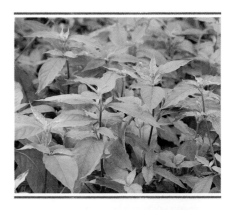

實用小祕方

藥方	懷牛膝 1,000 克。
用法	泡酒服，一次 30 毫升，一日 2 次。
適應症	暴症（腹部包塊突然出現，而且增長迅速），腹中有物如石，痛如刺，晝夜啼呼。

山素英

別名 | 山秀英、素英花、山四英

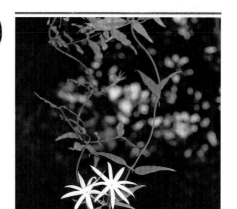

【植物形態】蔓性常綠灌木。全株光滑無毛，小枝柔軟，幼時略被毛。葉對生，革質，具柄短，呈卵狀長橢圓形或卵狀披針形，先端漸銳尖，基部鈍圓。

【藥用部分】山素英全草。

【性味歸經】性平，味微苦、甘；歸肝、腎、脾經。

【功效主治】行血、補腎、明目；主治眼疾、白帶異常、咽喉腫痛等。

【用法用量】煎湯內服，乾品 18 ～ 75 克。飲；外用研末調敷。

【用藥宜忌】暫無明確禁忌。

實用小祕方

藥方	山素英 37 克，白粗糠頭 75 克。
用法	煎湯內服，一日 2 劑。
適應症	排尿浮油

銅錘玉帶草

別名 | 地鈕子、地茄子

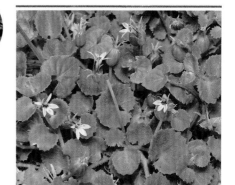

【植物形態】莖纖細，長 30 ～ 50 公分。全草被毛，莖略呈四棱形，綠紫色，節處生根。葉互生，圓形至心狀卵圓形，長 1 ～ 1.5 公分，寬 1 ～ 1.2 公分，先端鈍，葉背淡綠或帶紫色，有疏毛。

【藥用部分】銅錘玉帶草的全草。

【性味歸經】性平，味甘、苦；歸肝、腎、脾經。

【功效主治】祛風利濕、活血、解毒；主治乳癰、風濕疼痛、跌打損傷等。

【用法用量】煎湯內服，15 ～ 25 克；外用搗敷。

【用藥宜忌】孕婦忌服。

實用小祕方

藥方	銅錘玉帶草、香蘭各 50 克，絞股藍 25 克。
用法	水煎分 2 次服，一日 1 劑。
適應症	尿酸過高、痛風紅腫。

桃仁

別名 | 核桃仁

【植物形態】落葉小喬木。核果近球形，表面有茸毛；果肉白色或黃色；離核或黏核。種子扁卵狀心形。藥材種仁多破碎成不規則的塊狀，完整者類球形，由二瓣種仁合成，皺縮多溝。質脆，子葉富油質。氣微弱，子葉味淡，種皮味澀。以色黃、個大、飽滿、油多者為佳。

【藥用部分】桃的種子。

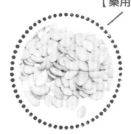

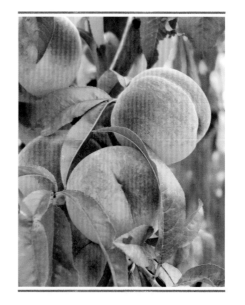

【性味歸經】性平，味苦；歸心、肝、肺、大腸經。

【功效主治】活血祛瘀、潤腸通便；主治經閉、痛經、月經不調、乳腺增生、骨盆腔良性腫瘤、癥瘕痞塊、跌仆損傷等。

【用法用量】煎湯內服，7.5～15克；或入丸、散；外用搗敷。

【用藥宜忌】無瘀滯者及孕婦忌服。

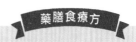

實用小祕方

藥方	生桃仁、生韭菜各適量。
用法	生桃仁連皮細嚼，以生韭菜搗汁送下，一日1劑。
適應症	食鬱久、胃脘有瘀血作痛。

藥膳食療方

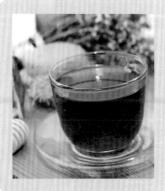

桑菊桃仁茶
補肝養血、活血養顏

材料 桑葉5克，菊花6克，桃仁4克，蜂蜜適量。

做法 砂鍋注水燒熱，倒入桃仁、桑葉、菊花，煮約15分鐘，至其析出有效成分，揭蓋，攪拌幾下，用中火略煮片刻，將煮好的藥茶盛出，濾入杯中，淋入少許蜂蜜，攪拌均勻即可飲用。

益母草

別名 | 益母蒿、益母艾、紅花艾

【**植物形態**】莖直立，方形，單一或分枝，被微毛。
葉對生；莖中部的葉有短柄，3全裂，裂片近披
針形，中央裂片常3裂，兩側裂片常有1～2裂，
最終裂片近線形。花多數，生於葉腋，呈輪傘狀。
小堅果褐色，三棱狀。

【**藥用部分**】益母草的全草。

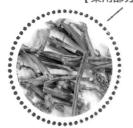

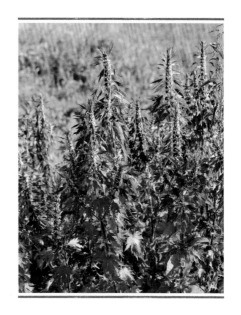

【**性味歸經**】性微寒，味辛、苦；歸心、肝、膀胱經。

【**功效主治**】活血、祛瘀、調經、消水；主治月經
不調、胎漏難產、胞衣不下、產後血暈、瘀血腹痛、
崩中漏下、尿血、瀉血、癰腫瘡瘍等。

【**用法用量**】煎湯內服，10～15克；熬膏或入丸、
散；外用煎水洗。

【**用藥宜忌**】陰虛血少、月經過多者忌服。

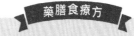
實用小祕方

藥方	益母草15克，酒適量。
用法	加水同煎，一日1劑。
適應症	折傷筋骨。

藥膳食療方

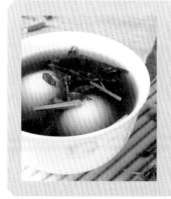

益母草雞蛋湯
補肝養血、活血養顏

材料 益母草適量，紅棗15克，枸杞子10克，熟雞蛋去
殼2個，紅糖25克。

做法 砂鍋注水燒熱，倒入益母草、紅棗、枸杞子、熟雞蛋，
煮35分鐘，倒入紅糖，續煮2分鐘，至糖分溶化，
關火後盛出煮好的雞蛋湯，裝在碗中即成。

月季花

別名 | 月月紅

【植物形態】枝圓柱形，有三棱形鉤狀皮刺。單數羽狀複葉互生；小葉有柄，柄上有腺毛及刺；小葉片闊卵形至卵狀長橢圓形，先端漸尖或急尖，基部闊楔形或圓形，邊緣有尖鋸齒；總葉柄基部有托葉，邊緣具腺毛。花通常數朵簇生，稀單生，紅色或玫瑰色，重瓣。果實卵形或陀螺形。

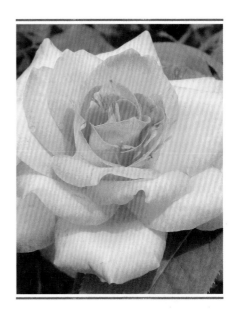

【藥用部分】月季花的半開放花。

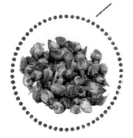

【性味歸經】性溫，味甘；歸肝、腎經。

【功效主治】活血調經、消腫解毒；主治月經不調、經來腹痛、經閉不行、跌打損傷、血瘀腫痛、癰疽腫毒等。

【用法用量】煎湯內服，5～10克；或研末；外用搗敷。

【用藥宜忌】不宜久服；脾胃虛寒者及孕婦慎用。

藥膳食療方

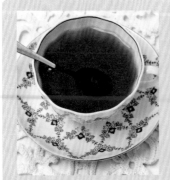

月季花清香茶
活血調經、消腫、解毒

材料 月季花10克，紅糖20克。

做法 將月季花放入盛水的碗中，攪拌片刻，清洗掉雜質，然後把洗好的月季花撈出，放入燉盅內，加清水300毫升，燉煮15分鐘後，冷卻，過濾，除去藥渣，加入紅糖拌勻即成。

澤蘭

別名 | 地瓜兒苗、地筍、甘露子

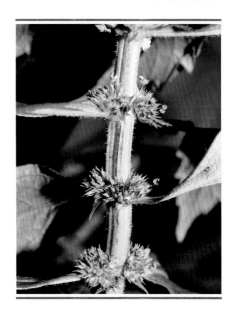

【植物形態】地下根莖橫走，稍肥厚，白色。莖直立，方形，有四棱角，中空，表面綠色、紫紅色或紫綠色，光滑無毛，僅在節處有毛叢。葉交互對生；披針形，狹披針形至廣披針形，先端長銳尖或漸尖，基部楔形，邊緣有粗銳鋸齒，有時兩齒之間尚有細鋸齒；近革質。

【藥用部分】地瓜兒苗的莖葉。

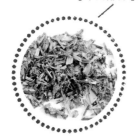

【性味歸經】性微溫，味苦、辛；歸肝、脾經。

【功效主治】活血調經、行水消腫；主治經閉不行、月經不調、癥瘕、產後瘀滯腹痛、身面浮腫、跌仆損傷、癰腫等。

【用法用量】煎湯內服，7.5～15克；或入丸、散；外用搗敷或煎水熏洗。

【用藥宜忌】無血瘀或血虛者慎服。

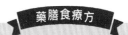
實用小祕方

藥方	澤蘭、積雪草各30克，一點紅25克。
用法	煎湯內服，一日1劑。
適應症	水腫。

藥膳食療方

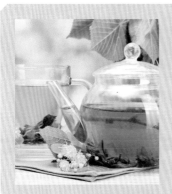

澤蘭紅棗茶
活血化瘀、健脾理氣

材料 澤蘭、綠茶葉各10克，紅棗20克。

做法 把綠茶葉倒入茶壺中；砂鍋注水燒開，放入澤蘭、紅棗，上蓋，用小火煮5分鐘，至其析出有效成分，揭蓋，將裡面的藥渣撈乾淨，將藥汁倒入備好的茶壺中，沖泡綠茶，待稍微冷卻後即可飲用。

莪朮

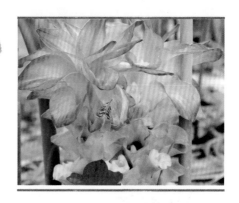

別名 | 溫莪朮、蓬莪朮、山薑黃

【植物形態】葉對生，無柄，卵狀披針形或線狀披針形，全緣。頂端聚繖花序疏生，花柄細長。

【藥用部分】莪朮的根莖。

【性味歸經】性溫，味苦、辛；歸肝、脾經。

【功效主治】破血消積；主治血氣心痛、痛經等。

【用法用量】煎湯內服，7.5～15克；或入丸。

【用藥宜忌】孕婦及月經過多者忌用。

實用小祕方

藥方	莪朮、三棱、紅花、牛膝、蘇木各5克。
用法	水煎空腹服，一日一劑。
適應症	經來未盡、小腹疼痛、頭痛。

假連翹

別名 | 台灣連翹、如意草

【植物形態】常綠小喬木或灌木，高可達5公尺。喜陽光充足溫暖的環境，生性強健，生長快，耐旱。小枝呈四棱狀。葉長橢圓形，對生。總狀花序，淡紫或白色，成串下垂；成熟果色鮮黃，聚生成串。

【藥用部分】假連翹的果實。

【性味歸經】性溫，味辛，小毒；歸肝經。

【功效主治】散熱透邪、行血祛瘀、止痛殺蟲、消腫解毒；主治瘧疾、跌打傷痛等。

【用法用量】煎湯內服，14～20粒；或研末。

【用藥宜忌】孕婦忌用。

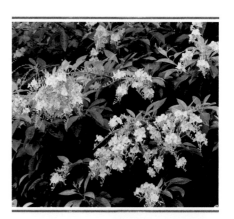

實用小祕方

藥方	假連翹15～20粒。
用法	開水送服，發作即服。
適應症	瘧疾。

急性子

別名 | 鳳仙花子、指甲花

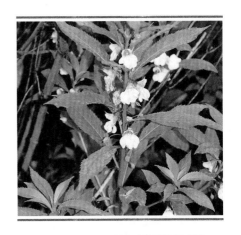

【植物形態】莖肉質，直立，粗壯。葉互生；
花梗短，單生或數枚簇生葉腋，密生短柔毛；
花大，通常粉紅色或雜色，單瓣或重瓣；萼片，
寬卵形，有疏短柔毛。種子多數，球形，黑色。

【藥用部分】鳳仙的種子。

【性味歸經】性溫，味辛、苦；歸腎、肝、
肺經。

【功效主治】活血通經、軟堅消積、行瘀散
結；主治閉經、積塊、噎膈（食物吞嚥受阻，
或食入即吐）、骨鯁咽等。

【用法用量】煎湯內服，10 ～ 20 克；搗汁
沖溫酒服。

【用藥宜忌】內無瘀積者及孕婦忌服。

實用小祕方

藥方	急性子適量。
用法	炒黃為末，黃酒溫服 5 克，一日 1 次。
適應症	胎衣不下。

三 棱

別名 | 草根、京三棱、紅蒲根

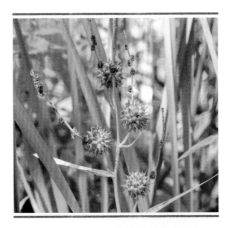

【植物形態】呈圓錐形，略扁，長 2 ～ 6 公
分，直徑 2 ～ 4 公分。表面黃白色或灰黃色，
有刀削痕，鬚根痕小點狀，略呈橫向環狀
排列。體重，質堅實。無臭，味淡，嚼之
微有麻辣感。

【藥用部分】黑三棱或小黑三棱的塊莖。

【性味歸經】性平，味苦、辛；歸肝、脾經。

【功效主治】破血行氣、消積止痛；主治癥
瘕痞塊、經閉、食積脹痛等。

【用法用量】煎湯內服，7.5 ～ 15 克；或入
丸、散。

【用藥宜忌】氣虛體弱、血枯經閉者及孕婦
忌服。

實用小祕方

藥方	三棱、當歸各 15 克，紅花 7.5 克。
用法	煎湯內服，一日 1 劑。
適應症	血瘀經閉。

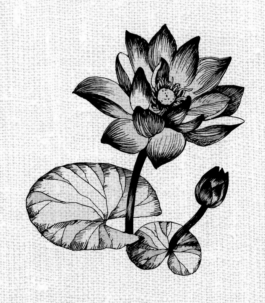

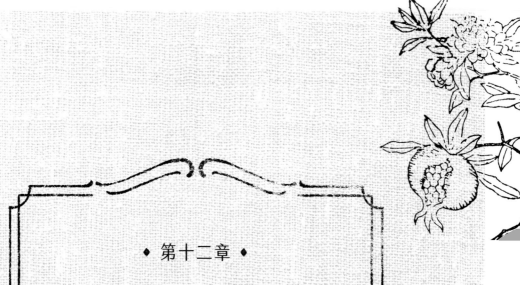

第十二章

止血藥

　　凡出血之證，如不及時有效地制止，可致血液耗損，而造成機體衰弱，甚至危及生命，故止血藥的應用具有重要的意義。

　　止血藥主要適用於各部位的出血病證，如咯血、衄血、吐血、尿血、便血、崩漏、紫斑症及創傷出血等。

　　止血藥的藥性各有不同，如藥性寒涼，功能涼血止血 適用於血熱之出血；藥性濕熱 能溫經止血，適用於虛寒出血；兼有化瘀作用，能化瘀止血等。

白芨

別名 │ 角七、甘根、白給

【植物形態】多年生草本，高 15 ～ 70 公分。塊莖肉質，肥厚，富黏性，三角狀扁球形或不規則菱形，常數個相連。莖直立。葉片 3 ～ 5 枚，披針形或寬披針形，長 8 ～ 30 公分，寬 1.5 ～ 4 公分，先端漸尖，基部下延成長鞘狀，全緣。

【藥用部分】白芨的乾燥塊莖。

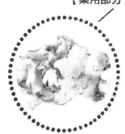

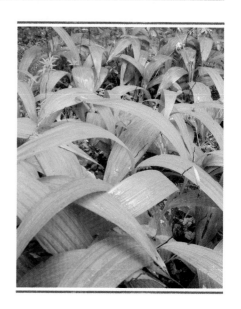

【性味歸經】性微寒，味苦、甘、澀；歸肺、肝、胃經。

【功效主治】收斂止血、消腫生肌；主治咯血、吐血、便血、外傷出血、癰瘡腫毒、燙灼傷等。

【用法用量】煎湯內服，3 ～ 10 克；研末，1.5 ～ 3 克。

【用藥宜忌】白芨惡理石，畏李核、杏仁，反烏頭，紫石英為之使。肺癰初起、肺胃有實熱者忌用。

實用小祕方

藥方	白芨、地榆各等量。
用法	炒焦研末，溫水送服，一次 3 克，一日 3 次。
適應症	腸胃出血。

藥膳食療方

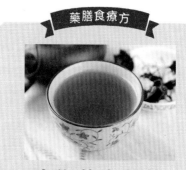

鹿銜草白芨茶
收斂止血、增強免疫力

材料 鹿銜草 10 克，冰糖 15 克，白芨少許。

做法 砂鍋注水燒熱，倒入鹿銜草、白芨，煮約 20 分鐘，撒上冰糖，攪拌幾下，煮至溶化，關火後盛出煮好的藥茶，濾入杯中即成。

藕節

別名 | 光藕節、藕節疤

【植物形態】多年生水生草本。根莖橫生，內有縱行通氣孔洞。葉柄多刺，葉片圓形。花生於花梗頂端；花後可結「蓮蓬」，每孔內含果實 1 枚；堅果橢圓形或卵形。花期為 6～8 月，果期為 8～10 月。

【藥用部分】蓮的根莖的節部。

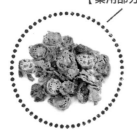
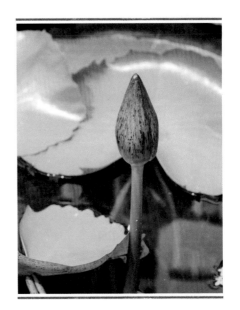

【性味歸經】性寒，味甘、澀；歸肝、肺、胃經。
【功效主治】散瘀通絡、收斂止血；主治吐血、咯血、尿血、便血、血痢、血崩、月經量過多、瘀血型痛經等。
【用法用量】煎湯內服，10～30 克；鮮用搗汁，用 60 克左右取汁沖服；或入散。
【用藥宜忌】中滿痞脹及大便燥結者忌服。

實用小祕方

藥方　乾藕節 7 個，白蜜 7 茶匙。
用法　煎湯內服，一日 1 劑。
適應症　大便下血。

藥膳食療方

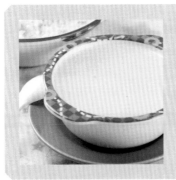

藕節糖水
健脾益胃、止血化瘀

材料 藕節、冰糖適量。
做法 藕節清洗乾淨，黑色的淤泥要仔細去除；加水煮，煮開以後小火煮 40 分鐘，最後再加入冰糖拌勻，盛出糖水，濾去材料，待稍涼即可飲用。

雞冠花

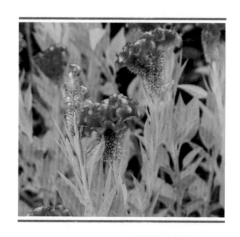

別名 | 雞公花、雞角槍、雞冠頭

【植物形態】穗狀花序頂生，成扁平肉質雞冠狀、卷冠狀或羽毛狀；花被片淡紅色至紫紅色、黃白或黃色，呈雞冠狀。苞片、小苞片和花被片乾膜質。

【藥用部分】雞冠花的花序。

【性味歸經】性涼，味甘、澀；歸肝、腎經。

【功效主治】涼血止血、止帶、止瀉，主治出血症、帶下、泄瀉、痢疾等。

【用法用量】煎湯內服，9～15克；或入丸、散；外用煎湯熏洗或研末調敷。

【用藥宜忌】忌與魚腥、豬肉同用。

檵花

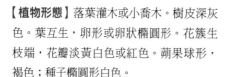

別名 | 檵木、鐵樹子、紙末花

【植物形態】落葉灌木或小喬木。樹皮深灰色。葉互生，卵形或卵狀橢圓形。花簇生枝端，花瓣淡黃白色或紅色。蒴果球形，褐色；種子橢圓形白色。

【藥用部分】檵花的花。

【性味歸經】性平，味微甘、澀；歸肺、脾、胃、大腸經。

【功效主治】清暑解熱、止咳、止血；主治咳嗽、咯血、遺精、煩渴、鼻衄等。

【用法用量】煎湯內服，15～20克。

【用藥宜忌】暫無明確禁忌。

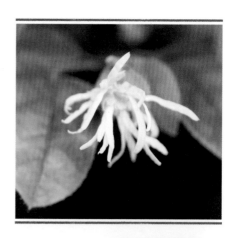

火焰木

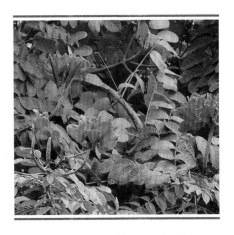

別名 ｜ 火焰樹、火燒花、佛焰樹

【**植物形態**】常綠喬木。樹幹通直，易分枝。奇數羽狀複葉，全緣，卵狀披針形或長橢圓形；圓錐或總狀花序，頂生。蒴果長橢圓形狀披針形。

【**藥用部分**】火焰木的根及花。

【**性味歸經**】根：性平，味苦、澀，有毒；花：性平，味甘、酸。

【**功效主治**】收斂止血、健胃；主治胃病、胃虛弱、消化不良、腸炎下痢等。

【**用法用量**】煎湯內服，15～25克。

【**用藥宜忌**】大便祕結者少用。

實用小祕方

藥方 火焰木根、忍冬藤葉各25克。
用法 水煎分2次服，一日1劑。
適應症 腸炎、痢疾。

花生衣

別名 ｜ 花生皮

【**植物形態**】一年生草本。根部有多數根瘤。葉互生，為偶數羽狀複葉，葉片長圓形或倒卵圓形，夜晚會閉合。

【**藥用部分**】花生的種皮。

【**性味歸經**】性平，味甘、苦；歸肺、脾、肝經。

【**功效主治**】止血；主治攝護腺肥大、血友病、衄血、血小板減少性紫斑症等。

【**用法用量**】煎湯內服，15～50克；泡醋服；外用煎水洗身體。

【**用藥宜忌**】體虛寒濕滯、腸滑便泄患者少用。

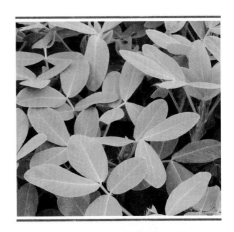

實用小祕方

藥方 花生衣、糯米粉各500克。
用法 炒香研末，拌米粉服。
適應症 白血球減少症和貧血。

仙鶴草

別名 ｜ 狼牙草、龍牙草、瓜香草

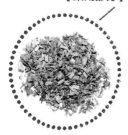

【植物形態】多年生草本，高 30 ～ 120 公分。根莖短，基部常有 1 個或數個地下芽。奇數羽狀複葉互生；托葉鐮形；小葉相間生於葉軸上，倒卵形至倒卵狀披針形。總狀花序單一或 2 ～ 3 個生於莖頂；瘦果倒卵圓錐形，先端有數層鉤刺，幼時直立，成熟時向內靠合。

【藥用部分】仙鶴草的地上部分。

【性味歸經】性平，味苦；歸心、肝經。

【功效主治】收斂止血、消積止痢、解毒消腫；主治咯血、吐血、衄血、尿血、便血、崩漏及外傷出血、腹瀉、痢疾、疔瘡癰腫、滴蟲性陰道炎。

【用法用量】內服：煎湯，10 ～ 15 克，大劑量可用 30 ～ 60 克。外用：搗敷或熬膏塗敷。

【用藥宜忌】外感初起、泄瀉發熱者忌用。

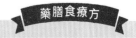

實用小祕方

藥方 仙鶴草、大薊、木通各 9 克，茅根 30 克。
用法 煎湯內服，一日 1 劑。
適應症 尿血。

藥膳食療方

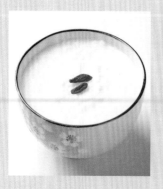

仙鶴草粥
收斂止血、消積止痢

材料 仙鶴草 10 克，粳米 50 克，枸杞子少許。
做法 將仙鶴草裝入隔渣袋；砂鍋中注入適量清水燒開，放入隔渣袋，煮約 10 分鐘後撈出，再倒入粳米，煲煮至米粒熟透，盛出，點綴上枸杞子即可。

鐵包金

別名 | 烏金藤、黃鱔藤、老鼠屎

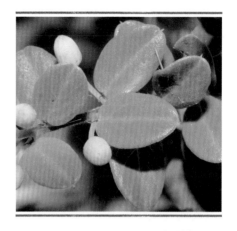

【植物形態】根長而彎曲，莖匍匐或近似匍匐狀，具多數分枝，淡紅色或紅褐色。單葉互生，呈兩列狀排列，倒卵形至倒卵狀長橢圓形。花多數，較小，白色。果實為核果，長橢圓形。

【藥用部分】細葉勾兒茶的根、莖、葉。

【性味歸經】性平，味微苦、澀；歸心、肺經。

【功效主治】化瘀血、祛風濕、消腫毒；主治咳嗽、咯血、吐血、跌打損傷、風濕疼痛、癰腫等。

【用法用量】煎湯內服，50 ～ 100 克。

【用藥宜忌】脾胃虛弱者及孕婦慎服。

實用小祕方

藥方	鐵包金 150 克，米酒半瓶。
用法	將鐵包金浸泡米酒，10 日後食用。
適應症	跌打損傷。

胭脂樹

別名 | 胭脂木、紅木、紅色樹

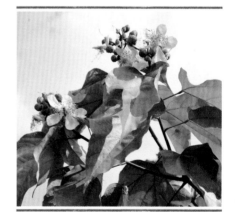

【植物形態】落葉小喬木或灌木，株高 3 ～ 6 公尺。樹幹直，樹冠略呈半圓形。樹皮呈灰白色，有白斑，葉具長柄，互生，心形。

【藥用部分】胭脂樹的根。

【性味歸經】性平，味苦、微辛。

【功效主治】退熱、截瘧、解毒；主治發熱、瘧疾、咽痛、黃疸、痢疾、丹毒、毒蛇咬傷、瘡瘍等。

【用法用量】煎湯內服，5 ～ 15 克；外用搗爛，外敷患處。

【用藥宜忌】暫無明確禁忌。

實用小祕方

藥方	胭脂樹皮、車前草、青蒿各 25 克。
用法	煎湯內服，一日 1 劑。
適應症	熱性病、黏膜炎。

棕櫚皮

別名 | 拼櫚木皮、棕樹皮毛

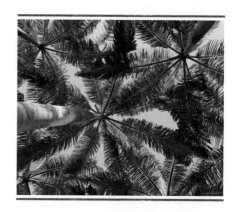

【植物形態】莖稈直立，粗壯，褐色纖維狀老葉鞘包被於莖稈上，脫落後呈環狀節。葉簇生於莖頂；葉柄堅硬；葉片近圓扇狀，具多數皺褶，掌狀分裂至中部，革質。肉穗花序，淡黃色。

【藥用部分】棕櫚的葉柄及葉鞘纖維。

【性味歸經】性平，味苦；歸肝、脾經。

【功效主治】收斂止血；主治吐血、衄血、便血、尿血、血崩、外傷出血等。

【用法用量】煎湯內服，5～15克；外用調水塗抹。

【用藥宜忌】出血諸證瘀滯未盡者不宜獨用。

實用小祕方

藥方	棕櫚皮（燒灰）、柏葉（焙）各50克。
用法	研末，溫酒送服，一次10克，一日2次。
適應症	經血不止。

棕櫚炭

別名 | 陳棕炭、棕櫚灰

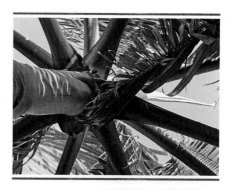

【植物形態】莖稈直立，粗壯，褐色纖維狀老葉鞘包被於莖稈上，脫落後呈環狀節。葉簇生於莖頂；葉柄堅硬；葉片近圓扇狀，具多數皺褶，掌狀分裂至中部，革質。肉穗花序，淡黃色。

【藥用部分】棕櫚的葉鞘纖維。

【性味歸經】性平，味苦、澀；歸肺、肝、大腸經。

【功效主治】收斂止血；主治吐血、咯血、便血、崩漏等。

【用法用量】煎湯內服，9～15克；或研末。

【用藥宜忌】有瘀滯、邪熱者不宜用。

實用小祕方

藥方	棕櫚炭、原蠶沙各30克，阿膠1克。
用法	為散，溫酒調下，一次6克，不拘時候。
適應症	妊娠胎動、下血不止、臍腹疼痛。

紫珠

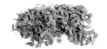

別名 ｜ 紫荊、紫珠

【植物形態】小枝光滑，略帶紫紅色。單葉對生，葉片倒卵形至橢圓形，先端漸尖，邊緣疏生細鋸齒。聚繖花序腋生，具總梗，花多數，花蕾紫色或粉紅色，花朵有白、粉紅、淡紫等色。

【藥用部分】紫珠的莖、葉及根。

【性味歸經】性涼，味苦、澀；歸肝、脾、胃經。

【功效主治】收斂止血、清熱解毒；主治牙齦出血、咯血、嘔血、衄血、尿血、便血、崩漏等。

【用法用量】煎湯內服，乾品 10 ～ 15 克。

【用藥宜忌】孕婦慎用。

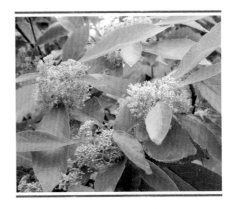

實用小祕方

藥方	乾紫珠葉 6 克，雞蛋 1 個。
用法	以雞蛋清調服，一日 1 次。
適應症	衄血。

地稔根

別名 ｜ 山地稔根、地茄根

【植物形態】披散的匍匐狀亞灌木。莖匍匐生長。葉卵形、倒卵形或橢圓形。花生於枝端。漿果圓球形，熟時紫黑色。

【藥用部分】地稔的乾燥根。

【性味歸經】性平，味微酸、澀；歸肺、脾、肝經。

【功效主治】活血、止血、利濕、解毒；主治痛經、產後腹痛、崩漏、白帶等。

【用法用量】煎湯內服，9 ～ 15 克；或搗汁服；外用適量，煎洗或搗敷。

【用藥宜忌】一般人均可使用。

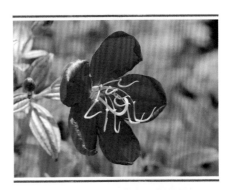

實用小祕方

藥方	地稔根 25 ～ 30 克，豬瘦肉 100 克。
用法	燉湯，以湯煎服，一日 1 劑。
適應症	婦人白帶、經漏不止。

雞子殼

別名 | 鳳凰蛻、混沌皮、雞蛋殼

【動物形態】嘴短而堅，略呈圓錐狀，上嘴稍彎曲。鼻孔裂狀，被有鱗狀瓣。眼有瞬膜。頭上有肉冠，喉部兩側有肉垂，通常呈褐紅色。足健壯，跗、蹠及趾均被有鱗板；趾4，前3趾，後1趾。

【藥用部分】家雞的卵的硬外殼。

【性味歸經】性平，味淡；歸胃、腎經。

【功效主治】收斂制酸、壯骨、止血；主治胃脘痛、反胃、吐酸、小兒佝僂病、出血、目生翳膜等。

【用法用量】焙研內服，1～9克；外用油調敷。

【用藥宜忌】一般人均可使用。

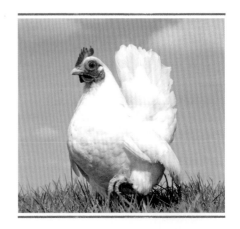

野梧桐

別名 | 竹桐、黃條子、野桐

【植物形態】落落葉喬木。樹皮光滑，嫩枝密被褐色絨葉互生，葉片膜質，寬卵形或菱形。穗狀花序頂生。

【藥用部分】野梧桐的樹皮、根和葉。

【性味歸經】性平，味苦、澀；歸胃經。

【功效主治】清熱解毒、收斂止血；主治胃及十二指腸潰瘍、肝炎、血尿帶下、瘡瘍、外傷出血等。

【用法用量】煎湯內服，9～15克；外用搗敷；或熬膏塗；或煎水洗。

【用藥宜忌】一般人均可使用。

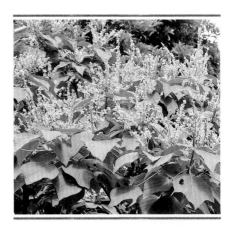

血餘

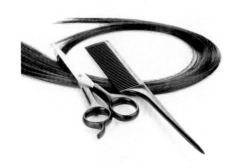

別名 | 髮灰、血餘炭、人髮灰

【植物形態】人的頭髮。收集人髮，用鹼水洗去油垢，清水漂淨後曬乾，加工成炭，稱「血餘炭」。

【藥用部分】健康人之頭髮製成的灰。

【性味歸經】性平，味苦；歸心、肝、胃經。

【功效主治】消瘀、止血；主治吐血、鼻衄、齒齦出血、血淋、崩漏。

【用法用量】內服研末，5～10克；或入丸劑；外用研末或調敷。

【用藥宜忌】胃弱者慎服。

實用小祕方

藥方	血餘 25 克（燒灰），雞冠花根、柏葉各 50 克。
用法	為末，溫酒調下 10 克，早晚各 1 次。
適應症	血臟毒。

大葉紫珠

別名 | 大風葉、白狗腸

【植物形態】全株被灰白色長茸毛。葉對生，長橢圓形，邊緣有鋸齒。聚繖花序腋生，寬 5～8 公分；花序柄長 2～3.5 公分；花萼被星狀柔毛，裂齒鈍三角形；花冠紫色，略被細毛。

【藥用部分】大葉紫珠的葉及根。

【性味歸經】性平，味微辛、苦。歸心、肺經。

【功效主治】止血消炎、散瘀消腫；主治胃及十二指腸潰瘍出血、外傷出血、衄血、齒齦出血等。

【用法用量】煎湯內服，15～30克；外用搗敷。

【用藥宜忌】孕婦慎用。

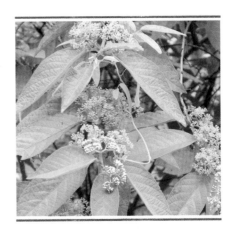

實用小祕方

藥方	大葉紫珠葉 60～100 克。
用法	煎湯內服，一日 1 劑。
適應症	消化道出血。

大薊

別名 │ 馬薊、虎薊、刺薊

【植物形態】多年生草本植物。塊根紡錘狀或蘿蔔狀，直徑達 7 公釐。莖直立，高 30 ～ 80 公分，莖枝有條棱，被長毛。基生葉有柄，葉片倒披針形或倒卵狀橢圓形，長 8 ～ 20 公分，寬 2.5 ～ 8 公分。

【藥用部分】大薊的地上部分或根。

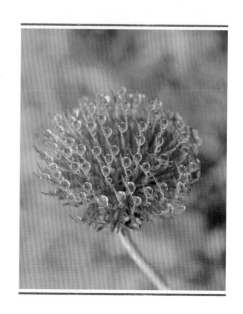

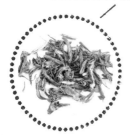

【性味歸經】性涼，味苦；歸心、肝經。

【功效主治】涼血止血、行瘀消腫；主治吐血、咯血、衄血、便血、尿血等。

【用法用量】煎湯內服，乾品 5 ～ 10 克，鮮品可用 30 ～ 60 克；外用搗敷。

【用藥宜忌】虛寒出血、脾胃虛寒者忌服。

實用小祕方

藥方	大薊根 50 克，相思子 25 克。
用法	粗搗篩，一次 15 克，煎湯內服，一日 1 劑。
適應症	鼻衄。

藥膳食療方

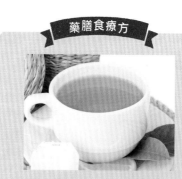

鮮大薊茶
活血化瘀、清熱解毒

材料 鮮大薊 200 克，黃酒適量。

做法 將鮮大薊洗淨，放入搗臼中，搗取藥汁 40 ～ 60 毫升，和入黃酒少許，每次取 20 毫升，加開水沖泡，適量飲下。

苧麻根

別名 │ 紅頭麻、蝎子草、苧麻

【植物形態】莖直立，分枝，有柔毛。單葉互生，
闊卵形或卵圓形，邊緣有粗鋸齒，上面綠色，粗糙，
下面除葉脈外全部密被白色綿毛；葉柄有柔毛。
花小成束，雄花黃白色，雌花淡綠色。瘦果細小，
橢圓形，集合成小球狀，上有毛，花柱突出。

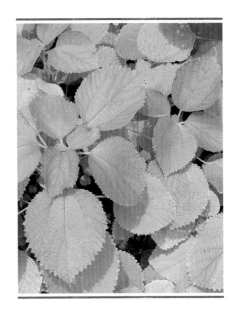

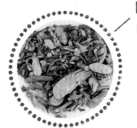

【藥用部分】
山苧麻的根。

【性味歸經】性寒，味甘；歸肝、脾經。

【功效主治】活血止血、平肝安胎、涼血、清熱；
主治肺炎、肝炎、腎臟炎、消渴症、感冒發熱、
哮喘、胎動不安等。

【用法用量】煎湯內服，7～15克；或搗汁；外
用搗敷或煎水洗。

【用藥宜忌】虛寒胃弱泄瀉者慎用。

實用小祕方

藥方	鮮苧麻根、豬瘦肉各100克。
用法	共燉熟，分2次服。
適應症	肝炎。

藥膳食療方

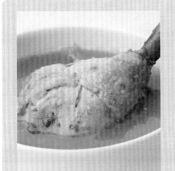

苧麻根雞肉湯
補益氣血、調經安胎

材料 大雞腿1隻（約500克），鮮苧麻根50克，
鹽2克。

做法 雞腿和鮮苧麻根皆洗淨，一同放入燉盅內，加
開水適量；燉盅加蓋，置鍋內用文火隔水燉
2～3小時，調味食肉飲湯。

側柏葉

別名 ｜ 柏葉、扁柏葉、叢柏葉

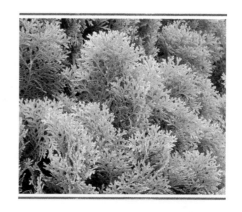

【植物形態】常綠喬木，高達 20 公尺。葉
鱗形，交互對生，長 1～3 公釐，先端微
鈍，位於小枝上下兩面之葉的露出部分倒
卵狀菱形或斜方形。

【藥用部分】側柏的枝梢及葉。

【性味歸經】性寒，味苦、澀；歸肺、肝、
大腸經。

【功效主治】涼血止血、祛痰止咳、祛風
解毒；主治吐血、衄血、尿血、血痢、腸風、
崩漏、咳嗽等。

【用法用量】煎湯內服，6～15 克；或入
丸、散；外用煎水洗，搗敷或研末調敷。

【用藥宜忌】久服、多服易致胃脘不適及
食欲減退。

實用小祕方

藥方	側柏葉 100 克，地榆（銼）50 克。
用法	搗散，一次 15 克，煎湯內服，一日 1 劑。
適應症	血痢、小腸結痛不可忍。

地 榆

別名 ｜ 白地榆、鼠尾地榆

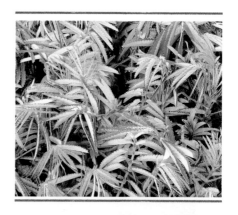

【植物形態】多年生草本。根莖粗壯，著生
肥厚的根。莖直立，有細棱。單數羽狀複葉，
小葉片卵圓形或長圓狀卵形。瘦果暗棕色。

【藥用部分】地榆或長葉地榆的根。

【性味歸經】性微寒，味苦、酸；歸肝、大
腸經。

【功效主治】涼血止血、解毒斂瘡；主治便
血、痔血、血痢、崩漏等。

【用法用量】煎湯內服，乾品 6～15 克；
或入丸、散；亦可絞汁內服；外用煎水或
搗汁外塗。

【用藥宜忌】脾胃虛寒、冷痢泄瀉有瘀者應
慎服。

實用小祕方

藥方	地榆 100 克，甘草（炙，銼）25 克。
用法	粗搗篩，一次 25 克，煎湯內服，一日 3 次。
適應症	血痢不止。

白刺杏

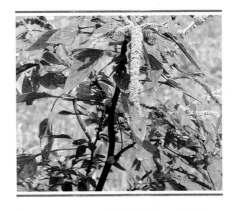

別名 ｜ 白刺莧、刺莧、刺莧菜

【植物形態】一年生直立草本植物。莖細長，暗紫色或綠色；葉卵狀披針形、菱狀卵形或長橢圓形；花綠白色；種子黑色。

【藥用部分】白刺杏的全草和根。

【性味歸經】性涼，味甘、淡；歸肺、肝、腎、心經。

【功效主治】清熱解毒、涼血、止血、益腎；主治急性腸炎、細菌性痢疾、下消（屬於消渴症的三消之一，即多尿）、白帶異常、淋濁、眼疾、尿道炎、便祕等。

【用法用量】煎湯內服，乾品 50 ～ 100 克。

【用藥宜忌】孕婦、虛寒痢疾、胃或肺出血者勿服。

實用小祕方

藥方	白刺杏、白龍船根各 50 克，益母草 20 克。
用法	水煎分 2 次服，一日 1 劑。
適應症	婦女月經不調。

伽藍菜

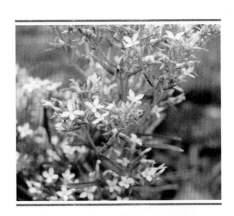

別名 ｜ 爪三七、雞爪

【植物形態】莖粗壯，少分枝，全株藍綠色，老枝變紅，無毛。葉對生，葉片三角狀卵形或長圓狀倒卵形。

【藥用部分】伽藍菜的全草。

【性味歸經】性寒，味甘、微苦、澀；歸肝、肺、腎經。

【功效主治】涼血、止血、平肝利膽；主治咽喉炎、肝炎、黃疸等。

【用法用量】煎湯內服，鮮品 25 ～ 100 克。

【用藥宜忌】忌與八角同食。

實用小祕方

藥方	鮮伽藍菜 50 克。
用法	搗爛，外敷傷口周圍。
適應症	瘡瘍腫毒、毒蛇咬傷。

槐花

別名 | 槐蕊

【植物形態】落葉喬木，高 8 ～ 20 公尺。樹皮灰棕色，具不規則縱裂，內皮鮮黃色，具臭味；嫩枝暗綠褐色，近光滑或有短細毛，皮孔明顯。小葉片卵狀長圓形；圓錐花序頂生，花冠蝶形，乳白色，脈微紫。

【藥用部分】槐樹的花及花蕾。

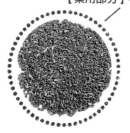

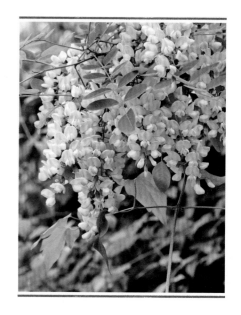

【性味歸經】性微寒，味苦；歸肝、大腸經。

【功效主治】涼血止血、清肝明目；主治腸風便血、痔瘡下血、赤白痢、血淋、崩漏、吐血、衄血、瘡瘍腫毒等。

【用法用量】煎湯內服，5 ～ 10 克；或入丸、散；外用煎水熏洗或研末撒。

【用藥宜忌】脾胃虛寒及陰虛發熱無實火者慎服。

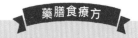

實用小祕方

藥方	槐花、荊芥穗各等分。
用法	以上材料共同研為末，溫酒調服，一次 2 克，一日 2 次。
適應症	大腸下血。

藥膳食療方

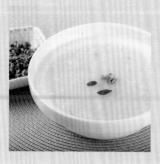

槐花粥
涼血止血、清熱平肝

材料 槐花 10 克，粳米 30 克，枸杞子 3 克，冰糖適量。

做法 砂鍋注水燒開，倒入槐花，煮約 10 分鐘後撈出，再倒入粳米，煲煮至米粒熟透，加入冰糖，煮至糖分溶於米粥中，盛出後撒入枸杞子即可。

槐 角

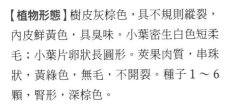

別名 | 槐實、槐米

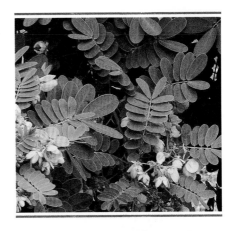

【植物形態】樹皮灰棕色，具不規則縱裂，內皮鮮黃色，具臭味。小葉密生白色短柔毛；小葉片卵狀長圓形。莢果肉質，串珠狀，黃綠色，無毛，不開裂。種子 1～6 顆，腎形，深棕色。

【藥用部分】槐的成熟果實。

【性味歸經】性寒，味苦；歸肝、大腸經。

【功效主治】清熱瀉火、涼血止血；主治腸熱便血、痔腫出血、肝熱頭痛、眩暈目赤等。

【用法用量】煎湯內服，6～12 克，或入丸、散。

【用藥宜忌】脾胃虛寒及孕婦忌服。

實用小祕方

藥方	槐角 15 克，車前子、茯苓、木通各 10 克。
用法	煎湯內服，一日 1 劑。
適應症	排尿尿血。

鱧 腸

別名 | 田烏草、旱蓮草

【植物形態】一年生半伏地草本植物。株內乳汁墨色。葉片線狀矩圓形至長披針形。頭狀花序白色，腋生或頂生。

【藥用部分】鱧腸的全草。

【性味歸經】性涼，味甘；歸肝、腎經。

【功效主治】滋補肝腎、涼血止血；主治各種吐血、腸出血等症。

【用法用量】煎湯內服，15～25 克；煎汁洗患處；曬乾研末撒傷口；搗爛外敷。

【用藥宜忌】脾腎虛寒者忌服。

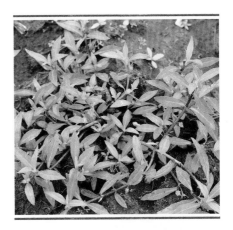

實用小祕方

藥方	鱧腸、白茅根各 50 克，仙鶴草 25 克。
用法	水煎 2 次，早、晚各服 1 次。
適應症	月經過多或尿血。

落地生根

別名 | 燈籠花、倒吊蓮

【**植物形態**】莖紫紅色。葉片橢圓形或長橢圓形，緣有圓齒，底部易生芽，落地即成一新植株。

【**藥用部分**】落地生根的根。

【**性味歸經**】性涼，味淡、苦、酸，有小毒；歸肺、腎經。

【**功效主治**】涼血、止血、消腫、解毒；主治吐血、刀傷出血、胃痛、關節痛等。

【**用法用量**】煎湯內服，鮮品 50～100 克；外用搗汁塗患處；搗爛外敷。

【**用藥宜忌**】脾胃虛寒者勿服。

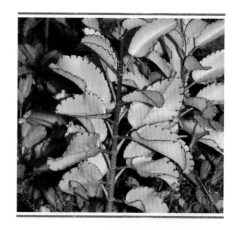

實用小祕方

藥方	鮮落地生根適量。
用法	鮮葉烤熱，外敷患處。
適應症	跌打損傷、頭痛。

龍牙草

別名 | 仙鶴草、龍芽草、黃龍尾

【**植物形態**】多年生草本，奇數羽狀複葉互生；托葉鐮形；先端急尖至圓鈍，稀漸尖，基部楔形，邊緣有急尖到圓鈍鋸齒，上面綠色被疏柔毛。

【**藥用部分**】龍牙草的全草及種子。

【**性味歸經**】性平、微涼，味苦、澀；歸肺、肝、脾經。

【**功效主治**】止血涼血、消炎止痢、殺蟲；主治咯血、吐血、衄血、齒齦出血、尿血、便血、崩漏帶下等。

【**用法用量**】煎湯內服，乾品 15～25 克。

【**用藥宜忌**】高血壓患者勿用。

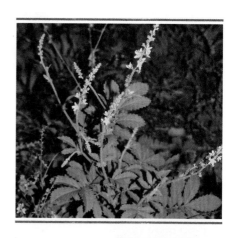

實用小祕方

藥方	龍牙草 100 克，紅棗 20 粒。
用法	煎湯內服，一日 1 劑。
適應症	盜汗、上消化道出血。

馬蘭

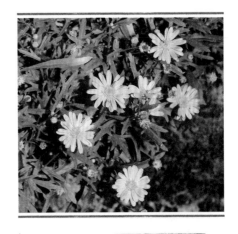

別名 │ 馬蘭菊、馬蘭紅、山菊

【植物形態】莖直立，具匍匐莖，莖斜升。初生葉叢生基部。頭狀花序，單生枝頂或排成疏繖房狀；總苞2～3層；舌狀花1層，雌性，舌片淡紫色。

【藥用部分】馬蘭的根或全草。

【性味歸經】性涼，味辛、微苦、甘；歸肝、脾、胃、肺經。

【功效主治】清熱解毒、散結、利尿、消積殺蟲；主治諸瘧寒熱、跌傷出血、丹毒、水腫等。

【用法用量】煎湯內服，10～30克；搗爛絞汁服。

【用藥宜忌】萎縮性胃炎患者不宜服用。

實用小祕方

藥方	鮮馬蘭根75克，茵陳50克。
用法	水煎分2次服，一日1劑。
適應症	急性肝炎。

木槿花

別名 │ 喇叭花、白槿花

【植物形態】樹皮灰褐色，無毛，嫩枝上有茸毛。葉互生；菱狀卵形或卵形，具有深淺不同的3裂或不裂，葉基楔形，邊緣具圓鈍或尖銳的齒，後變光滑。

【藥用部分】木槿的花。

【性味歸經】性涼，味甘、苦，無毒；歸脾、肺經。

【功效主治】清熱涼血、解毒消腫；主治痢疾、痔瘡出血、白帶、瘡癤癰腫、燙傷等。

【用法用量】煎湯內服，3～9克；外用適量研末。

【用藥宜忌】孕婦慎用。

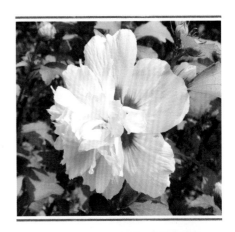

實用小祕方

藥方	木槿花30克。
用法	水煎，兌蜜或糖適量服，一日1劑。
適應症	赤白痢疾。

奶葉藤

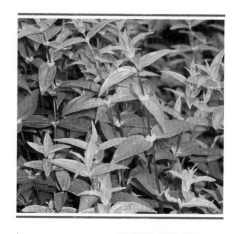

別名 ｜ 糯米藤、抽筋草、葉藤

【植物形態】主根肥厚，圓錐形；莖斜上長，多分枝。葉對生，具短柄或無柄，葉片披針形、長橢圓形或橢圓狀披針形。基部圓形至心形，先端短尖或漸尖，全緣托葉闊卵形。

【藥用部分】奶葉藤的全草。

【性味歸經】性平，味甘、苦；歸胃、心經。

【功效主治】涼血止血、消炎止瀉、利水消腫；主治消化不良、婦女白帶、乳腺炎、痛經等。

【用法用量】煎湯內服，鮮品 15 ～ 100 克；外用搗敷。

【用藥宜忌】單味勿久服。

實用小祕方

藥方	鮮奶葉藤 25 克，鮮尤加利葉 25 克。
用法	以上材料共搗爛，外敷患處。
適應症	下肢潰瘍、對口瘡（指生在腦後，部位與口相對的瘡）。

山茶花

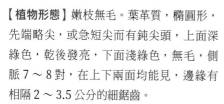

別名 ｜ 山茶、茶花、紅茶花

【植物形態】嫩枝無毛。葉革質，橢圓形，先端略尖，或急短尖而有鈍尖頭，上面深綠色，乾後發亮，下面淺綠色，無毛，側脈 7 ～ 8 對，在上下兩面均能見，邊緣有相隔 2 ～ 3.5 公分的細鋸齒。

【藥用部分】山茶的根、花。

【性味歸經】性溫，味苦，無毒；歸肝、肺經。

【功效主治】涼血、止血、散瘀、消腫；主治吐血、衄血、血崩、腸風、血痢、血淋、跌仆損傷等。

【用法用量】煎湯內服，7.5 ～ 15 克；外用麻油調敷。

【用藥宜忌】孕婦慎用。

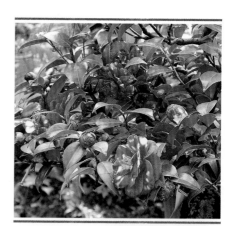

實用小祕方

藥方	山茶花（乾品）50 克。
用法	將山茶花研細末，每次用適量撒於受傷處。
適應症	外傷出血。

小薊

別名 ｜ 貓薊、青刺薊、千針草、刺薊

【植物形態】根狀莖長。莖直立，莖無毛或被蛛絲狀毛。基生葉花期枯萎；下部葉和中部葉橢圓形或橢圓狀披針形，先端鈍或圓形，基部楔形，通常無葉柄，上部莖葉漸小。

【藥用部分】刺兒菜的地上部分或根。

【性味歸經】性涼，味甘、苦；歸心、肝經。

【功效主治】涼血止血、解毒消腫；主治尿血、血淋、咯血、吐血、衄血、便血、血痢、崩中漏下等。

【用法用量】煎湯內服，5～10克；外用搗敷。

【用藥宜忌】虛寒出血及脾胃虛寒者禁服。

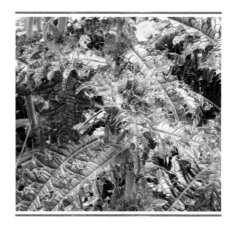

實用小祕方

藥方	小薊根汁、生藕汁、生牛蒡汁各 300 毫升。
用法	和勻，不計時候飲用。
適應症	心熱、吐血、口乾。

羊蹄

別名 ｜ 牛舌頭、土大黃、野大黃

【植物形態】多年生草本。莖直立，具溝槽。基生葉長圓形或披針狀長圓形，頂端急尖，基部圓形或心形，邊緣微波狀。

【藥用部分】羊蹄的根。

【性味歸經】性寒，味苦、酸，有小毒；歸肝、脾、胃、心經。

【功效主治】清熱解毒、止血、通便、殺蟲；主治鼻出血、慢性肝炎等。

【用法用量】煎湯內服，15～25克，鮮品50～100克。

【用藥宜忌】脾胃虛寒、泄瀉不食者切勿入口。

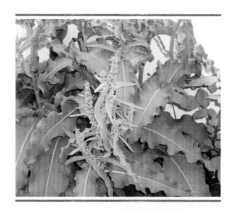

實用小祕方

藥方	羊蹄根 40～50 克，較肥的豬肉 200 克。
用法	同煮至肉極爛，去藥飲湯，一日 1 劑。
適應症	痔便血。

白茅根

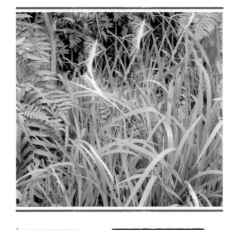

別名 | 茅根、蘭根、白花茅根

【植物形態】多年生草本。根莖白色,密被鱗片。稈叢生,直立,光滑無毛。葉線形或線狀披針形。圓錐花序緊縮呈穗狀,頂生。穎果橢圓形,暗褐色。

【藥用部分】白茅的根莖。

【性味歸經】性寒,味甘;歸肺、胃、膀胱經。

【功效主治】清熱利尿、涼血止血;主治熱病煩渴、吐血、衄血、肺熱喘急、胃熱噦逆、淋證等。

【用法用量】煎服,15 ～ 25 克,鮮品 50 ～ 100 克;外用搗汁或研末。

【用藥宜忌】虛寒出血、嘔吐、溲多不渴者禁服。

實用小祕方

藥方	白茅根、車前子各 50 克,白糖 25 克。
用法	煎湯內服,一日 1 劑。
適應症	血尿。

白茅花

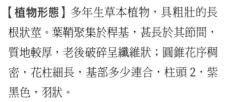

別名 | 茅針花、茅花、茅盔花

【植物形態】多年生草本植物,具粗壯的長根狀莖。葉鞘聚集於稈基,甚長於其節間,質地較厚,老後破碎呈纖維狀;圓錐花序稠密,花柱細長,基部多少連合,柱頭 2,紫黑色,羽狀。

【藥用部分】白茅的花穗。

【性味歸經】性涼,味甘;歸肺、胃、膀胱經。

【功效主治】涼血止血;主治咯血、吐血、尿血、便血等。

【用法用量】煎湯內服,10 ～ 25 克。

【用藥宜忌】孕婦慎服。

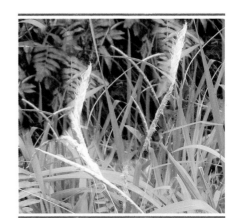

實用小祕方

藥方	乾白茅花適量。
用法	研末,藕汁調服,一次 15 克,一日 1 次。
適應症	經行吐衄、血色深紅、口乾心煩。

景天三七

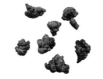

別名 | 費菜、土三七

【植物形態】根狀莖粗厚，近木質化，地上莖直立，不分枝。葉互生，廣卵形至倒披針形，先端鈍或稍尖，邊緣具細齒，或近全緣，基部漸狹。繖房狀聚繖花序頂生。

【藥用部分】景天三七的根或全草。

【性味歸經】性平，味甘、微酸；歸肝、腎經。

【功效主治】止血、化瘀；主治吐血、衄血、便血、尿血、崩漏、跌打損傷等。

【用法用量】煎湯內服，15～25克；外用搗敷。

【用藥宜忌】脾胃虛寒者忌服。

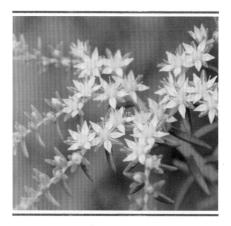

實用小祕方

藥方	景天三七 60～90 克。
用法	水煎或搗汁服，一日 1 劑。
適應症	吐血、咯血、牙齦出血。

蓍草

別名 | 一支蒿、鋸齒草

【植物形態】具短根狀莖。莖直立，有棱條，上部有分枝。葉互生，葉片長線狀披針形，櫛齒狀羽狀深裂或淺裂。頭狀花序多數，集生成繖房狀，白色，花冠長圓形，白色，伸出花冠外面。

【藥用部分】蓍的乾燥地上部分。

【性味歸經】性平，味苦、酸；歸肺、脾經。

【功效主治】解毒利濕、活血止痛；主治乳蛾咽痛、泄瀉痢疾、腸癰腹痛、熱淋澀痛、濕熱帶下等。

【用法用量】煎湯內服，5～15克；外用搗敷。

【用藥宜忌】孕婦慎服。

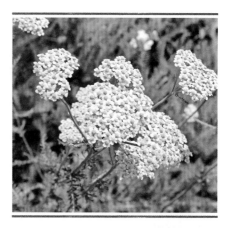

實用小祕方

藥方	蓍草 30～60 克。
用法	水煎後熏洗，一日 1 次。
適應症	風濕疼痛。

睡蓮

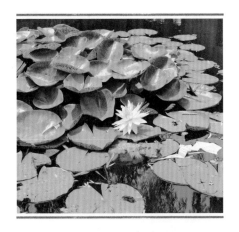

別名 | 睡蓮菜、瑞蓮、子午蓮

【植物形態】根莖具線狀黑毛。葉叢生浮於水面；圓心臟形或腎圓形；上面綠色，幼時有紅褐色斑，下面帶紅色或暗紫色；花浮於水面，白色，午刻開花，午後五時收斂；花萼的基部呈四方形。

【藥用部分】睡蓮的花。

【性味歸經】性涼，味甘、淡；歸肺、肝、腎經。

【功效主治】消暑、解酒、定驚；主治中暑、醉酒煩渴、小兒驚風等。

【用法用量】煎湯內服，6克。

【用藥宜忌】孕婦慎用。

實用小祕方

藥方	睡蓮花7朵或14朵。
用法	煎湯內服，一日1劑。
適應症	小兒急慢驚風（抽搐、意識不清）。

問荊

別名 | 接續草、公母草、摟接草

【植物形態】根莖匍匐生根，黑色或暗褐色。地上莖直立。營養莖在孢子莖枯萎後生出。葉退化，下部聯合成鞘，鞘齒披針形，黑色，邊緣灰白色，膜質。孢子莖早春先發，常為紫褐色。

【藥用部分】問荊的全草。

【性味歸經】性平，味苦，無毒；歸肺、胃、肝經。

【功效主治】止血、止咳、利尿、明目；主治吐血、咯血、便血、外傷出血、咳嗽氣喘等。

【用法用量】煎湯內服，3～15克；外用搗敷。

【用藥宜忌】暫無明顯禁忌。

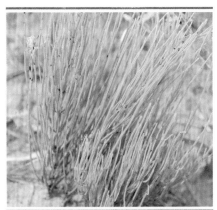

實用小祕方

藥方	問荊、大石韋、海金沙藤各12克。
用法	煎湯內服，一日1劑。
適應症	熱淋、排尿不利。

山苧麻

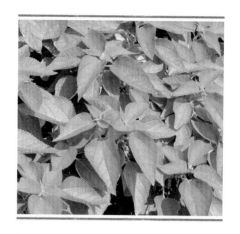

別名 ｜ 紅頭麻、蠍子草、苎麻

【植物形態】莖直立；莖與葉柄密被灰褐色
短伏毛，嫩枝灰白色，有縱淺溝紋。葉片
卵形或橢圓狀卵形至卵狀披針形，表面粗
糙，有痂癬。聚繖花序腋生。秋冬為果期，
瘦果扁橢圓形，被毛。

【藥用部分】山苧麻的根。

【性味歸經】性寒，味甘、苦。歸肝、脾經。

【功效主治】活血止血、平肝安胎、涼血、
清熱；主治感冒發熱、哮喘、尿道炎、尿血、
月經多等。

【用法用量】煎湯內服，25～100克。

【用藥宜忌】虛寒、胃弱、泄瀉者慎用。

實用小祕方

藥方	鮮山苧麻根、豬瘦肉各100克。
用法	共燉熟，分2次服，一日1劑。
適應症	肝炎。

朱蕉

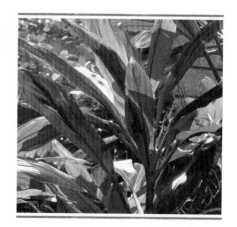

別名 ｜ 紅竹、朱竹、紅葉鐵樹

【植物形態】莖有時稍分枝。葉聚生於莖
或枝的上端，矩圓形至矩圓狀披針形，綠
色或帶紫紅色，葉柄有槽。圓錐花序長
30～60公分，側枝基部有大的苞片，每
朵花有3枚苞片。

【藥用部分】朱蕉的葉、根、花，以葉為主。

【性味歸經】性涼，味甘、淡。歸肝、肺經。

【功效主治】清熱、止血、散瘀止痛、止咳；
主治咳嗽、紫斑症、肝病等。

【用法用量】煎湯內服，乾葉3片，鮮葉50
～100克。

【用藥宜忌】月經過多者，用量不宜過大。

實用小祕方

藥方	朱蕉葉10片。
用法	煮水，當茶飲，一日1劑。
適應症	腹痛。

化瘀止血藥

腎菜

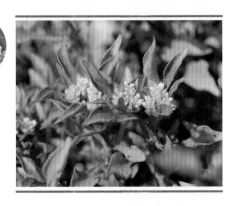

別名 | 腰子草、腎草、豆瓣草、綠莧草

【植物形態】樹皮褐色，小枝有白色小皮孔。葉卵形或橢圓形，圓錐花序腋生，花冠淡黃色或乳白色。

【藥用部分】腎菜的全草。

【性味歸經】性平，味甘；歸肺、大腸、胃、腎經。

【功效主治】化瘀止血；主治尿酸過多、痛風等。

【用法用量】煎湯內服，50～100 克。

【用藥宜忌】暫無明確禁忌。

實用小祕方

藥方	鮮腎菜 200 克。
用法	絞汁服，早晚各 1 次。
適應症	糖尿病。

降香

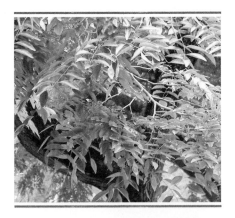

別名 | 降真香、紫藤香、花梨母

【植物形態】樹皮褐色，小枝有密集白色的小皮孔。葉互生，單數羽狀複葉，卵形或橢圓形；小葉柄長 4～5 公釐，圓錐花序腋生，由多數聚繖花序組成，花冠淡黃色或乳白色。

【藥用部分】印度黃檀的樹幹或根部心材。

【性味歸經】性溫，味微辛；歸肝、脾、肺、心經。

【功效主治】活血散瘀、止血定痛、降氣辟穢；主治胸脅疼痛、跌打損傷、創傷出血等。

【用法用量】煎湯內服，3～6 克；外用研末敷。

【用藥宜忌】血熱妄行、色紫濃厚（血色鮮紫濃厚）、便祕者禁用。

實用小祕方

藥方	鮮降香、花蕊石各 3 克，黃酒 1 杯。
用法	研末，黃酒送服，一次 0.3 克，一日 2 次。
適應症	外傷性吐血。

蒲 黃

別名 ｜ 蒲花、蒲棒花粉

【植物形態】穗狀花序圓柱形，雌雄花序間隔 1～15 公分；雄花序在上，雄花有早落的佛焰狀苞片，花被鱗片狀或茸毛狀。

【藥用部分】狹葉香蒲或其同屬植物的花粉。

【性味歸經】性平，味甘、微辛；歸肝、心包經。

【功效主治】止血、祛瘀、利尿；主治吐血、咯血、外傷出血、心腹疼痛、痛經、跌仆腫痛、帶下等。

【用法用量】煎湯內服，5～10 克，包煎；或入丸、散；外用研末撒或調敷。

【用藥宜忌】孕婦慎服。

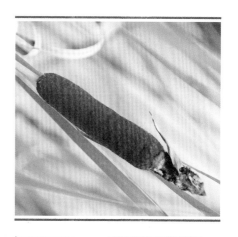

實用小祕方

藥方	蒲黃、黃芩各 50 克，荷葉灰 25 克。
用法	研末，以酒調下，一次 15 克，一日 3 次。
適應症	血崩。

茜 草

別名 ｜ 茹盧本、茅蒐、茜根

【植物形態】根數條至數十條，外皮紫紅色或橙紅色。葉形狀變化較大，先端急尖，基部心形。花黃白色。漿果球形，紅色，後轉為黑色。

【藥用部分】茜草的根及根莖。

【性味歸經】性寒，味苦；歸肝經。

【功效主治】涼血止血、活血化瘀；主治血熱咯血、尿血、便血、崩漏、產後瘀阻腹痛、跌打損傷、風濕痹痛、黃疸、瘡癰、痔腫等。

【用法用量】煎湯內服，10～15 克；或入丸、散。

【用藥宜忌】脾胃虛寒及無瘀滯者慎服。

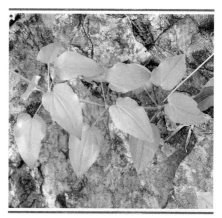

實用小祕方

藥方	茜草 50 克。
用法	搗散，煎湯內服，一次 10 克，一日 1 劑。
適應症	吐血不定。

蓮花

別名 | 荷花、水芙蓉

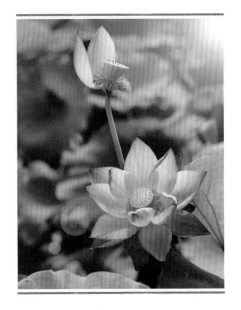

【植物形態】地下莖橫走水底泥沼中；根莖稱為蓮鞭，花芽分化後開始肥大。葉直立而伸出水面，葉片扁圓形或盾狀。夏季開花，先端開紅色、淡紅色、白色等大形秀麗的花朵；花藥黃色；花柱短；果期花托逐漸增大，呈海綿狀。

【藥用部分】蓮的花蕾。

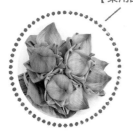

【性味歸經】性溫，味苦、甘；歸心、肝經。

【功效主治】清心、涼血止血、養顏、消風去濕；主治暑熱煩渴、瘡疥、尿血、吐血、便血、青春痘、面油膩等。

【用法用量】研末服，1～1.5克；煎湯內服，6～9克；外用適量，貼敷患處。

【用藥宜忌】無特殊宜忌。

實用小祕方

藥方	蓮花花瓣 5.5 克。
用法	花瓣洗淨，煎湯內服，一日1劑。
適應症	咯血。

藥膳食療方

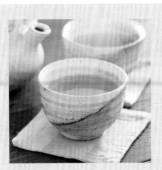

蓮花茶
清熱解毒、涼血通絡

材料 蓮花（乾品）1朵。

做法 取一個乾淨的茶杯，放入備好的藥材，注入適量開水，至八九分滿，蓋上杯蓋，泡約5分鐘，至其析出有效成分，即可飲用。

三七

別名 | 金不換、血參、人參三七

【植物形態】多年生草本植物。主根粗壯，肉質，紡錘形、倒圓錐形。掌狀複葉。繖形花序單個頂生，花小，為黃綠色。核果為漿果狀，熟時呈鮮紅色。種子為扁球形，白色。花期為 6 ～ 8 月，果期為 8 ～ 10 月。

【藥用部分】三七乾燥根。

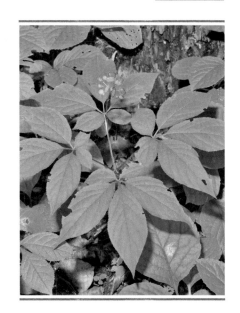

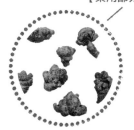

【性味歸經】性溫，味甘、苦；歸肝、腎經。

【功效主治】止血散瘀、消腫定痛；主治吐血、產後出血、外傷出血、痛經、心肌梗塞、動脈粥狀硬化、瘡癰腫痛等。

【用法用量】煎湯內服，3 ～ 9 克；研末，1 ～ 3 克；或入丸、散。外用：磨汁塗或研末撒。

【用藥宜忌】孕婦慎服。

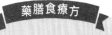

實用小祕方

藥方	三七粉末適量。
用法	開水送服，一次 3 克，一日 2 次。
適應症	心絞痛。

藥膳食療方

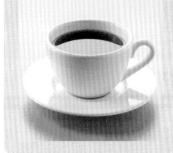

西洋參三七茶
滋陰補氣、生津止渴

材料 三七粉 10 克，西洋參 8 克。

做法 取一個乾淨的茶杯，放入備好的藥材，注入適量開水，至八九分滿，上蓋，泡約 5 分鐘，至其析出有效成分，濾出茶渣，即可飲用。

韓信草

別名 | 大力草、大葉半枝蓮

【植物形態】根鬚狀。莖直立,四棱形。葉對生,卵形至披針形;莖下部的葉有短柄。花集成頂生和腋生的偏側總狀花序;花冠淺藍紫色,管狀。

【藥用部分】韓信草的帶根全草。

【性味歸經】性寒,味辛、苦;歸肺、肝、腎經。

【功效主治】清熱解毒、化瘀利尿;主治疔瘡腫毒、咽喉腫痛、跌仆傷痛、水腫、黃疸等。

【用法用量】煎湯內服,15～30克,鮮品30～60克;外用鮮品適量,搗敷患處。

【用藥宜忌】血虛者不宜,孕婦慎服。

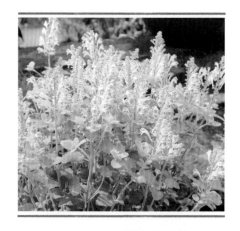

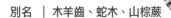
實用小祕方

藥方	鮮韓信草 50 克。
用法	搗汁調蜜,燉熱溫服,一日2 次。
適應症	吐血、咯血。

筆 筒 樹

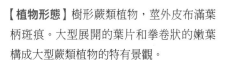

別名 | 木羊齒、蛇木、山棕蕨

【植物形態】樹形蕨類植物,莖外皮布滿葉柄斑痕。大型展開的葉片和拳卷狀的嫩葉構成大型蕨類植物的特有景觀。

【藥用部分】筆筒樹的莖幹。

【性味歸經】性涼、寒,味苦澀;歸肝、腎、膽、膀胱經。

【功效主治】清熱散瘀、收斂止血、解毒消腫;主治溫熱疾病、瘀血、凝滯、血氣脹痛、筋骨疼痛等。

【用法用量】煎湯內服,15～100克。

【用藥宜忌】暫無明確禁忌。

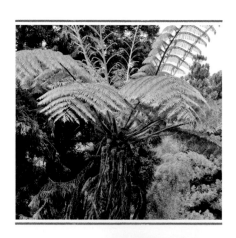

實用小祕方

藥方	筆筒樹樹幹末梢 15 克。
用法	燒存性,煎湯內服,一日1 次。
適應症	婦女血症。

大葉藜

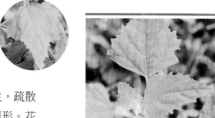

別名 | 血見愁、八角灰菜

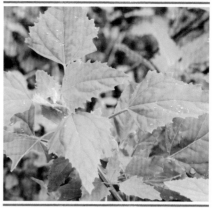

【植物形態】一年生草本，單葉互生。疏散
大圓錐花序頂生或腋生。種子扁圓形。花
期 7～8 月，果期 8～9 月。

【藥用部分】大葉藜的全草。

【性味歸經】性平，味甘；歸肝、膽經。

【功效主治】調經止血、解毒消腫；主治月
經不調、咯血、便血、瘡瘍腫毒等。

【用法用量】煎湯內服，3～9 克；或熬膏；
外用適量，搗敷。

【用藥宜忌】暫無明確禁忌

實用小祕方

藥方　大葉藜、蒲黃炭各 9 克，藕
　　　節 15 克。

用法　煎湯內服，一日 1 劑。

適應症　崩漏。

地菍

別名 | 山地菍、地茄、鋪地錦

【植物形態】矮小灌木，莖匍匐上升，葉對
生，聚繖花序頂生，蒴果壇狀球形，花期
5～7 月，果期 7～9 月。

【藥用部分】地菍的全草。

【性味歸經】性涼，味甘、澀；歸心、肝、脾、
肺經。

【功效主治】清熱解毒、活血止血；主治高
熱、黃疸、痛經、痔瘡、毒蛇咬傷等。

【用法用量】煎湯內服，15～30 克；或鮮
品搗汁；外用適量，搗敷或煎湯洗。

【用藥宜忌】暫無明顯禁忌。

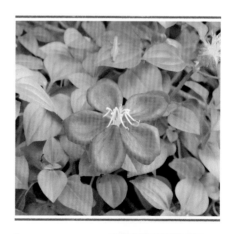

實用小祕方

藥方　地菍葉適量。

用法　搗爛外敷。

適應症　外傷出血。

蓮房

別名 | 蓮蓬殼、蓮殼、蓮蓬

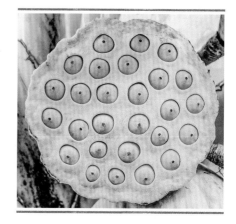

【植物形態】根莖橫生。節上生葉，露出水面；葉片圓形，上面粉綠色。花單生於花梗頂端，紅色、粉紅色或白色；花瓣橢圓形或倒卵形。花後結「蓮蓬」，有小孔 20～30 個，每孔內含果實 1 枚。

【藥用部分】蓮的乾燥花托。

【性味歸經】性平，味苦、澀；歸肝、脾經。

【功效主治】消瘀止血；主治崩漏、月經過多。

【用法用量】煎湯內服，5～10 克；或研末；外用適量，研末摻患處或煎湯熏洗。

【用藥宜忌】暫無明顯禁忌。

實用小祕方

藥方	蓮房、荊芥穗（燒存性）各等分。
用法	研末，米湯下，一次 10 克，一日 3 次。
適應症	血崩不止。

薯莨

別名 | 雞血蓮、朱砂蓮、雄黃七

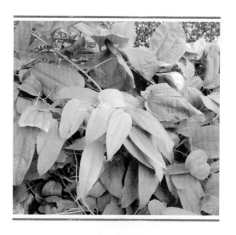

【植物形態】塊莖肉質肥大，長圓形或不規則圓形，表面棕黑色，鮮時割傷有紅色黏液，多鬚根。莖圓柱形，通常分枝，平滑無毛。單葉，葉片長圓形、卵狀長圓形或寬卵形。花小，雄花序圓錐狀。

【藥用部分】薯莨的塊莖。

【性味歸經】性平，味苦，有小毒；歸肝、大腸經。

【功效主治】活血止血、理氣止痛；主治產後腹痛、月經不調、內傷吐血、風濕關節痛、痢疾、瘡癤等。

【用法用量】煎湯內服，5～15 克；研末或磨汁。

【用藥宜忌】孕婦慎服。

實用小祕方

藥方	薯莨 15 克。
用法	煮甜酒服，一日 1 劑。
適應症	產後腹痛。

五靈脂

別名 │ 藥本、寒號蟲糞、寒雀糞

【動物形態】形如松鼠，但較松鼠略大。頭寬，眼圓而大。前後肢間有皮膚相連。尾呈扁平狀，全身背毛為灰黃褐色。四足色較深，為棕黃色。尾為灰黃色，尾尖有黑褐色長毛。

【藥用部分】複齒鼯鼠的乾燥糞。

【性味歸經】性溫，味苦、甘；歸肝經。

【功效主治】活血止痛、化瘀止血、消積解毒；主治心腹血氣諸痛、閉經、崩漏下血、小兒疳積等。

【用法用量】煎湯內服，5～10克；或入丸、散。

【用藥宜忌】血虛無瘀者慎用；禁與人參同服。

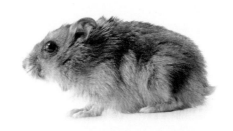

實用小祕方

藥方	五靈脂、白芨各50克，乳香15克。
用法	研末，熱水同香油調塗患處。
適應症	骨折腫痛。

柘木

別名 │ 黃金桂、丁大黃

【植物形態】樹皮淡灰色，呈不規則的薄片狀剝落；幼枝有細毛，後脫落，有硬刺。單葉互生，葉橢圓形、卵形或倒卵形。花排列成頭狀花序，單生或成對腋生。聚花果近球形，熟時橙黃或紅色。

【藥用部分】柘樹的根幹。

【性味歸經】性涼，味微苦。歸腎、肝、肺經。

【功效主治】活血通絡、涼血解毒；主治風濕關節痛、腰痛、跌打損傷、勞傷咯血、脾虛泄瀉等。

【用法用量】煎湯內服，50～100克；外用煎水洗。

【用藥宜忌】孕婦忌服。

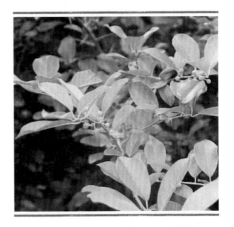

實用小祕方

藥方	柘木、楠梧根各50克，一條根30克。
用法	水煎分2次服，一日1劑。
適應症	腎虛腰痛。

艾葉

別名｜艾草、蘄艾、艾蒿

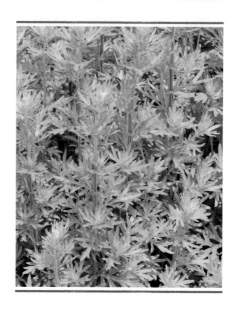

【植物形態】全株密被白色茸毛；葉互生，下部葉在花期枯萎；中部葉卵狀三角形或橢圓形；葉片羽狀或淺裂，裂片邊緣有齒，上面被蛛絲狀毛，有白色密或疏腺點，下面被白色或灰色密茸毛。頭狀花序多數，排列成複總狀，花後下傾。瘦果長卵形或長圓形，無毛。

【藥用部分】艾的葉。

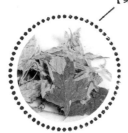

【性味歸經】性溫，味苦、辛；歸肝、脾、腎經。
【功效主治】溫經止血、安胎、逐寒濕、理氣血；主治吐衄、月經不調、痛經、胎動不安、心腹冷痛等。
【用法用量】煎湯內服，3～10克；或入丸、散；搗汁服用；外用搗茸製作或炷或艾條熏灸；搗敷；煎水熏洗；炒熱溫熨。
【用藥宜忌】陰虛血熱者慎服。

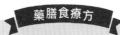
藥膳食療方

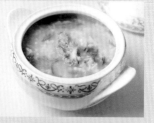

艾葉排骨粥
散寒止痛、溫經止血

材料　排骨300克，水發白米150克，艾葉40克，鹽適量。
做法　艾葉洗淨，排骨汆燙；砂鍋中注水燒開，倒入白米、排骨，煮至食材熟透，放入艾葉、鹽，拌勻調味，關火後盛出煮好的的粥即可。

炮薑

別名 ┃ 黑薑

【植物形態】根莖肉質，具芳香和辛辣氣味。葉互生，葉片線狀披針形。花莖自根莖抽出，穗狀花序橢圓形，綠白色，背面邊緣黃色；花冠綠黃色，唇瓣長圓狀倒卵形，較花冠裂片短，稍為紫色，有黃白色斑點。蒴果 3 瓣裂，種子黑色。

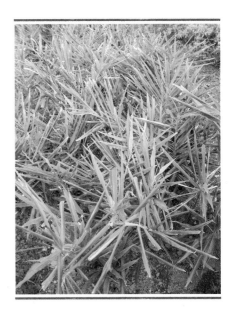

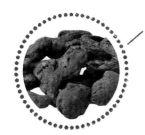

【藥用部分】薑乾燥根莖的炮製品。

【性味歸經】性溫，味苦、辛；歸脾、胃、腎經。

【功效主治】溫中止瀉、溫經止血；主治虛寒性脘腹疼痛、嘔吐、瀉痢、吐血、便血、崩漏、痛經、月經不調等。

【用法用量】煎湯內服，3 ～ 6 克；或入丸、散；外用研末調敷。

【用藥宜忌】孕婦及陰虛有熱者禁服。

實用小祕方

藥方	炮薑、附子、肉豆蔻各等分。
用法	研末，加米糊和成如梧桐子大的丸，空腹時以米湯調下，一次 50 丸，一日 3 次。
適應症	腸胃虛寒、心腹冷痛。

藥膳食療方

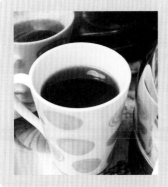

生化湯
溫中健脾、活血止血

材料 當歸 25 克，川芎 10 克，桃仁 6 克，炮薑、炙甘草各 3 克，米酒 600 毫升。

做法 將藥材放入砂鍋，倒入 600 毫升米酒，靜置約 1 小時，開火，攪拌幾下，使藥材散開，煮約 1 小時，使藥汁剩約 200 毫升，關火濾取藥汁即可。

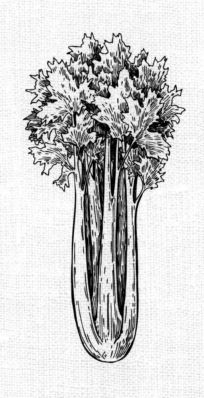

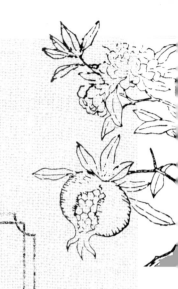

◆ 第十三章 ◆

平肝息風開竅藥

凡具有平降肝陽、止息肝風作用的藥物，稱為平肝息風藥，適用於肝陽上亢、頭目眩暈，以及肝風內動、驚癇抽搐等症。

凡具有通關開竅回甦作用的藥物，稱為開竅藥。其善於走竄，能通竅開閉，甦醒神識，主要適用於熱病神昏，以及驚風、癲癇、中風等病出現卒然昏厥的症候，臨床常用此類藥作為急救之品。

平 肝 潛 陽 藥

旱芹

別名 | 芹菜、香芹、蒲芹、藥芹

【植物形態】芹菜、香芹、蒲芹、藥芹
〔植物形態〕一年或兩年生草本，有強烈香氣。莖
圓柱形，上部分枝，有縱棱及節。根出葉叢生，
單數羽狀複葉，倒卵形至矩圓形，邊緣有粗齒。
複繖形花序側生或頂生；無總苞及小總苞。雙懸
果近圓形至橢圓形。

【藥用部分】旱芹全草。

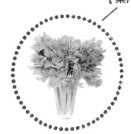

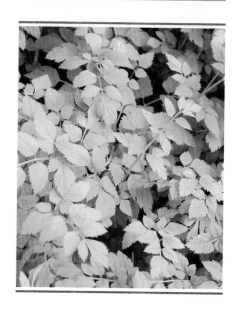

【性味歸經】性涼，味甘、苦；歸肺、胃、肝經。
【功效主治】平肝清熱、祛風利濕；主治高血壓、
眩暈頭痛、面紅目赤、水腫、排尿赤熱、眼睛腫痛、
痤瘡等。
【用法用量】煎湯內服，15～25克（鮮者50～
100克）；搗汁或入丸劑；外用搗敷。
【用藥宜忌】疥癩患者勿服。

藥膳食療方

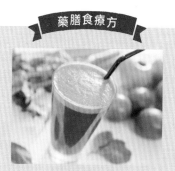

芹菜汁
健胃、利尿、降血壓

材料 鮮芹菜50克、白糖適量。
做法 芹菜切丁，放入榨汁機，倒入
適量涼開水，上蓋，調轉旋鈕
至一檔，榨取芹菜汁；開蓋，
將榨好的芹菜汁倒入杯中，放
入適量的白糖，即可飲用。

實用小祕方

藥方	鮮旱芹200克，馬兜鈴150克。
用法	將以上材料製成流浸膏（用溶劑浸出有效成分，並蒸去溶劑，再製成膏狀），一次10克，一日3次。
適應症	早期原發性高血壓。

羅布麻

別名 | 吉麻、澤漆麻、缸花草

【植物形態】全株含有乳汁。莖直立。葉對生，橢圓形或長圓狀披針形，基部圓形或楔形。具由中脈延長的刺尖。邊緣平滑無毛。聚繖花序生於莖端或分枝上。果實長角狀，熟時黃褐色，帶紫暈，成熟後沿粗脈開裂，散出種子。種子多數，黃褐色，近似棗核形，頂端簇生白色細長毛。

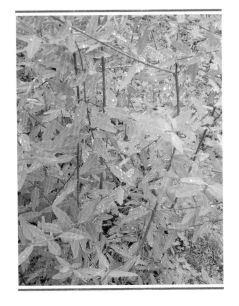

【藥用部分】羅布麻全草。

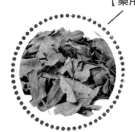

【性味歸經】性涼，味甘、微苦；歸肝經。

【功效主治】清熱平肝、利水消腫；主治高血壓、眩暈、頭痛、心悸、失眠、水腫、尿少、神經衰弱、腦梗塞等。

【用法用量】煎湯內服，乾品 10 ～ 15 克；或泡成茶飲用。

【用藥宜忌】脾虛慢驚（痙攣）者慎用。

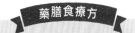

實用小祕方

藥方	羅布麻、延胡索各 10 克，甜瓜蒂 7.5 克，木香 15 克。
用法	研末，開水送服，一次 2.5 克，一日 2 次。
適應症	肝炎腹脹。

藥膳食療方

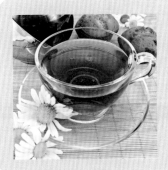

羅布麻降壓茶

平肝息風、清熱、解鬱

材料 羅布麻葉 6 克，山楂、五味子各 5 克，冰糖 20 克。

做法 砂鍋注水燒開，倒入羅布麻葉、山楂、五味子煮約 15 分鐘，至其析出有效成分，放入冰糖，煮至完全溶化，關火後濾取茶汁即可。

蒺藜

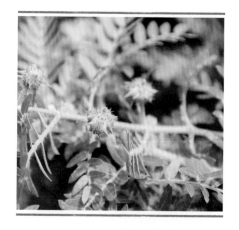

別名 | 硬蒺藜、蒺骨子、刺蒺藜

【植物形態】一年生匍匐草本，多分枝，全株有柔毛。羽狀複葉互生或對生；小葉5～7對，長橢圓形，基部常偏斜，有托葉。果實由5個小分果聚合而成，呈放射狀五棱形。

【藥用部分】蒺藜的乾燥成熟果實。

【性味歸經】性溫，味辛、苦；歸肝經。

【功效主治】平肝解鬱、活血祛風、明目止癢；主治頭痛眩暈、胸脅脹痛、乳閉乳癰、目赤翳障等。

【用法用量】煎湯內服，6～15克。

【用藥宜忌】孕婦慎用。

實用小祕方

藥方　蒺藜適量。
用法　每日煎湯洗。
適應症　通身水腫。

赭石

別名 | 須丸、赤土、代赭

【礦物形態】晶體常呈薄片狀、板狀。一般以緻密塊狀、腎狀、葡萄狀、豆狀、魚子狀、土狀等集合體最為常見。結晶者呈鐵黑色或鋼灰色，土狀或粉末狀者呈鮮紅色，但條痕都呈櫻桃紅色。

【藥用部分】赤鐵礦的礦石。

【性味歸經】性平，味苦、甘；歸肝、胃、心包經。

【功效主治】平肝鎮逆、涼血止血；主治噫氣嘔逆、噎膈反胃、哮喘、吐血、鼻衄、腸風、痔瘻等。

【用法用量】煎湯內服，15～50克；或入丸、散。

【用藥宜忌】孕婦慎服。

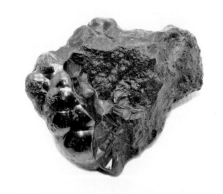

實用小祕方

藥方　赭石1克，石膏0.5克。
用法　研末，以新汲水（剛剛打出來的井水）調敷眼頭尾及太陽穴。
適應症　赤眼腫閉。

牡 蠣

別名 | 蠣蛤、左顧牡蠣、牡蛤

【貝類形態】貝殼堅厚，呈長條形，背腹幾乎平行，一般殼長比殼高大 3 倍。左殼附著，右殼較平如蓋，鱗片環生，呈波紋狀，面淡紫色、灰白色或黃褐色。殼內面瓷白色。閉殼肌痕馬蹄形。

【藥用部分】長牡蠣、大連灣牡蠣等的貝殼。

【性味歸經】性微寒，味鹹；歸肝、膽、腎經。

【功效主治】斂陰潛陽、止汗澀精、化痰軟堅；主治驚癇、眩暈、自汗、盜汗、遺精、淋濁等。

【用法用量】煎湯內服，15～50 克；或入丸、散。

【用藥宜忌】凡病虛而多熱者宜用，虛而有寒者忌用。

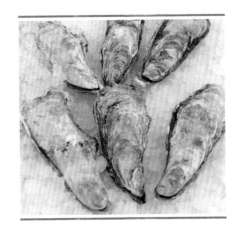

實用小祕方
藥方 牡蠣、龍骨各 30 克，菊花 15 克。
用法 煎湯內服，一日 1 劑。
適應症 眩暈。

石 決 明

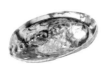

別名 | 珠母、鰒魚甲、九孔螺

【貝類形態】貝殼堅硬，螺旋部小，體螺層極大。殼面的左側有一列凸起，約 20 個，前面的 7～9 個有開口，其餘皆閉塞。殼表面綠褐色，生長紋細密，生長紋與放射肋交錯使殼面呈布紋狀。

【藥用部分】雜色鮑的貝殼。

【性味歸經】性微寒，味鹹；歸肝經。

【功效主治】平肝潛陽、除熱明目；主治風陽上擾、頭痛眩暈、驚搐、白內障等。

【用法用量】煎湯內服，15～50 克；或入丸、散。

【用藥宜忌】脾胃虛寒者慎服。

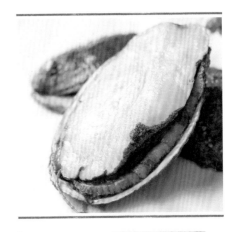

實用小祕方
藥方 石決明 40 克，菊花、枸杞子各 20 克。
用法 煎湯內服，一日 1 劑。
適應症 眩暈。

鐵落

別名 | 生鐵落、鐵落花、鐵屑

【礦物形態】晶體為八面體、菱形十二面體等，或為粗至細粒的粒塊狀集合體。鐵黑色，表面或氧化、水化為紅黑、褐黑色調；風化嚴重者，附有水赤鐵礦、褐鐵礦被膜。條痕黑色。不透明。

【藥用部分】打鐵時因外層氧化而打落的細鐵屑。

【性味歸經】性涼，味辛；歸肝、心經。

【功效主治】平肝鎮驚、解毒斂瘡；主治癲狂、熱病譫妄、心悸易驚、風濕痹痛、貧血、瘡瘍腫毒等。

【用法用量】煎湯內服，30 ～ 60 克；或入丸、散。

【用藥宜忌】肝虛及中氣虛寒者忌服。

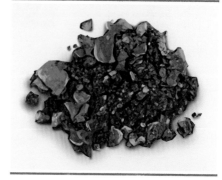

實用小祕方

藥方	生鐵落 30 克，山茱萸 9 克，遠志肉 6 克（新鮮遠志較細的根用棒捶裂，除去木心，稱遠志肉）。
用法	煎湯內服，一日 1 劑。
適應症	嚴重神經衰弱。

珍珠母

別名 | 真珠母、明珠母

【貝類形態】貝殼大而扁平，兩殼相等。殼質堅硬，殼面部平滑，有呈同心環狀排列的紋理。後背緣向上凸起。右殼有擬主齒和側齒各 2 枚。殼內面平滑，珍珠層乳白色。

【藥用部分】三角帆蚌的外殼。

【性味歸經】性寒，味甘、鹹；歸肝、心經。

【功效主治】平肝、潛陽、定驚、止血；主治頭眩、耳鳴、心悸、失眠、癲狂、驚癇、吐血、衄血等。

【用法用量】煎湯內服，15 ～ 50 克；或入丸、散。

【用藥宜忌】胃寒者慎服。

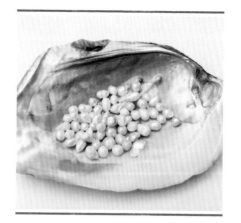

實用小祕方

藥方	珍珠母 50 克，遠志 5 克，酸棗仁 15 克。
用法	煎湯內服，一日 1 劑。
適應症	心悸失眠。

賽山藍

別名 | 土夏枯草、假夏枯草

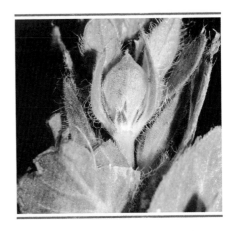

【植物形態】多年生草本植物。莖伏地生長，直立或斜上。葉對生，卵形，表面長有疏毛，背面近於光滑。穗狀花序頂生，無梗；被貼生微毛。

【藥用部分】賽山藍的全草。

【性味歸經】性涼，味微苦；歸肝、膽經。

【功效主治】清肝火、散鬱結；主治肝病、腎臟病、糖尿病、目赤腫痛等。

【用法用量】煎湯內服，乾草 25 ～ 100 克；研細末，開水送服。

【用藥宜忌】賽山藍與夏枯草很相似，不可用混。

實用小祕方

藥方	賽山藍 50 克，蛇莓 35 克，黃藥子 25 克。
用法	水煎分 2 次服，一日 1 劑。
適應症	甲狀腺腫瘤。

紫貝

別名 | 文貝、砑螺、紫貝齒

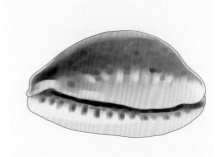

【貝類形態】貝殼長卵圓形，殼質堅固。背部膨圓，褐色或淺褐色。兩側緣灰褐色。

【藥用部分】阿文綬貝的貝殼。

【性味歸經】性平，味鹹；歸肝、心經。

【功效主治】鎮驚安神、平肝；主治小兒高熱抽搐、頭暈目眩、驚悸心煩、失眠多夢、目赤腫痛、熱毒目翳等。

【用法用量】煎湯內服，10 ～ 25 克；或研末；外用水飛點眼。

【用藥宜忌】消化不良、胃酸缺乏者禁服。

實用小祕方

藥方	紫貝 1 個。
用法	為末，一次 10 克，水飛點眼。
適應症	目赤腫痛。

息 風 止 痙 藥

地龍

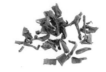

別名 | 蚯蚓

【動物形態】體背部灰紫色，前端較尖，後端較圓，長圓柱形。頭部退化，口位在體前端。

【藥用部分】參環毛蚓的乾燥體。

【性味歸經】性寒，味鹹；歸肝、脾、膀胱經。

【功效主治】止痙息風；主治發熱狂燥、驚癇等。

【用法用量】煎湯內服，5～10克；或入丸、散。

【用藥宜忌】陽氣虛損、脾胃虛弱、腎虛喘促、血虛不能濡養筋脈者，不宜使用。

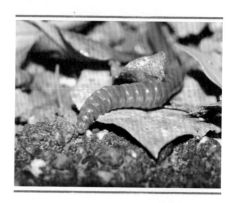

實用小祕方

藥方　地龍30克，牛膝15克。
用法　煎湯內服，一日1劑。
適應症　高血壓。

鉤藤

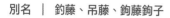

別名 | 釣藤、吊藤、鉤藤鉤子

【植物形態】多年生草本植物。莖伏地生長，直立或斜上。葉對生，卵形，表面長有疏毛，背面近於光滑。穗狀花序頂生，無梗；被貼生微毛。

【藥用部分】鉤藤的乾燥帶鉤莖枝。

【性味歸經】性涼，味甘；歸心、心包經。

【功效主治】清熱平肝、息風定驚；主治小兒驚癇、大人血壓偏高、頭暈目眩、婦人子癇（孕婦因為妊娠毒血症而產生的癲癇症狀）等。

【用法用量】煎湯內服（不宜久煎），7.5～15克；或入散。

【用藥宜忌】虛者勿用；無火者勿服。

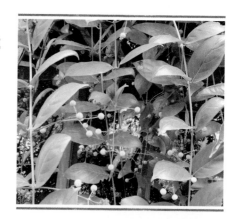

實用小祕方

藥方　鉤藤、蟬殼各25克，黃連、甘草各50克。
用法　搗末，溫水送服，一次5克，一日3次。
適應症　諸癇啼叫。

僵蠶

別名 | 白僵蠶、僵蟲、天蟲家蠶

【昆蟲形態】家蠶幼蟲呈圓柱形，頭部單眼
12 個，分別於頭兩側、頭下方有吐絲孔。胸
部 3 節，各節腹面生有胸足 1 對，足端有尖
爪 1 枚。腹面 10 節，在第 3 ～ 6 腹節的腹面
各有腹足 1 對。

【藥用部分】家蠶幼蟲感染白僵菌而死的
蟲體。

【性味歸經】性平，味辛、鹹；歸肝、肺、
胃經。

【功效主治】祛風定驚、化痰散結；主治驚風
抽搐、咽喉腫痛、皮膚瘙癢、顏面神經麻痹等。

【用法用量】煎湯內服，5 ～ 9 克。

【用藥宜忌】陰虛火旺者禁服。

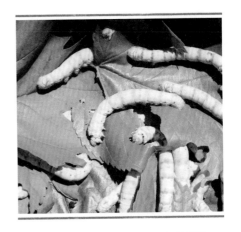

藥方	白僵蠶（去絲、嘴）、良薑各等分。
用法	研末，白梅茶清調下，一次 2.5 克，臨發時服。
適應證：頭風。	

白蒺藜

別名 | 硬蒺藜、三角蒺藜

【植物形態】一年生草本植物。莖平臥，無毛，
被長柔毛或長硬毛，枝長 20 ～ 60 公分，偶
數羽狀複葉；小葉對生，3 ～ 8 對，為矩圓
形或斜短圓形，先端銳尖或鈍，基部稍扁，
被柔毛，全緣。

【藥用部分】蒺藜的果實。

【性味歸經】性平，味苦、辛；入肝、肺經。

【功效主治】祛風、平肝、明目；主治頭痛眩暈、
乳閉不通、目赤腫痛等。

【用法用量】煎湯內服，6 ～ 9 克。

【用藥宜忌】服用期間不宜食用辛辣刺激食物。

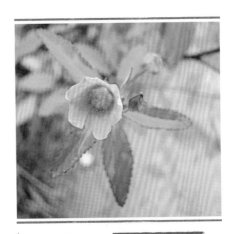

藥方	白蒺藜（炒，去角）、貝母（去心）各 50 克。
用法	搗末，溫水送服。
適應症 腹痛。	

鹽蛇乾

別名 | 壁虎、天龍、守宮

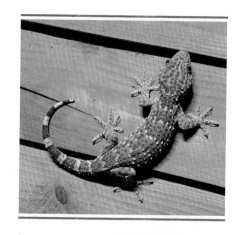

【動物形態】全長約 12 公分，體尾幾等長。頭、體背面覆以細鱗。背面灰棕色，四肢及尾部亦有深色橫紋。

【藥用部分】壁虎的乾燥全體。

【性味歸經】性寒，味鹹；歸肝經。

【功效主治】祛風定驚、解毒散結；主治中風驚癇、歷節風痛、破傷風、癰瘡等。

【用法用量】煎湯內服，2 ～ 5 克，或每次 1 ～ 2 克研末服；亦可浸酒或入丸、散。

【用藥宜忌】有小毒。

實用小祕方

藥方	鹽蛇 3 條，白花蛇 10 克，白菊花 15 克。
用法	煎湯內服，一日 1 劑。
適應症	慢性風濕關節變形疼痛。

山羊角

別名 | 青羊

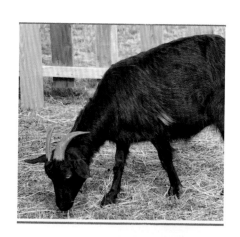

【動物形態】體長 0.9 ～ 1.1 公尺，尾長 13 ～ 17 公分，重約 30 公斤。四肢短，蹄狹窄。雌雄皆有角，角細，很長，向兩側開張。

【藥用部分】北山羊或盤羊的角。

【性味歸經】性寒，味鹹；歸心、肝經。

【功效主治】清熱、鎮驚、散瘀止痛；主治小兒發熱驚癇、產後腹痛、痛經等。

【用法用量】煎湯內服，30 ～ 50 克；或磨粉；外用 0.6 ～ 0.9 克，研末吹耳中。

【用藥宜忌】肝經無熱者不宜。

實用小祕方

藥方	山羊角適量。
用法	燒焦研末，溫水送服，一次 2 克，一日 2 次。
適應症	小兒驚癇。

蜈 蚣

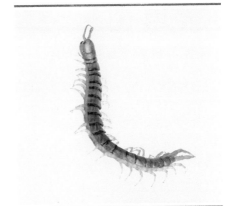

別名 | **蒟蛆、吳公、天龍**

【動物形態】呈扁平長條形，全體由 22 個環節組成。頭部兩節暗紅色，有觸角及毒鉤各 1 對；背部棕綠色或墨綠色；腹部淡黃色或棕黃色；自第二節起每體節有腳一對，生於兩側，黃色或紅褐色。

【藥用部分】少棘蜈蚣的乾燥體。

【性味歸經】性溫，味辛，有毒；歸肝經。

【功效主治】息風鎮痙、攻毒散結、通絡止痛；主治小兒驚風、抽搐痙攣、半身不遂、風濕頑痺等。

【用法用量】煎湯內服，0.25 ～ 0.75 克；或入丸、散。

【用藥宜忌】孕婦忌服。

實用小祕方

藥方	蜈蚣 1 隻。
用法	焙乾研末，豬膽汁調敷患處。
適應症	中風口眼喎斜。

蛇 蛻

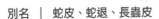

別名 | **蛇皮、蛇退、長蟲皮**

【動物形態】頭部比頸部稍大。吻鱗寬大於高。鼻間鱗長寬略相等。顱頂鱗寬大。鼻孔大。體背面及頭部的鱗片四周黑色，體之前半部有較明顯的黃色橫斜斑紋。腹面黃色，有黑色斑紋。

【藥用部分】錦蛇、烏梢蛇等蛻下的皮膜。

【性味歸經】性平，味甘、鹹，有毒；歸肝、脾經。

【功效主治】祛風、定驚、解毒、退翳；主治小兒驚風、抽搐痙攣、翳障、喉痺、疔腫等。

【用法用量】煎湯內服，2.5 ～ 5 克；或研末為散。

【用藥宜忌】孕婦忌服。

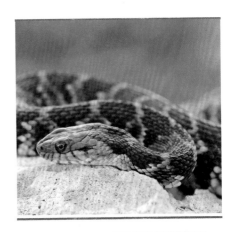

實用小祕方

藥方	蛇蛻適量。
用法	燒末，乳汁送服，一次 5 克，一日 1 次。
適應症	小兒喉痺腫痛。

蜜環菌

別名 | 糖蕈、榛蘑、蜜色環菌

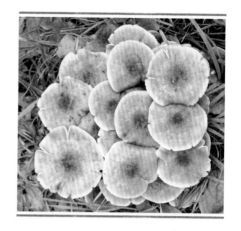

【植物形態】菌蓋肉質扁半球形；蓋面通常乾、溫時黏，淺土黃色、蜜黃色或淺黃褐色，老後棕褐色，中部有平伏或直立小鱗片；菌褶白色，菌柄長圓柱形，與蓋面同色，有縱條紋或毛狀小鱗片。

【藥用部分】蜜環菌的子實體。

【性味歸經】性平，味甘；歸肝經。

【功效主治】息風平肝、祛風通絡、強筋壯骨；主治頭暈、頭痛、失眠、四肢麻木、腰腿疼痛等。

【用法用量】煎湯內服，30～60克；或研末。

【用藥宜忌】暫無明顯禁忌。

實用小祕方

藥方　蜜環菌200克，白糖150克。
用法　水煮蜜環菌，濾汁加糖，隨便飲，一日5次。
適應症　癲癇。

全蠍

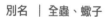

別名 | 全蟲、蠍子

【動物形態】鉗蠍體分為頭胸部及腹部2部。頭胸部較短，背面覆有頭胸甲。頭部有附肢2對。胸部有步足4對。腹部甚長，分前腹及後腹兩部。後腹部細長。尾刺呈鉤狀，上屈，內有毒腺。

【藥用部分】東亞鉗蠍的乾燥全體。

【性味歸經】性平，味鹹、辛，有毒；歸肝經。

【功效主治】息風鎮痙、攻毒散結；主治小兒驚風、抽搐痙攣、半身不遂、破傷風症、風濕頑痺等。

【用法用量】煎湯內服，全蠍4～7.5克；或入丸、散。

【用藥宜忌】本品有毒，用量不宜過大；孕婦慎用。

實用小祕方

藥方　全蠍、蜈蚣、天麻各50克。
用法　研末，溫水送服，一次2.5克，一日1次。
適應症　日本腦炎導致的抽搐。

天麻

別名 | 赤箭根、定風草

【植物形態】多年生寄生植物，其寄主為蜜環菌，以蜜環菌的菌絲或菌絲的分泌物為營養來源，藉以生長發育。塊莖橢圓形或卵圓形，橫生，肉質。莖單一，圓柱形，黃褐色。總狀花序頂生，花淡黃綠色或黃色。蒴果長圓形，有短梗。種子多數而細小，粉塵狀。

【藥用部分】天麻的乾燥塊莖。

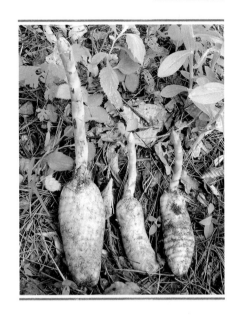

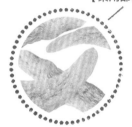

【性味歸經】性平，味甘；歸肝經。
【功效主治】平肝、息風、止痙、定驚；主治頭痛眩暈、肢體麻木、中風、小兒驚風、癲癇抽搐、破傷風等。
【用法用量】煎湯內服，乾品 7.5 ～ 15 克；或研末，入丸、散。
【用藥宜忌】不可與御風草根同用。

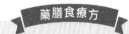
實用小祕方

藥方	天麻 5 克，杜仲、野菊花各 10 克，川芎 9 克。
用法	煎湯內服，一日 1 劑。
適應症	高血壓。

藥膳食療方

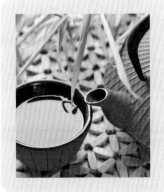

天麻川芎茶
平肝息風、活血止痛

材料 天麻、白芷、春茶各 3 克，川芎 10 克。
做法 砂鍋注水燒開，將備好的川芎、天麻、白芷、春茶倒入鍋中，攪拌均勻，上蓋，用小火煮 20 分鐘，至其析出有效成分，揭蓋，攪拌片刻，將煮好的藥茶盛出，濾去渣渣，裝入杯中，待稍微放涼即可飲用。

開竅藥

安息香

別名 | 白花梅

【植物形態】白花樹為喬木，高達 20 公尺。樹枝棕色，幼時被棕黃色星狀毛。葉卵形。花多，白色。

【藥用部分】白花樹的乾燥樹脂。

【性味歸經】性溫，味辛、苦；歸心、肝、脾經。

【功效主治】開竅清神；主治中風昏迷、驚風等。

【用法用量】研末內服，0.5 ～ 2.5 克；或入丸、散。

【用藥宜忌】陰虛火旺者慎服。

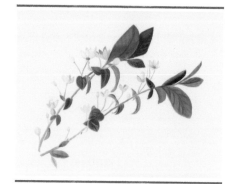

實用小祕方	
藥方	安息香末 5 克，人參、制附子各 10 克。
用法	煎湯內服，一日 1 劑。
適應症	昏迷四肢冷逆。

冰片

別名 | 合成龍腦、梅片、結片

【植物形態】常綠喬木，光滑無毛，樹皮有凹入的裂縫，外有堅硬的龍腦結晶。葉互生，葉片卵圓形。圓錐狀花序，著生於枝上部的葉腋間，花兩性，整齊。種子 1 ～ 2 枚，具胚乳。

【藥用部分】龍腦香樹脂的加工品。

【性味歸經】性涼，味辛、苦；歸心、肺經。

【功效主治】通諸竅、散鬱火、消腫止痛；主治中風口噤、熱病神昏等。

【用法用量】內服，入丸、散，0.25 ～ 1 克。

【用藥宜忌】氣血虛者忌服，孕婦慎服。

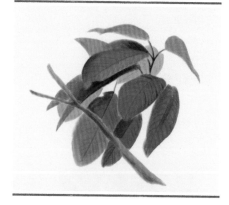

實用小祕方	
藥方	冰片、黃檗各 150 克。
用法	煉蜜為丸，麥門冬湯下 10 克，一日 2 次。
適應症	口瘡咽燥。

麝香

【動物形態】頭部較小,吻端裸露。後肢比前肢長。成熟雄麝腹部在臍和陰莖之間有麝香腺,呈囊狀,外部略隆起,香囊外面被稀疏的細短毛。皮膚外露。全身呈橄欖色並染有橘紅色光澤,體後部褐黑色。

【性味歸經】性溫,味辛;歸心、脾、肝經。

【功效主治】開竅醒神、活血通經;主治熱病神昏、中風痰厥等。

【用法用量】內服,入丸、散,0.15 ～ 0.25 克。

【用藥宜忌】孕婦忌服。

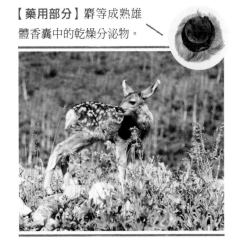

【藥用部分】麝等成熟雄體香囊中的乾燥分泌物。

石菖蒲

【植物形態】株具有香氣,根莖匍匐狀。葉根生,葉片深綠或油綠,無柄,全緣、先端漸尖,呈劍狀或線形。春季開花,為佛焰花序。漿果肉質,倒卵形,成熟時呈黃綠色或淡黃色。

【性味歸經】性溫,味辛;歸心、肝經。

【功效主治】化濕開胃、開竅豁痰、醒神益智;主治脘痞不飢、噤口下痢、神昏癲癇等。

【用法用量】煎湯內服,5 ～ 15 克,鮮品加倍使用。

【用藥宜忌】咳嗽、吐血、精滑、失眠者慎用。

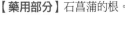

【藥用部分】石菖蒲的根。

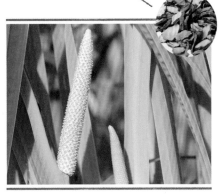

蘇合香

【植物形態】喬木,葉互生。托葉小,早落;葉片掌狀 5 裂,偶為 3 或 7 裂,裂片卵形或長方卵形,基部心形,邊緣有鋸齒。花小,黃綠色。果序圓球狀,聚生多數蒴果,有宿存刺狀花柱。

【性味歸經】性溫,味辛;歸肺、肝經。

【功效主治】通竅辟穢、開鬱豁痰;主治卒然昏倒、痰壅氣厥、驚癇等。

【用法用量】內服,入丸,0.3 ～ 0.9 克。

【用藥宜忌】陰虛多火者禁用。

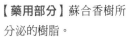

【藥用部分】蘇合香樹所分泌的樹脂。

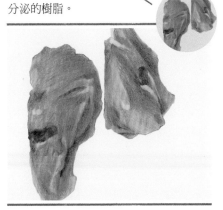

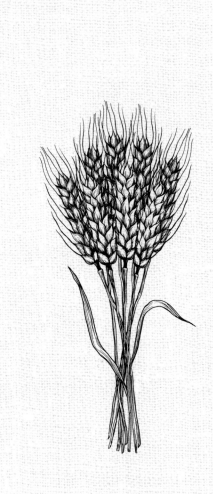

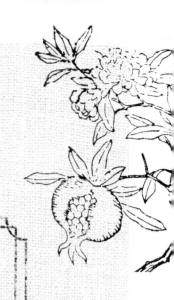

第十四章

安神藥

　　凡以鎮靜安神為其主要功效的藥物，稱為安神藥。

　　安神藥分為兩類：屬於質重的礦石藥及介類藥，取重則能鎮，重可去怯的作用，為重鎮安神藥，多用於實證；屬於植物藥而取其養心滋肝的作用，為養心安神藥，適用於虛證。

　　本章所介紹的藥物適用於陽氣躁動、心悸、失眠、驚癇、狂妄、煩燥易怒等症。

磁石

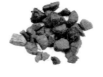

別名 | 玄石、磁君、慈石

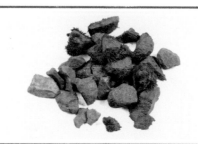

【礦物形態】晶體往往為八面體，常成粒狀或緻密塊狀體出現，鐵黑色，有時帶有淺藍靛色。

【藥用部分】磁鐵礦的礦石。

【性味歸經】性寒，味鹹；歸肝、心、腎經。

【功效主治】鎮驚安神；主治頭暈目眩、眼花等。

【用法用量】煎湯內服，15～50克；或入丸、散。

【用藥宜忌】孕婦慎用。

實用小祕方

藥方	磁石 100 克，神麴 200 克，光明砂 50 克。
用法	研末為丸，一次 30 克，一日 3 次。
適應症	腎藏風虛、眼生黑花。

琥珀

別名 | 育沛、虎珀、虎魄

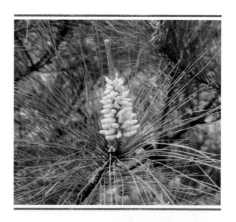

【植物形態】多呈不規則的粒狀、塊狀、鐘乳狀及散粒狀。有時內部包含著植物或昆蟲的化石。顏色為黃色、棕黃色及紅黃色。條痕白色或淡黃色。

【藥用部分】松的樹脂，埋地下年久轉化而成。

【性味歸經】性平，味甘；歸心、肝、小腸經。

【功效主治】安神鎮驚、活血利尿；主治心悸失眠、驚風抽搐、癲癇、排尿不利、尿血、尿痛等。

【用法用量】內服，入丸、散，1.5～3克；外用研細末點、撒。

【用藥宜忌】陰虛內熱及無瘀滯者忌服。

實用小祕方

藥方	琥珀、朱砂各少許，全蠍 1 隻。
用法	研末，麥門冬湯調 1.5 克服，一日 2 次。
適應症	小兒胎癇。

龍齒

別名 │ 青龍齒、白龍齒

【動物形態】表面白色、青灰色。粗糙白堊
質或稍顯琺瑯質光澤，或有灰白、灰、黃
褐環帶，似油脂狀、琺瑯狀光澤。

【藥用部分】三趾馬等的牙齒化石。

【性味歸經】性涼，味甘、澀；歸心、肝經。

【功效主治】鎮驚安神、清熱除煩；主治驚
癇、心悸怔忡、失眠多夢等。（怔忡：心
跳劇烈，驚慌不安。）

【用法用量】煎湯內服，10 ～ 15 克，打碎
先煎；或入丸、散；外用適量，研末撒或調敷。

【用藥宜忌】中寒痰濕者忌用。

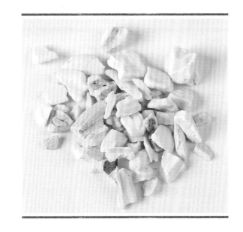

實用小祕方

藥方	龍齒、凝水石各 50 克，茯神 75 克。
用法	研末為丸，一次 20 克，一日 2 次。
適應症	因驚成癇、狂言妄語。

馬寶

別名 │ 馬糞石、黃藥

【動物形態】馬，體格高大，骨骼肌發達，
四肢強勁有力。雌雄差異很大。馬頭面部
狹長，耳小而尖，直立。鼻寬，眼大。從
頭頂起沿頸背至肩胛，具有長毛，即鬃毛。
兩耳間垂向額部的長毛稱鬥鬃。

【藥用部分】馬胃腸中的結石。

【性味歸經】性涼，味甘、鹹、微苦；歸心、
肝經。

【功效主治】鎮驚化痰、清熱解毒；主治驚
癇癲狂、痰熱神昏、吐血衄血、痰熱咳嗽、
惡瘡腫毒等。

【用法用量】研末內服，0.3 ～ 3 克。

【用藥宜忌】中寒痰濕者忌用。

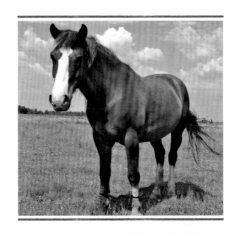

實用小祕方

藥方	馬寶、百部各 10 克，白芨 20 克。
用法	研末服，一次 2.5 克，一日 3 次。
適應症	肺結核。

青礞石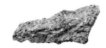

別名 | 礞石

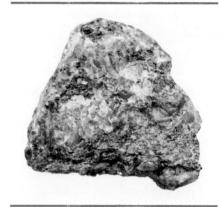

【礦物形態】主要由黑雲母及少量石英、中長石、綠簾石等礦物組成的集合體。岩石呈黑色，有的帶暗綠色調，珍珠光澤，質軟而脆，易剝碎。

【藥用部分】黑雲母片岩。

【性味歸經】性平，味甘、鹹，無毒；歸肺、心、肝、胃、大腸經。

【功效主治】墜痰下氣、平肝定驚；主治頑痰咳喘、癲癇發狂、煩躁等。

【用法用量】煎湯內服，10～15克，包煎；或入丸、散。

【用藥宜忌】畏石膏。

實用小祕方

藥方　青礞石、大黃各60克，生石膏150克。

用法　煎湯內服、一日1劑。

適應症　目紅、面赤、苔黃、便祕。

雲母

別名 | 雲珠、雲華、雲英

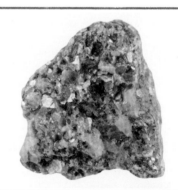

【礦物形態】單斜晶系。晶體通常呈板狀或塊狀，外觀上作六方形或菱形。一般為無色，但往往帶輕微的淺黃、淺綠、淺灰等色彩，條痕白色。

【藥用部分】矽酸鹽類礦物白雲母。

【性味歸經】性溫，味甘；歸心、肝、肺、脾、膀胱經。

【功效主治】安神鎮驚、斂瘡；主治心悸、失眠、眩暈、癲癇、久瀉、帶下、外傷出血、濕疹等。

【用法用量】煎湯內服，15～25克；或入丸、散。

【用藥宜忌】陰虛火炎者慎服。

實用小祕方

藥方　雲母50克。

用法　研粉，煮白粥調，空腹食，一日1次。

適應症　小兒赤白痢及水痢。

珍珠

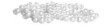

別名 | 真朱、真珠、蚌珠

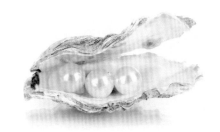

【貝類形態】貝殼2片，大而堅厚，略呈圓形。左右兩殼不等，左殼較大於右殼。左殼稍凸，右殼較平，殼頂光滑，綠色。殼內面珍珠層厚，有虹光色彩，邊緣黃褐色。

【藥用部分】珍珠貝受刺激形成的珍珠。

【性味歸經】性寒，味甘、鹹；歸心、肝經。

【功效主治】鎮心安神、養陰息風、清熱墜痰；主治驚悸、怔忡、癲癇、驚風搐搦（搐搦：肌肉抽動）、煩熱消渴等。

【用法用量】入丸、散，1～1.5克；外用研末乾撒。

【用藥宜忌】病不由火熱者勿用。

實用小祕方

藥方	珍珠末、伏龍肝、丹砂各0.5克。
用法	研粉，煉蜜丸如綠豆大，溫水下1丸。
適應症	小兒驚啼及夜啼不止。

朱砂

別名 | 丹粟、丹砂、赤丹

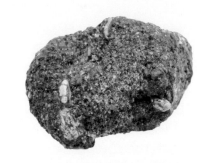

【礦物形態】結構為三方晶系。晶體呈厚板狀或菱面體，在自然界中單體少見。顏色為朱紅色至黑紅色，有時帶鉛灰色。條痕為紅色。金剛光澤，半透明。有平行的完全解理。

【藥用部分】硫化物類天然的辰砂礦石。

【性味歸經】性寒，味甘，有毒；歸心經。

【功效主治】安神定驚、明目；主治癲狂、驚悸、心煩、失眠、目昏、腫毒、瘡瘍、疥癬等。

【用法用量】研末服，0.5～1.5克；或入丸、散。

【用藥宜忌】不宜久服、多服。

實用小祕方

藥方	朱砂末、白礬末、鬱金末各適量。
用法	為丸，薄荷湯送服，一次10克，一日2次。
適應症	產後癲狂、敗血及邪氣入心。

柏子仁

別名 | 梅實、梅乾

【**植物形態**】常綠小喬木，樹皮薄，淡紅褐色，常易條狀剝落。樹枝向上伸展，小枝扁平，排成一平面，直展。正面的一對通常扁平。球花單生於短枝頂端；雄球花黃色，卵圓形種子褐色、卵形、無翅或有棱脊。

【**藥用部分**】側柏的乾燥種仁。

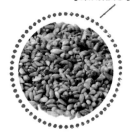

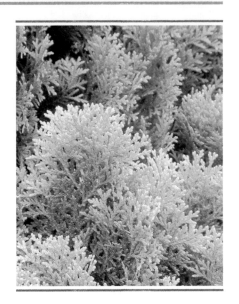

【**性味歸經**】性平，味甘；歸心、腎經。
【**功效主治**】養心安神、潤腸通便；主治驚悸、頭痛、心慌、心煩、心神不寧、思慮過度、失眠、遺精、盜汗、便祕等。
【**用法用量**】煎湯內服，5～15克；或入丸、散；外用炒研取油塗。
【**用藥宜忌**】便溏及痰多者忌服。

藥膳食療方

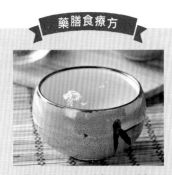

柏子仁養心茶
安神養心、潤腸通便

材料 柏子仁 15 克。
做法 砂鍋注水燒開，倒入洗好的柏子仁，上蓋，再次煮沸後，揭蓋，攪拌勻，用中火續煮片刻，關火後盛出煮好的養心茶，濾取茶汁，裝入碗中，趁熱飲用即可。

實用小祕方

藥方	柏子仁 20 克，酸棗仁 30 克，白米適量。
用法	共煮成粥，分 2 次食用，常服。
適應症	失眠。

合歡花

別名 | 夜合花、烏絨

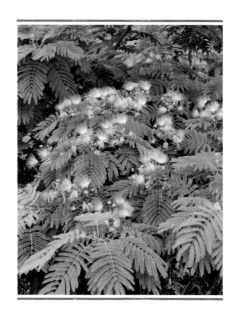

【植物形態】落葉喬木，高達 10 公尺以上。樹幹灰黑色；小枝無毛，有棱角。二回雙數羽狀複葉，互生；先端短尖，基部截形，不對稱，全緣；托葉線狀披針形。頭狀花序生於枝端，總花梗被柔毛；花淡紅色。莢果扁平，黃褐色，嫩時有柔毛，後漸脫落，通常不開裂。種子橢圓形而扁，褐色。

【藥用部分】合歡的花或花蕾。

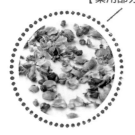

【性味歸經】性平，味甘；歸心、肝經。

【功效主治】舒鬱、理氣、安神、活絡；主治鬱結胸悶、失眠、健忘、風火眼疾、視物不清、咽痛、癰腫、跌打損傷疼痛等。

【用法用量】煎湯內服，乾品 5 ～ 15 克；或研末入丸、散。

【用藥宜忌】陰虛津傷者慎用。

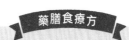

実用小祕方

藥方	合歡花（乾品）10 克，豬肝 150 克。
用法	搭配蒸服，一日 1 次。
適應症	風火眼疾。

藥膳食療方

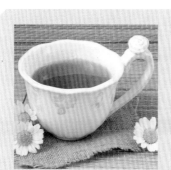

合歡花茶
安神清暑

材料 乾合歡花 6 克。

做法 取一個杯子，倒入備好的合歡花，沖進開水，上蓋，泡約 10 分鐘至其析出有效成分，揭蓋，撈出材料，待稍微放涼後即可飲用。

茯神

別名 ｜ 伏神

【植物形態】菌核球形、卵形、橢圓形至不規則形，重量也不等。外面吸厚而多皺褶的皮殼，深褐色，新鮮時軟，乾後變硬；內部白色或淡粉紅色，粉粒狀。子實體生於菌核表面，全平伏白色，肉質。

【藥用部分】松根的白色部分。

【性味歸經】性平，味甘、淡；歸心、脾經。

【功效主治】寧心、安神、利水；主治心虛驚悸、健忘、失眠、驚癇、排尿不利等。

【用法用量】煎湯內服，15 ～ 25 克；或入丸、散。

【用藥宜忌】暫無明確禁忌。

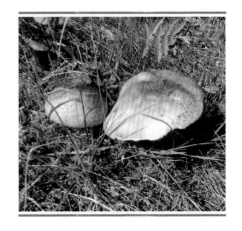

含羞草

別名 ｜ 見笑草、怕羞草、知羞

【植物形態】多年生草本植物。莖直立或斜狀，全株密生逆毛與疏被銳刺。葉對生，二回羽狀複葉，具長柄，柄長 1.5 ～ 4 公分；掌狀羽葉 2 ～ 4 枚。

【藥用部分】含羞草的根、全草。

【性味歸經】性平，味甘、苦、澀，有小毒；歸肝、腎、脾經。

【功效主治】清熱利尿，化痰止咳，安神止痛；主治感冒、小兒高熱、急性結膜炎、支氣管炎、胃炎等。

【用法用量】煎湯內服，15 ～ 30 克，外用適量搗敷。

【用藥宜忌】多服或久服易傷胃，有麻醉作用。

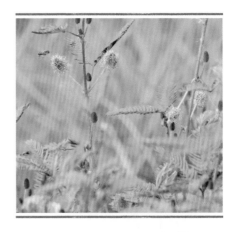

合歡皮

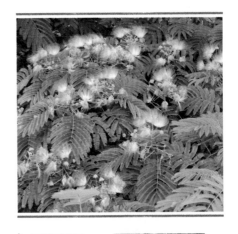

別名 ｜ 合昏皮、夜合皮、合歡木皮

【植物形態】常綠直立大灌木，高達5公尺，枝條灰綠色，嫩枝條具稜，被微毛，老時毛脫落。葉3～4枚輪生，葉面深綠，葉背淺綠色，中脈在葉面陷入，葉柄扁平，聚繖花序頂生，花冠深紅色或粉紅色。

【藥用部分】合歡的樹皮。

【性味歸經】性平，味甘；歸心、肝經。

【功效主治】強心利尿、殺蟲祛痰、定喘、鎮痛；主治心力衰竭、哮喘、癲癇等。

【用法用量】煎湯內服，7.5～15克；外用研末調敷。

【用藥宜忌】孕婦慎用。

實用小祕方

藥方	合歡皮、白蘞各15克。
用法	煎湯內服，一日1劑。
適應症	肺癰久不斂口。

夾竹桃

別名 ｜ 紅花夾竹桃、柳葉桃

【植物形態】落葉喬木，高達10公尺以上。樹幹灰黑色；小枝無毛，有稜角。二回雙數羽狀複葉，互生；先端短尖，基部截形，不對稱，全緣，有緣毛。

【藥用部分】夾竹桃的葉。

【性味歸經】性寒，味苦，有毒；歸心經。

【功效主治】解鬱、和血、寧心、消癰腫；主治心神不安、失眠、肺癰、癰腫、瘰癧、筋骨折傷等。

【用法用量】煎湯內服，7.5～15克；或入散。

【用藥宜忌】有大毒，必須在醫師指導下使用；孕婦忌服。

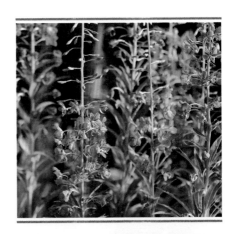

實用小祕方

藥方	夾竹桃乾樹皮及葉15～25克。
用法	加水400毫升，煎至一半，外洗患處。
適應症	跌打損傷。

靈芝

別名 | 赤芝、紅芝、木靈芝

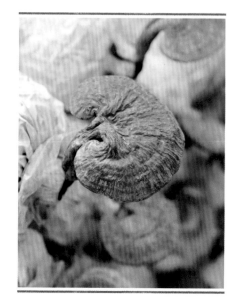

【植物形態】菌蓋木栓質，腎形，紅褐、紅紫或暗紫色，具漆樣光澤，有環狀棱紋和輻射狀皺紋，大小及形態變化很大，下面有無數小孔，管口呈白色或淡褐色，圓形，內壁為子實層，孢子產生於擔子頂端。菌柄側生，極少偏生，長於菌蓋直徑，紫褐色至黑色，有漆樣光澤。

【藥用部分】真菌靈芝的子實體。

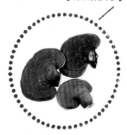

【性味歸經】性平，味甘；歸心、肺、肝、腎經。

【功效主治】益精、補腎、祛風；主治心神不寧、失眠、驚悸、虛勞、咳喘痰多、氣喘、消化不良、手足逆冷等。

【用法用量】研末內服，2.5～5克；或浸酒服；煲湯食用。

【用藥宜忌】畏扁青、茵陳蒿。

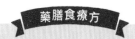
實用小祕方

藥方	靈芝6～9克。
用法	煎湯內服，一日1劑。
適應症	神經衰弱、高血壓。

藥膳食療方

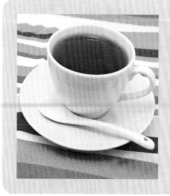

靈芝甘草茶
補益肝氣、保肝強身

材料 靈芝6克，甘草5克。

做法 砂鍋中注入清水燒熱，倒入洗淨的靈芝和甘草，上蓋，燒開後轉小火煮約60分鐘，至其析出有效成分，揭蓋，攪拌幾下，關火後盛出煮好的甘草茶，濾渣裝在茶杯中，趁熱飲用即可。

小麥

別名 │ 麥子

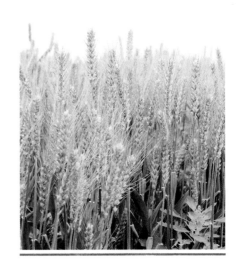

【植物形態】一年生或二年生草本。葉鞘光滑，先端漸尖，基部方圓形。穗狀花序直立，在穗軸上平行排列或近於平行。穎短，革質，兩者背面均具有銳利的脊，有時延伸成芒，內稃與外稃等長或略短，脊上具鱗毛狀的窄翼，翼緣被細毛。穎果矩圓形或近卵形，淺褐色。

【藥用部分】小麥的種子或麵粉。

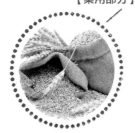

【性味歸經】性涼，味甘；歸心、脾、腎經。
【功效主治】養心、益腎、除熱、止渴；主治臟躁、煩熱、泄利、癰腫、外傷出血、燙傷等。
【用法用量】煎湯內服，50～100克；或煮粥；麵粉冷水調服或炒黃溫水調服；外用小麥炒黑研末調敷；麵粉乾撒或炒黃調敷。
【用藥宜忌】暫無明顯禁忌。

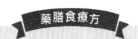
實用小祕方

藥方	小麥 30 克，大棗 10 枚，甘草 9 克。
用法	煎湯內服，一日 1 劑。
適應症	神經衰弱。

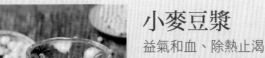
藥膳食療方

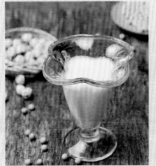

小麥豆漿
益氣和血、除熱止渴

材料 小麥 40 克，水發黃豆 60 克，白糖適量。
做法 把玉米、小麥、黃豆倒入豆漿機中，注入適量清水，開始打漿，待豆漿機運轉約 15 分鐘，即成小麥豆漿，將其盛入碗中，加入少許白糖，攪拌片刻至白糖溶化即可。

首烏藤

別名 | 棋藤、夜交藤

【植物形態】多年生纏繞草本。根細長，末端成肥大的塊根，外表紅褐色至暗褐色。葉互生，具長柄，葉片狹卵形或心形。托葉膜質，鞘狀。花小多數，密聚成大形圓錐花序。瘦果橢圓形，黑色光亮，外包宿存花被，花被成明顯的3翅，成熟時褐色。

【藥用部分】何首烏的燥藤莖。

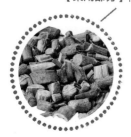

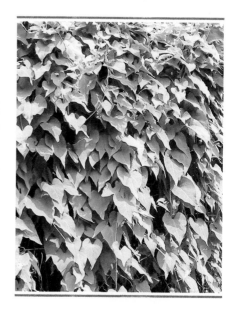

【性味歸經】性平，味甘；歸心、肝經。

【功效主治】養血安神、祛風通絡；主治失眠多夢、血虛身痛、心神不寧、風濕痹痛、皮膚瘙癢、風瘡疥癬等。

【用法用量】煎湯內服，9～15克；外用煎水熏洗患處。

【用藥宜忌】躁狂屬實火者慎服。

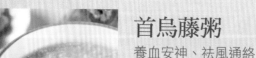

藥膳食療方

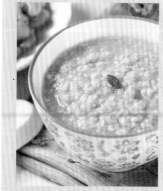

首烏藤粥
養血安神、祛風通絡

材料 首烏藤60克，粳米50克，枸杞子、紅糖各適量。

做法 取首烏藤用溫水浸泡片刻，加清水500毫升，煎取藥汁約300毫升，與粳米、紅糖，再加水200毫升煎至粥稠，放入枸杞子，蓋緊燜5分鐘即可，每晚睡前一小時趁熱食，連服10天為一個療程。

酸棗仁

別名 | 棗仁、酸棗核

【植物形態】落葉灌木或小喬木。老枝褐色，幼枝綠色；枝上有兩種刺，一為針形刺，一為反曲刺。葉互生；托葉細長，針狀；葉片橢圓形至卵狀披針形。花 2 ～ 3 朵簇生葉腋，小形，黃綠色。核果近球形，熟時暗紅色，有酸味。

【藥用部分】酸棗的乾燥成熟種子。

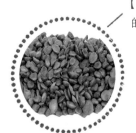

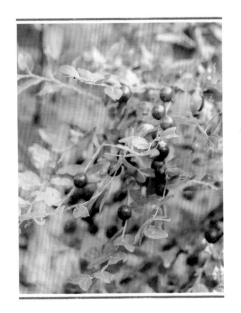

【性味歸經】性平，味酸、甘；歸肝、膽、心經。
【功效主治】補肝、寧心助眠、斂汗、生津；主治虛煩不眠、驚悸多夢、體虛自汗、盜汗、津傷口渴、口乾等。
【用法用量】煎湯內服，10 ～ 25 克；或研細末入丸、散。
【用藥宜忌】凡有實邪鬱火及滑泄者慎服。

實用小祕方

藥方	酸棗仁、粳米各 100 克，地黃汁 100 毫升。
用法	酸棗仁加水研濾汁，以粳米煮作粥，臨熟入地黃汁微煮，一日 1 次。
適應症	骨蒸、心煩不得眠臥。

藥膳食療方

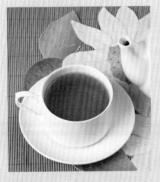

人參茯神棗仁湯
安神益智、補脾益肺

材料 人參 50 克，茯神 10 克，酸棗仁 17 克，白糖少許。
做法 砂鍋注水燒熱，倒入人參、茯神、酸棗仁，煮約 30 分鐘，至其析出有效成分，加入白糖，煮至溶化，關火後盛出煮好的湯汁，濾入碗中即成。

蕤仁

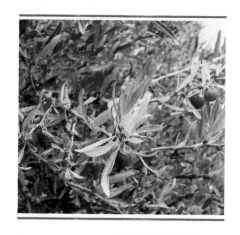

別名 ｜ 蕤核、蕤子、白桜仁

【植物形態】莖多分枝，外皮棕褐色；葉腋有短刺。單葉互生或叢生；葉片線狀長圓形，狹倒卵形或卵狀披針形，全緣或具疏鋸齒。花瓣 5，近圓形，花藥卵圓形，花絲短。

【藥用部分】單花扁核木的乾燥成熟果核。

【性味歸經】性微寒，味甘；歸肝、心經。

【功效主治】祛風、散熱、養肝、明目；主治目赤腫痛、昏暗羞明、眥爛多淚、鼻衄等。

【用法用量】煎湯內服，7.5 ～ 15 克；外用煎水洗。

【用藥宜忌】暫無明確禁忌。

實用小祕方

藥方　蕤仁、杏仁各 20 克。
用法　煎湯洗，一日 1 次。
適應症　赤爛眼。

天仙子

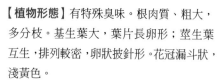

別名 ｜ 莨菪子、山煙、熏牙子

【植物形態】有特殊臭味。根肉質、粗大，多分枝。基生葉大，葉片長卵形；莖生葉互生，排列較密，卵狀披針形。花冠漏斗狀，淺黃色。

【藥用部分】莨菪的乾燥成熟種子。

【性味歸經】性溫，味苦、辛，有毒；歸心、胃、肝經。

【功效主治】定癇、止痛；主治癲狂、風癇、風痹厥痛、神經痛、喘咳、胃痛、久痢、牙痛、癰腫等。

【用法用量】入丸、散，1 ～ 2 克；外用煎水洗。

【用藥宜忌】用量不宜過大。

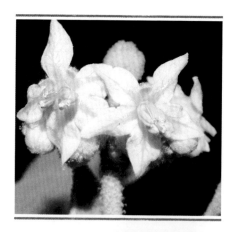

實用小祕方

藥方　天仙子 50 克，大黃 25 克。
用法　搗散，米湯調下，一次 5 克，一日 3 次。
適應症　赤白痢、臍腹疼痛、腸滑後重。

纈草

別名 | 拔地麻、鹿子草、臭草

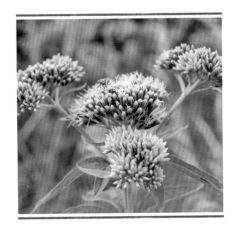

【植物形態】莖直立，有縱條紋，具紡錘狀根莖或多數細長鬚根。基生葉叢出，長卵形，小葉片頂端裂片較大，全緣或具少數鋸齒。繖房花序頂生，排列整齊；花小，白色或紫紅色。

【藥用部分】纈草的塊莖及根。

【性味歸經】性溫，味辛、苦，有微毒；歸心、肝經。

【功效主治】安神、理氣、止痛；主治神經衰弱、失眠、　病（歇斯底里）、胃腹脹痛、腰腿痛、跌打損傷等。

【用法用量】煎湯內服，5 ～ 7.5 克；研末或浸酒。

【用藥宜忌】體弱陰虛者慎用。

遠志

別名 | 棘菀、棘蒬、苦遠志

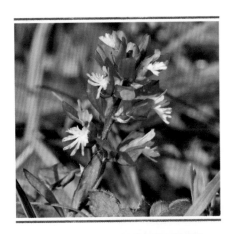

【植物形態】根圓柱形。莖叢生，上部綠色。葉互生，線形或狹線形，先端漸尖，基部漸狹，全緣。總狀花序偏側狀；花淡藍色。蒴果扁平，圓狀倒心形，種子卵形，微扁，棕黑色，密被白色茸毛。

【藥用部分】遠志卵葉或遠志的乾燥根。

【性味歸經】性溫，味辛、苦；歸心、腎、肺經。

【功效主治】安神益智、祛痰、解鬱；主治驚悸、健忘、夢遺、失眠、咳嗽多痰、疽瘡腫等。

【用法用量】煎湯內服，5 ～ 15 克；浸酒或入丸、散。

【用藥宜忌】心腎有火、陰虛陽亢者忌服。

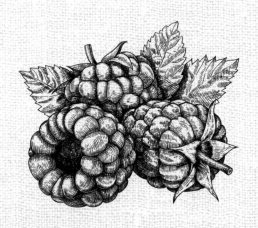

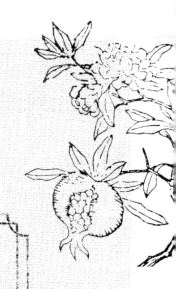

第十五章

收斂藥

凡具有收斂固澀作用，可以治療各種滑脫症候的藥物，稱為收斂藥，又叫收澀藥。

滑脫的病症，主要有自汗、盜汗、久瀉久痢、久咳虛喘、遺精滑精、溲多遺尿、白帶日久、失血崩漏等症。因為滑脫諸症，如不及時收招，會引起元氣日衰，或變生他症。所以，《本草綱目》說：「脫則散而不收，故用酸澀之藥，以斂其耗散。」

固 表 止 汗 藥

浮小麥

別名 | 浮水麥、浮麥

【植物形態】稈直立,葉片扁平,長披針形,先端漸尖,基部方圓形。花絲細長;子房卵形。

【藥用部分】小麥乾癟輕浮的穎果。

【性味歸經】性涼,味甘;歸心經。

【功效主治】除蒸止汗;主治潮熱、自汗、盜汗等。

【用法用量】煎湯內服,15～25克;或炒焦研末。

【用藥宜忌】表邪汗出者忌用。

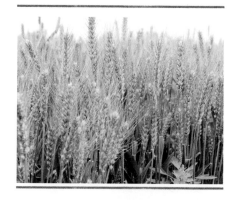

實用小祕方

藥方	浮小麥適量。
用法	浮小麥炒焦研末,一次10克,一日3次。
適應症	盜汗及虛汗不止。

紅耆

別名 | 晉耆、獨根、黑耆

【植物形態】根為直根系,粗狀,深長。莖直立,小葉片卵狀披針形或卵狀長圓形。總狀花序腋生,花冠淡黃色。莢果被短柔毛,節莢近圓形或寬卵形。

【藥用部分】多序岩黃耆的根。

【性味歸經】性溫,味甘;歸肺、脾經。

【功效主治】固表止汗、補氣利尿、托毒斂瘡;主治氣虛乏力、食少便溏、久瀉脫肛、便血、崩漏、表虛自汗、氣虛浮腫、血虛萎黃等。

【用法用量】煎湯內服,9～30克。

【用藥宜忌】暫無明顯禁忌。

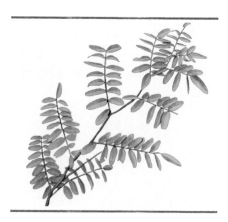

實用小祕方

藥方	紅耆50克,當歸25克,王不留行10克。
用法	煎湯內服,一日1劑。
適應症	乳汁缺乏。

麻黃根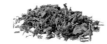

別名 | 苦樁菜

【植物形態】小灌木，常呈草本狀。分枝少，匍匐狀；小枝圓，對生或輪生，葉膜質鞘狀。雌雄異株。種子通常2粒。

【藥用部分】麻黃的根及根莖。

【性味歸經】性平，味甘；歸心、肺經。

【功效主治】收斂止汗；主治體虛汗多、自汗、盜汗等。

【用法用量】煎湯內服，15～25克；或入丸、散；外用研細做撲粉。

【用藥宜忌】有表邪者忌服。

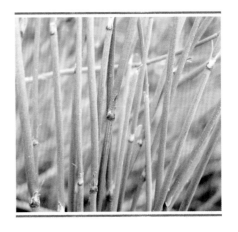

實用小祕方

藥方 麻黃根、黃耆各15克。
用法 煎湯內服，一日2劑。
適應症 虛汗無度。

糯稻根鬚

別名 | 稻根鬚、糯稻根

【植物形態】稈直立，中空，有節。葉片線形，葉脈明顯。圓錐花序疏鬆，成熟時向下彎垂；穎果矩圓形，淡黃色、白色。種子具明顯的線狀種臍。

【藥用部分】糯稻的根莖及鬚根。

【性味歸經】性平，味甘；歸肝、肺、腎經。

【功效主治】養陰除熱、止汗；主治陰虛發熱、自汗盜汗、口渴咽乾、肝炎等。

【用法用量】煎湯內服，25～50克，大劑量可用60～120克，鮮品為佳。

【用藥宜忌】孕婦慎用。

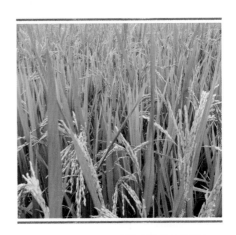

實用小祕方

藥方 糯稻根適量。
用法 燒灰浸水飲。
適應症 止渴、止虛汗。

斂肺澀腸藥

訶子

別名 | 訶黎勒、訶黎、隨風子

【植物形態】葉互生或近對生，穗狀花序，黃色。核果呈倒卵形或橢圓形，幼時綠色，熟時黃褐色。

【藥用部分】訶子的乾燥成熟果實。

【性味歸經】性平，味苦；歸肺、大腸經。

【功效主治】斂肺澀腸；主治久咳失音、久瀉等。

【用法用量】煎湯內服，5～15克；或入丸、散。

【用藥宜忌】凡外有表邪、內有濕熱積滯者忌用。

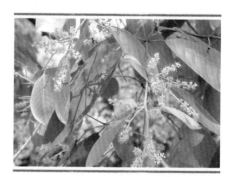

實用小祕方

藥方	訶子 10 個，白芷、防風、秦艽各 50 克。
用法	研末為丸，一次 15 克，一日 2 次。
適應症	腸風瀉血。

金鳳花

別名 | 黃蝴蝶、洋金鳳

【植物形態】枝光滑，綠色或粉綠色，散生疏刺。二回羽狀複葉，長 12～26 公分。總狀花序頂生，花色金黃或紅色而邊緣呈黃色；花瓣 5 枚，鮮紅色。

【藥用部分】金鳳花的根、葉、花蕾等。

【性味歸經】性寒，味苦、微辛；歸大腸、肺、膀胱經。

【功效主治】清熱、活血散瘀、止痛、止咳；主治哮喘、氣管炎、跌打損傷、月經不調、瘧疾等。

【用法用量】煎湯內服，6～15克；外用搗爛，外敷患處。

【用藥宜忌】無勞傷者少用。

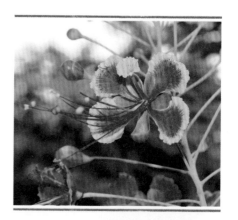

實用小祕方

藥方	鮮金鳳花、文殊蘭葉各適量。
用法	搗爛，加甜酒和勻，外敷患處，一日 1 次。
適應症	跌打損傷。

油胡桃

別名 | 羌桃

【植物形態】落葉喬木，樹皮灰白色。奇數
羽狀複葉，互生，橢圓狀卵形至長橢圓形。
花單性，花小而密集，花柱短，呈羽毛狀，
鮮紅色。果實近球形。

【藥用部分】胡桃種仁返油而變黑者。

【性味歸經】性熱，味辛，有毒；歸肺、腎、
肝經。

【功效主治】消癰腫、解毒、殺蟲；主治癰
腫、瘑風（麻瘋病）、白禿瘡、鬚髮早白等。

【用法用量】外用適量，研末調敷。

【用藥宜忌】本品有毒，禁內服。

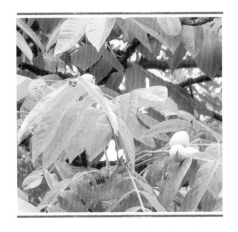

實用小祕方

藥方	油胡桃 1 個，雄黃 5 克，艾葉 5 克。
用法	搗勻綿包，夜臥裹陰囊。
適應症	疥瘡瘙癢。

肉豆蔻

別名 | 迦拘勒、豆蔻、肉果

【植物形態】葉互生；橢圓狀披針形或長圓
狀披針形，長 5 ～ 15 公分，革質，先端尾
狀，基部急尖，全緣，上面淡黃棕色，下
面色較深，並有紅棕色的葉脈。

【藥用部分】肉豆蔻的乾燥種仁。

【性味歸經】性溫，味辛；歸脾、大腸經。

【功效主治】溫中、下氣、消食、固腸；主
治心腹脹痛、虛瀉冷痢、嘔吐等。

【用法用量】煎湯內服，2.5 ～ 10 克；或入
丸、散。

【用藥宜忌】陰虛血少、津液不足者忌服。

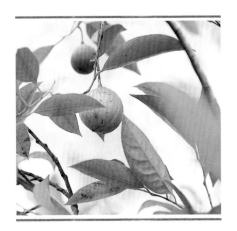

實用小祕方

藥方	肉豆蔻 10 ～ 12 克。
用法	煎湯內服，一日 1 劑。
適應症	醉酒後脘腹飽脹、嘔吐。

石榴皮

別名｜ 石榴殼、酸石榴皮、酸榴皮

【植物形態】枝椏分枝多，小枝方形，末梢
常呈刺棘狀，平滑無毛。種子外種皮為肉質，
具汁液，富含清香與酸甜味。

【藥用部分】石榴的乾燥果皮。

【性味歸經】性溫，味酸、澀，有小毒；
歸胃、大腸、腎經。

【功效主治】殺蟲、止瀉、生津止渴；主
治久瀉、滑精、白帶異常等。

【用法用量】煎湯內服，4～7.5克；或
入散。

【用藥宜忌】瀉痢初期不宜用；空腹時亦
不宜用。

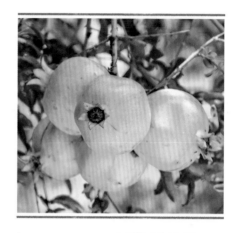

實用小祕方

藥方	陳石榴皮若干。
用法	焙乾研末，米湯調下15克，一日2次。
適應症	久痢不瘥。

南五味子

別名｜ 紅木香、紫金藤

【植物形態】藤本，各部無毛。葉長圓狀披
針形、倒卵狀披針形或卵狀長圓形；雄花
花被片白色或淡黃色，雌花花被片與雄花
相似。聚合果球形，小漿果倒卵圓形，時
顯出種子。種子2～3粒。

【藥用部分】華中五味子的乾燥成熟果實。

【性味歸經】性溫，味酸、甘。歸肺、心、
腎經。

【功效主治】收斂固澀、益氣生津、補腎寧
心；主治久嗽虛喘、夢遺、尿頻、久瀉不
止等。

【用法用量】煎湯內服，3～6克；研末，
1～3克。

【用藥宜忌】外有表邪、內有實熱者忌服。

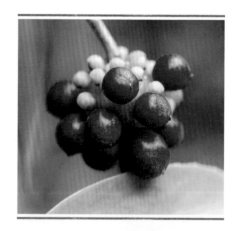

實用小祕方

藥方	南五味子5克，西洋參2克。
用法	用開水浸泡，代茶飲。
適應症	老年人陰虛內熱、口燥咽乾。

五倍子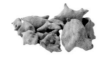

別名 | 梧子、百蟲倉、木附子

【植物形態】小枝棕褐色，被鏽色柔毛，具圓形小皮孔。奇數羽狀複葉互生，先端急尖，基部圓形，邊緣具粗鋸齒或圓鋸。圓錐花序寬大，多分枝。核果球形，被具節柔毛和腺毛，成熟時紅色。

【藥用部分】鹽膚木等葉上的蟲癭（指植物組織受到昆蟲或其他生物刺激而不正常增生的現象）。

【性味歸經】性平，味酸；歸肺、胃、大腸經。

【功效主治】斂肺、澀腸、止血、解毒；主治肺虛久咳、久痢、久瀉、脫肛等。

【用法用量】研末服，2.5～10克；或入丸、散。

【用藥宜忌】外感風寒或肺有實熱之咳嗽者忌服。

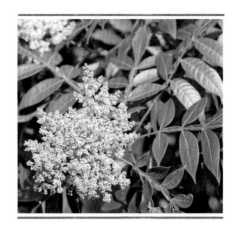

實用小祕方

藥方	五倍子適量。
用法	研末，水調填臍中。
適應症	自汗、盜汗。

罌粟殼

別名 | 御米殼、粟殼、煙鬥鬥

【植物形態】莖高30～80公分，有伸展的糙毛。葉互生，羽狀深裂，裂片披針形或條狀披針形，兩面有糙毛。花蕾卵球形，有長梗，未放開時下垂；萼片綠色，花開後即脫落。

【藥用部分】罌粟的乾燥成熟果殼。

【性味歸經】性平，味酸、澀；歸肺、大腸、腎經。

【功效主治】殺蟲、止瀉、生津止渴；主治久瀉、滑精、白帶異常等。

【用法用量】煎湯內服，4～10克；或入丸、散。

【用藥宜忌】初起痢疾或咳嗽者忌用。

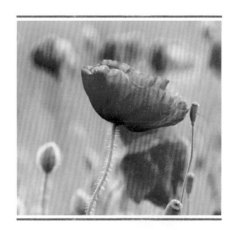

實用小祕方

藥方	罌粟殼、蜂蜜各適量。
用法	罌粟殼蜜炙為末，一次2.5克，一日2次。
適應症	久嗽不止。

五味子

別名 │ 五梅子、北五味子

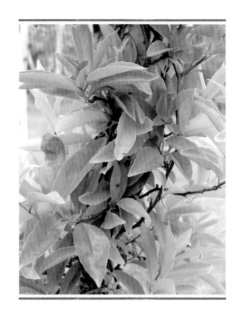

【植物形態】莖皮灰褐色，皮孔明顯，小枝褐色。
葉互生，柄細長；葉片薄而帶膜質；卵形、闊倒
卵形以至闊橢圓形，先端尖，基部楔形、闊楔形
至圓形，邊緣有小齒牙，有芳香。花單性，雌雄
異株。漿果球形，熟時呈深紅色，含種子1～2枚。

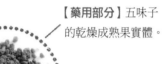

【藥用部分】五味子
的乾燥成熟果實體。

【性味歸經】性溫，味酸；歸肺、腎、心經。

【功效主治】收斂固澀、益氣生津、補腎寧心；主
治肺虛喘嗽、自汗、盜汗、慢性腹瀉、遺精等。

【用法用量】煎湯內服，3～6克；研末服；泡茶服。

【用藥宜忌】外有表邪、內有實熱、咳嗽初起者均
應忌服。

實用小祕方

藥方	五味子、白礬等量。
用法	五味子、白礬研為末，一次 15 克，白湯下，一日 3 次。
適應症	痰嗽並喘。

藥膳食療方

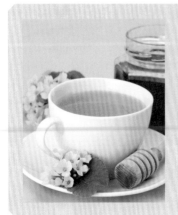

五味子蜂蜜綠茶
收斂固澀、補中益氣

材料 五味子（炒焦）、綠茶葉各 5 克，蜂蜜 10 克。

做法 取一個茶杯，倒入備好的綠茶葉、五味子，注
入少許開水，沖洗一下，濾出水分，再次注入
適量開水，至八九分滿，上蓋，泡約 5 分鐘至
其析出有效成分，揭蓋，濾取茶汁，稍涼加入
少許蜂蜜即可。

烏梅

別名 | 梅實、梅乾

【植物形態】樹皮淡灰色，小枝細長，先端刺狀。
單葉互生，葉片橢圓狀寬卵形，花簇生於二年生
側枝葉腋，花萼通常紅褐色，但有些品種花萼為
綠色或綠紫色；花瓣 5，白色或淡紅色。果實近
球形，直徑 2 ～ 3 公分，黃色或綠白色，被柔毛；
核橢圓形。

【藥用部分】梅的乾燥近
成熟果實。

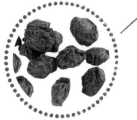

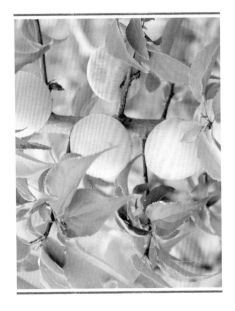

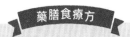
實用小祕方

藥方	烏梅 50 克，米湯適量。
用法	烏梅去核，燒過為末，一次 10 克，米湯飲下，一日 3 次。
適應症	便痢膿血。

【性味歸經】性平，味酸；歸肝、脾、肺、大腸經。
【功效主治】斂肺、澀腸、生津、安蛔、退熱；主
治肺虛久咳、久痢、虛熱消渴、膽道蛔蟲症等。
【用法用量】煎湯內服，4 ～ 7.5 克；或入丸、散；
外用煅研乾撒或調敷。
【用藥宜忌】外有表邪或內有實熱積滯者不宜服。

藥膳食療方

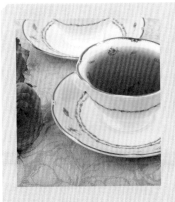

烏梅紅棗茶
補肺健脾、縮尿止遺

材料 烏梅 7 個，紅棗 5 個，冰糖少許。
做法 將紅棗去核，果肉切小塊；砂鍋注水燒熱，倒
入紅棗、烏梅，上蓋，燒開後用小火煮 30 分鐘，
至其析出有效成分，揭蓋，倒入冰糖，拌勻，
煮至溶化，關火後盛出煮好的烏梅紅棗茶，濾
入碗中即可。

銀杏葉

別名 ｜ 飛蛾葉、鴨腳子、白果葉

【植物形態】落葉喬木，高可達 40 公尺。枝有長枝與短枝，幼樹樹皮淡灰褐色，淺縱裂，老則灰褐色，深縱裂。葉在長枝上螺旋狀散生，在短枝上 3～5 簇生；葉片扇形，淡綠色，無毛。雌雄異株，花單性，稀同株。種子核果狀，橢圓形至近球形；外種皮肉質，有白粉，熟時淡黃色或橙黃色。

【藥用部分】銀杏乾燥葉。

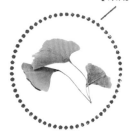

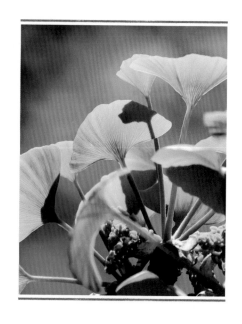

【性味歸經】性平，味苦、甘、澀，有小毒；歸心、肺、脾經。

【功效主治】斂肺、平喘、活血化瘀、止痛；主治肺虛咳喘、冠心病、心絞痛、高脂血症等。

【用法用量】煎湯內服，3～9 克；或入丸、散；外用適量，搗敷或擦；或煎水洗。

【用藥宜忌】有實邪者忌用。

實用小祕方

藥方　鮮銀杏葉。
用法　鮮銀杏葉，搗爛，擦患處。
適應症　雀斑。

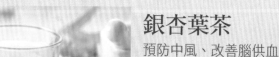
藥膳食療方

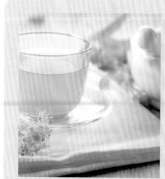

銀杏葉茶
預防中風、改善腦供血

材料　銀杏葉 5 克。
做法　砂鍋中注入適量清水燒開，放入洗淨的銀杏葉，攪拌勻，上蓋，煮沸後用小火煮約 5 分鐘，至其析出有效成分，揭蓋，攪拌一會兒，關火後盛出煮好的茶水，濾取茶汁，裝入杯中，趁熱飲用即可。

榼藤子

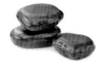

別名 │ 假象豆、合子、榼子

【植物形態】莖扭旋，枝無毛。二回羽狀複葉，長橢圓形。穗狀花序單生或排列成圓錐狀；花淡黃色。種子近圓形，扁平，暗褐色，具網紋。

【藥用部分】榼藤的種子。

【性味歸經】性平，味澀、甘，無毒；歸胃、肝、大腸經。

【功效主治】行氣止痛、利濕消腫；主治脘腹脹痛、黃疸、腳氣水腫、痢疾、痔瘡、脫肛、喉痹等。

【用法用量】燒存性研末服，1 ～ 3 克；或煎湯內服。

【用藥宜忌】暫無明顯禁忌。

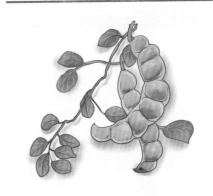

實用小祕方

藥方	榼藤子粉 5 ～ 15 克。
用法	開水沖服，一日 1 劑。
適應症	黃疸、營養不良性水腫。

響鈴草

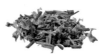

別名 │ 假地藍、馬響鈴

【植物形態】根長達 60 公分以上。莖、枝直立或略上升，通常分枝甚多，被棕黃色伸展的長柔毛。單葉互生，矩形，長卵形或長橢圓形。總狀花序，頂生或同時腋生，黃色，翼瓣倒卵狀長圓形。

【藥用部分】假地藍的帶根全草。

【性味歸經】性寒，味苦、微酸。

【功效主治】斂肺補脾腎、利排尿、消腫毒；主治久咳痰血、耳鳴、夢遺、慢性腎臟炎、膀胱炎等。

【用法用量】煎湯內服，25 ～ 50 克；或燉肉。

【用藥宜忌】暫無明顯禁忌。

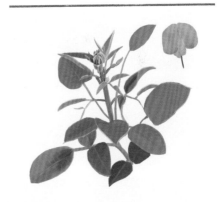

實用小祕方

藥方	響鈴草 50 克，豬耳朵 1 對。
用法	加食鹽燉服，一日 1 劑。
適應症	氣虛耳鳴。

白果

別名 | 靈眼、佛指甲、佛指柑

【植物形態】落葉喬木，高可達 40 公尺。枝有長枝與短枝，幼樹樹皮淡灰褐色，淺縱裂，老則灰褐色，深縱裂。葉在長枝上螺旋狀散生，在短枝上 3～5 簇生；葉片扇形，淡綠色，無毛。雌雄異株，花單性，稀同株。種子核果狀，橢圓形至近球形；外種皮肉質，有白粉，熟時淡黃色或橙黃色。

【藥用部分】銀杏的乾燥成熟種子。

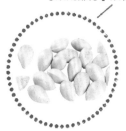

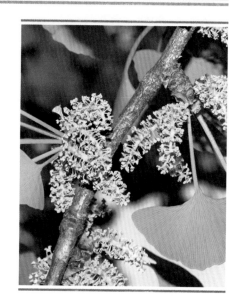

【性味歸經】性平，味甘；歸肺經。
【功效主治】斂肺定喘、止帶濁、縮排尿；主治痰多、哮喘、咳嗽、帶下白濁、胸悶、遺精、淋病、排尿頻數等。
【用法用量】煎湯內服，15～30 克；或研細末入丸、散。
【用藥宜忌】本品有毒，不可多用。

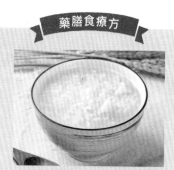

藥膳食療方

白果薏米山藥粥
健脾、利濕、清熱

材料 薏米 30 克，白果 10 粒，粳米 50 克，山藥 100 克，冰糖適量。
做法 白果去殼浸泡撕皮；鍋中加水，下薏米、粳米、山藥，煮約 20 分鐘，下白果續煮 20 分鐘，放入冰糖，煮約 2 分鐘盛出即成。

實用小祕方

藥方　白果 40 克，黃豆 120 克，紅豆 80 克。
用法　酒煮食，一日 1 次。
適應症　夢遺。

芡實

別名 | 卵菱、雞頭果、雞頭米

【植物形態】具白色鬚根及不明顯的莖。初生葉沉水，箭形；後生葉浮於水面，葉片橢圓狀腎形或圓狀盾形，表面深綠色，有蠟被，具多數隆起，葉脈分歧點有尖刺，背面深紫色。花單生；花梗粗長，多刺，伸出水面；花瓣多數，帶紫色。種子球形，黑色，堅硬，具假種皮。

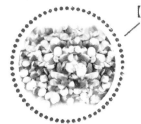

【藥用部分】芡實的成熟種仁。

【性味歸經】性平，味甘、澀；歸脾、腎經。

【功效主治】益腎固精、健脾止瀉、除濕止帶；主治遺精、滑精、帶下病、腹痛、腹瀉、脾虛痰多、腰膝痠軟等。

【用法用量】煎湯內服，15 ～ 25 克；或研細末入丸、散。

【用藥宜忌】食不運化者，皆忌食。

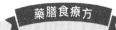

實用小祕方

藥方	芡實、金櫻子各 15 克，蓮鬚 10 克。
用法	煎湯內服，一日 1 劑。
適應症	遺精。

藥膳食療方

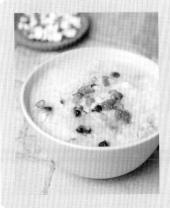

芡實海參粥
安神寧心、固精益腎

材料 海參 80 克，白米 200 克，芡實粉 10 克，蔥花、枸杞子各少許，鹽、雞粉各 1 克，芝麻油 5 毫升。

做法 海參切丁；砂鍋注水，倒入白米煮熟軟，加進海參、枸杞子，續煮至食材熟軟，倒入芡實粉，稍煮 5 分鐘，加入鹽、雞粉、芝麻油拌勻，盛出撒上蔥花即可。

蓮子

別名 │ 藕實、水芝丹、蓮實

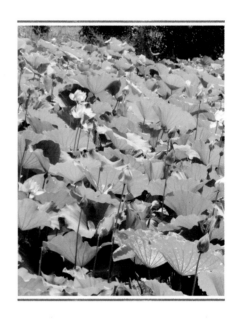

【植物形態】多年生水生草本。根莖肥厚橫走，外皮黃白色，節部縊縮，生有鱗葉與不定根，節間膨大，內白色，中空而有許多條縱行的管。葉片圓盾形，高出水面，直徑 30 ～ 90 公分，全緣，稍呈波狀，堅果橢圓形或卵形，長 1.5 ～ 2.5 公分，果皮堅硬、革質；內有種子一枚，俗稱「蓮子」。

【藥用部分】蓮的乾燥成熟種子。

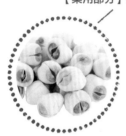

【性味歸經】性平，味甘、澀；歸心、脾、腎經。
【功效主治】養心、益腎、補脾；主治夜寐多夢、心煩失眠、遺精、淋濁、久痢、虛瀉、崩漏、帶下病等。
【用法用量】煎湯內服，10 ～ 20 克；或入丸、散；或燉食。
【用藥宜忌】中滿痞脹及大便燥結者忌服。

實用小祕方

藥方	鮮蓮肉 100 克，黃連、人參各 25 克。
用法	煎湯內服，一日 1 劑。
適應症	下痢、飲食不入。

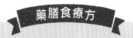
藥膳食療方

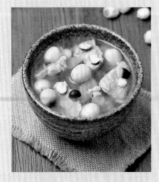

蓮子芡實瘦肉湯
益氣補血、養心安神

材料 瘦肉 250 克，芡實 10 克，蓮子 15 克，薑片少許，鹽 3 克，料酒 10 毫升，雞粉適量。
做法 蓮子去芯，瘦肉切塊汆燙；取砂鍋，放入蓮子、芡實、薑片、瘦肉，倒水燒開，淋入料酒，燉 1 小時，加入鹽、雞粉，拌勻，將瘦肉湯盛入碗中即成。

蓮心

別名 | 苦薏、蓮薏、蓮心胚芽

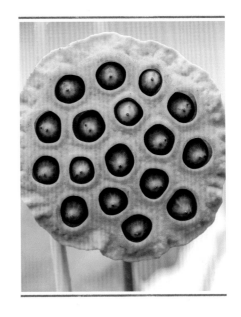

【植物形態】根狀莖橫生，長而肥厚。葉圓形，全綠或稍呈波狀，下面葉脈從中央射出。花單生於花梗頂端，花梗與葉柄等長或稍長；花瓣多數紅色、粉紅色或白色。花後結蓮蓬，倒錐形，有小孔 20 ～ 30 個；花托於果期膨大。堅果橢圓形或卵形；種子卵形或橢圓形，種皮紅色或白色。

【藥用部分】蓮的成熟種子綠色胚芽。

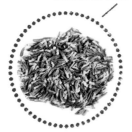

【性味歸經】性平，味甘、澀；歸心、脾、腎經。
【功效主治】靜心安神、交通心腎、澀精止血；主治熱入心包、神昏譫語、心腎不交、失眠遺精、血熱吐血等。
【用法用量】煎湯內服，1.5 ～ 3 克；或入散；或泡茶飲用。
【用藥宜忌】脾胃虛寒者慎用。

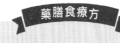

藥膳食療方

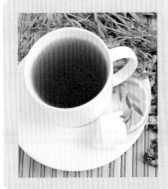

生地蓮心飲
滋陰瀉火

材料　生地黃 15 克，蓮心、甘草各 10 克。
做法　砂鍋中注入適量清水，用大火燒開，倒入洗淨的生地黃、蓮心和甘草，上蓋，煮沸後用小火煮約 10 分鐘，至其析出有效成分，揭蓋，攪拌片刻，用大火續煮一會兒，揀出材料，湯水裝入湯碗中飲用即可。

覆盆子

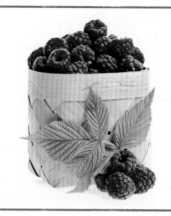

別名 ｜ 小托盤、復盆子、覆盆

【植物形態】枝細圓，紅棕色；幼枝綠色，有白粉，具稀疏、微彎曲的皮刺。葉單生或複葉簇生，長卵形或長橢圓形，先端漸尖，裂片邊緣具重鋸齒。聚合果近球形。

【藥用部分】覆盆子的乾燥果實。

【性味歸經】性溫，味甘、酸；歸肝、腎經。

【功效主治】益腎、固精、縮尿；主治腎虛遺尿、排尿頻數、陽痿、早洩等。

【用法用量】煎湯內服，7.5 ～ 10 克；或入散。

【用藥宜忌】腎虛有火、排尿短澀者慎服。

實用小祕方

藥方　覆盆子 10 克。
用法　煎湯內服，一日 1 劑。
適應症　肺虛寒。

金櫻子

別名 ｜ 榆子、刺梨子、金罌子

【植物形態】常綠攀緣灌木，高達 5 公尺。莖紅褐色，有倒鉤狀皮刺。三出複葉互生；小葉革質，橢圓狀卵圓形至卵圓狀披針形，側生小葉較小，葉柄和小葉下面中脈上無刺或有疏刺。

【藥用部分】金櫻子的果實。

【性味歸經】性平，味酸；歸腎、膀胱經。

【功效主治】固精澀腸、縮尿止瀉；主治滑精、遺尿、排尿頻數等。

【用法用量】煎湯內服，7.5 ～ 15 克；或入丸、散。

【用藥宜忌】有實火、邪熱者忌服。

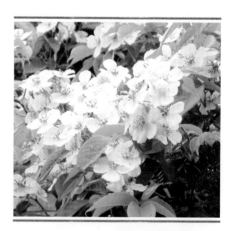

實用小祕方

藥方　金櫻子 30 克，黨參 9 克。
用法　煎湯內服，一日 1 劑。
適應症　久虛泄瀉下痢。

山茱萸

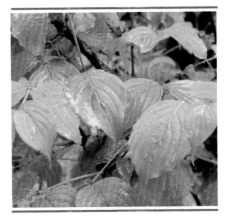

別名 | 山萸肉、藥棗、棗皮

【植物形態】落葉小喬木或灌木，高 4 ～ 7
公尺。老枝黑褐色，嫩枝綠色。葉地生，
卵形至長橢圓形，長 5 ～ 10 公分，寬
2.5 ～ 5.5 公分，先端漸尖，基部楔形，上
面疏生平貼毛，熟時深紅色。
【藥用部分】山茱萸的成熟果肉。
【性味歸經】性平，味甘、澀；歸心、脾、
腎經。
【功效主治】補益肝腎、澀精止汗；主治肝
腎不足之腰痠遺精等。
【用法用量】煎湯內服，7.5 ～ 15 克；或入
丸、散。
【用藥宜忌】素有濕熱、排尿淋澀者忌服。

實用小祕方

藥方	生山茱萸肉 100 克。
用法	水煎分 2 次服，一日 1 劑。
適應症	腰痛。

海螵蛸

別名 | 烏賊魚骨、墨魚骨

【動物形態】呈扁長橢圓形，中間厚，邊緣
薄。背面有磁白色脊狀隆起，兩側略顯微
紅色，有不甚明顯的細小疣點；腹面白色，
自尾端到中部有細密波狀橫層紋。
【藥用部分】無針烏賊的乾燥內殼。
【性味歸經】性溫，味鹹、澀；歸脾、腎經。
【功效主治】收斂止血、澀精止帶、斂瘡；
主治潰瘍病、胃酸過多、吐血衄血、崩漏
便血、遺精等。
【用法用量】煎湯內服，5 ～ 9 克。
【用藥宜忌】膀胱有熱而排尿頻數者忌用。

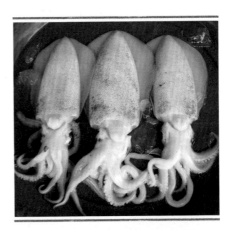

實用小祕方

藥方	海螵蛸 25 克，貝母、甘草 各 10 克。
用法	研末溫水送服，一次 10 克， 一日 3 次。
適應症	腰痛。

雞冠花

別名 | 筆雞冠、小頭雞冠

【植物形態】一年生直立草本。全株無毛，粗壯，分枝少，近上部扁平，呈綠色或帶紅色，有棱紋凸起。中部以下密生多數小花，每花宿存的苞片和花被片均呈膜質。胞果卵形，熟時蓋裂，包於宿存花被內。
【藥用部分】雞冠花的乾燥花序。
【性味歸經】味甘、澀，性涼；歸肝、大腸經。
【功效主治】收澀止血；主治赤白帶下、久痢不止等。
【用法用量】煎湯內服，6 ～ 12 克。
【用藥宜忌】不宜搭配其他花茶飲用。

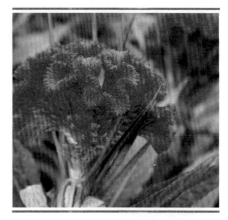

蓮鬚

別名 | 蓮花鬚、蓮花蕊、蓮蕊鬚

【植物形態】根莖橫生，肥厚，節間膨大，內有多數縱行通氣的孔洞。節上生葉，露出水面；葉柄粗壯，圓柱形，多刺；葉片圓形，下面葉脈從中央射出。花單生於花梗頂端，芳香，紅色、粉紅色或白色。
【藥用部分】蓮的乾燥雄蕊。
【性味歸經】性平，味甘、澀。歸心、腎經。
【功效主治】清心、益腎；主治夢遺滑泄、崩漏等。
【用法用量】煎湯內服，4 ～ 7.5 克；或入丸、散。
【用藥宜忌】忌地黃、蔥、蒜。

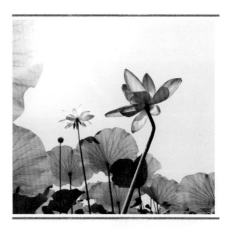

桑螵蛸

別名 | 桑蛸、螳螂子、賴尿郎

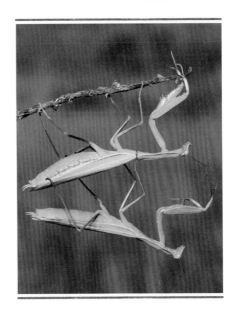

【昆蟲形態】大刀螂體型較大，呈黃褐色或綠色。頭部三角形。後部至前肢基部稍寬。前胸細長，側緣有細齒排列。中縱溝兩旁有細小的疣狀凸起。前翅革質，後翅比前翅稍長，向後略微伸出。雌性腹部特別膨大。足3對，細長。前腳足粗大，為鐮刀狀，基部外緣有短棘。

【藥用部分】大刀螂的乾燥卵鞘。

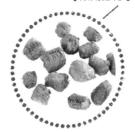

【性味歸經】性平，味甘、鹹；歸肝、腎經。

【功效主治】益腎固精、縮尿、止濁；主治遺精、滑精、遺尿、尿頻、腰膝痠軟、陽痿、早洩、性冷感等。

【用法用量】煎湯內服，6～12克；或研細末入丸、散。

【用藥宜忌】陰虛火旺或膀胱有熱者慎服。

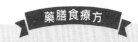
實用小祕方

藥方	桑螵蛸（炙）、白龍骨等分。
用法	為細末，鹽湯下，一次 10 克，一日 3 次。
適應症	遺精白濁、盜汗虛勞。

藥膳食療方

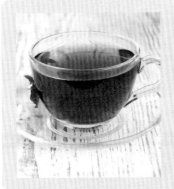

二桑枸杞茶
補腎滋陰、益精縮尿

材料	桑螵蛸、桑寄生各 15 克，枸杞子 5 克，蜂蜜適量。
做法	鍋中注水，倒入桑螵蛸、桑寄生，浸泡 10 分鐘，大火煮開轉小火續煮 20 分鐘，放入枸杞子，煮一會兒至枸杞子熟軟，關火後盛出煮好的藥湯，調入蜂蜜即可。

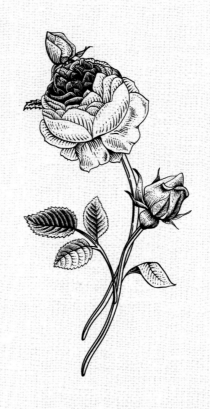

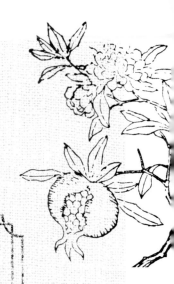

第十六章

其他藥

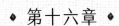

　　本章藥物包含有理氣藥、湧吐藥、殺蟲止癢藥、拔毒消腫斂瘡藥四大類。

　　理氣藥具有理氣寬中、行氣止痛、寬胸止痛、疏肝解鬱降逆和胃等作用。。

　　湧吐藥能透過誘發嘔吐，以排出蓄積體內的毒物、宿食及痰涎等有形實邪。

　　殺蟲止癢藥以外用為主，兼可內服，具有解毒殺蟲、消腫定痛等功效。

　　拔毒消腫斂瘡藥能拔毒化腐、消腫斂瘡，部分藥物兼有止痛、破血等作用。

陳皮

別名 ｜ 橘皮、紅皮、黃橘皮

【植物形態】枝細，多刺。葉互生，葉柄長 0.5～1.5 公分，有窄翼，頂端有關節；葉片披針形或橢圓形，長 4～11 公分，寬 1.5～4 公分，先端漸尖微凹，基部楔形，全緣或為波狀，具不明顯的鈍鋸齒，有半透明油點。果近圓形或扁圓形，橫徑 4～7 公分，果皮薄而寬。

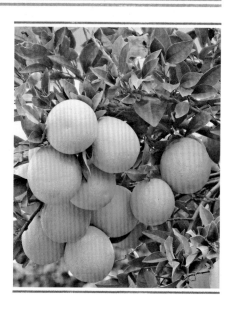

【藥用部分】橘及其栽培變種的乾燥成熟果皮。

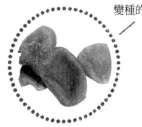

【性味歸經】性溫，味辛、苦；歸肺、脾經。

【功效主治】理氣調中、降逆止嘔、燥濕化痰；主治脘腹脹滿、飲食減少、嘔吐、腹痛、腹瀉、咳嗽痰多等。

【用法用量】煎湯內服，3～10 克；或入丸、散。

【用藥宜忌】氣虛、陰虛者慎服。

實用小祕方

藥方	陳皮適量。
用法	陳皮煮軟焙乾研末，溫酒調服 10 克，一日 3 次。
適應症	大便祕結。

藥膳食療方

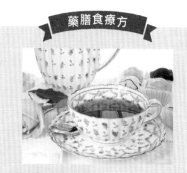

陳皮蜜茶
疏肝氣、補疲勞

材料 陳皮 10 克，蜂蜜 2 大茶匙。

做法 砂鍋中注入適量清水燒開，倒入洗淨的陳皮，上蓋，再次燒開後用小火煮 30 分鐘至熟，揭蓋，撿出陳皮，留下湯汁，關火後盛出，加入蜂蜜即可。

佛手柑

別名 ┃ 佛手、五指柑、佛手香櫞

【**植物形態**】老枝灰綠色，幼枝略帶紫紅色，有短而硬的刺。單葉互生；葉柄短，葉片革質。花單生，簇生或為總狀花序。柑果卵形或長圓形，先端分裂如拳狀，或張開似指尖，其裂數代表心皮數，表面橙黃色，粗糙，果肉淡黃色。種子數顆，卵形，先端尖，有時不完全發育。果熟期 10 ～ 12 月。

【**藥用部分**】佛手的果實。

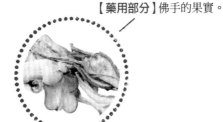

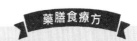

【**性味歸經**】性溫，味辛、苦、酸；歸肝、胃、脾、肺經。

【**功效主治**】舒肝理氣、和胃化痰；主治胸悶、肝胃不和、噁心、嘔吐、濕盛痰多、飲食欠佳、腹脹痛等。

【**用法用量**】煎湯內服，3 ～ 10 克。

【**用藥宜忌**】痢久氣虛，非其所宜。

實用小祕方

藥方	佛手柑 25 ～ 50 克，豬小腸 1 段。
用法	水煎分 2 次服，一日 1 劑。
適應症	婦女白帶。

藥膳食療方

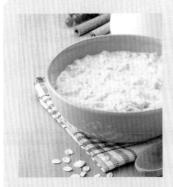

佛手柑燕麥粥
健脾養胃、理氣止痛

材料 佛手柑 15 克，燕麥片 50 克，冰糖適量。

做法 砂鍋中注入適量清水，以大火燒熱，將佛手柑煎湯去渣，再入燕麥片、冰糖同煮為粥，上蓋，大火煮 10 分鐘至熟軟，揭蓋，持續攪拌片刻，關火，將粥盛出裝入碗中即可。

刀豆

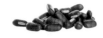

別名 ｜ 豆刀子，挾劍豆、大刀豆

【植物形態】一年生纏繞草質藤本。莢果大而扁，被伏生短細毛，邊緣有隆脊，先端彎曲成鉤狀。內含種子 10 ～ 14 粒，種子白色、褐色或紅色，種臍約占全長的 3/4，扁平而光滑。

【藥用部分】刀豆的種子。

【性味歸經】性溫，味甘；歸胃、腎經。

【功效主治】溫中下氣、益腎補元；主治虛寒呃逆、腎虛、腰痛、胃痛等。

【用法用量】煎湯內服，15 ～ 25 克；或燒存性研末。

【用藥宜忌】胃熱盛者慎服。

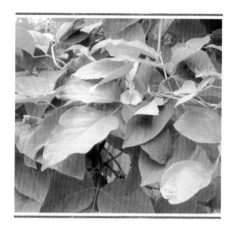

實用小祕方

藥方 刀豆子 10 粒，甘草 5 克，冰糖適量。

用法 煎湯內服，一日 1 劑。

適應症 百日咳。

甘松

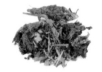

別名 ｜ 甘香松、香松

【植物形態】全株有強烈的松脂樣香氣。基生葉較少而疏生，葉片窄線狀倒披針形或倒長披針形，先端鈍圓，中以下漸窄略成葉柄狀，基部稍擴展成鞘，全緣。花粉色。瘦果倒卵形，萼突破存。

【藥用部分】甘松與寬葉甘松的根和根莖。

【性味歸經】性溫，味辛、甘；歸脾、胃經。

【功效主治】理氣止痛、醒脾健胃；主治胃痛、胸腹脹滿、頭痛、癔病、腳氣。

【用法用量】煎湯內服，4 ～ 7.5 克；或入丸、散。

【用藥宜忌】氣虛血熱者忌服。

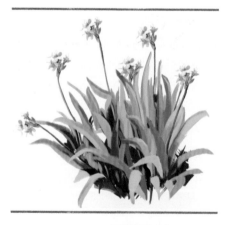

實用小祕方

藥方 甘松 50 克，半夏麴、天南星各 100 克。

用法 研末為丸如梧桐子，一次 20 丸，一日 3 次。

適應症 痰眩。

川楝子

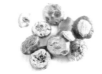

別名 ｜ 金鈴子、楝實

【植物形態】樹皮灰褐色，幼嫩部分密被星狀鱗片。核果大，黃色或栗棕色，內果皮為堅硬木質。種子長橢圓形。花期 3～4 月，果期 9～11 月。

【藥用部分】川楝的果實。

【性味歸經】性寒，味苦，有小毒；歸肝、小腸、膀胱經。

【功效主治】疏肝泄熱、行氣止痛、殺蟲；主治胸脅痛、脘腹脹痛、疝痛、蟲積腹痛等。

【用法用量】煎湯內服，3～10 克；或入丸、散。

【用藥宜忌】脾胃虛寒者禁服。不宜過量。

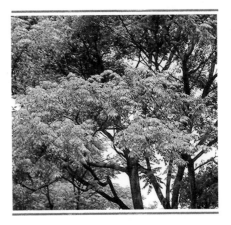

實用小祕方

藥方	川楝子、延胡索各 50 克。
用法	研末，酒調下，一次 15 克，一日 2 次。
適應症	熱厥心痛或發或止、久治不癒。

大腹皮

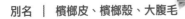

別名 ｜ 檳榔皮、檳榔殼、大腹毛

【植物形態】高 10～18 公尺。不分枝，葉脫落後形成明顯的環紋。小葉片披針狀線形或線形，堅果卵圓形或長圓形，花萼和花瓣宿存，熟時紅色。

【藥用部分】檳榔的果皮。

【性味歸經】性微溫，味辛；歸脾、胃、大腸、小腸經。

【功效主治】下氣寬中、行水消腫；主治胸腹脹悶、水腫、腳氣、小便不利等。

【用法用量】煎湯內服，5～10 克；或入丸、散。

【用藥宜忌】氣虛體弱者慎服。

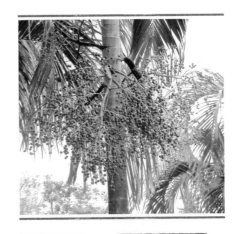

實用小祕方

藥方	大腹皮適量。
用法	煎湯洗，一日 1 次。
適應症	漏瘡惡穢。

化橘紅

別名 | 化州桔紅、橘紅、光五爪

【植物形態】常綠喬木，高 5～10 公尺。小枝扁，幼枝及新葉被短柔毛，有刺或有時無刺。柑果梨形、倒卵形或扁圓形，檸檬黃色。果枝、果柄及未成熟果實上被短柔毛。種子扁圓形或扁楔形，白色或帶黃色。花期 4～5 月，果熟期 10～11 月。

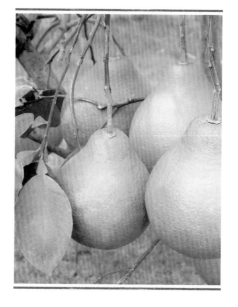

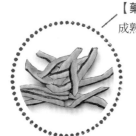

【藥用部分】化州柚未成熟果實的外層果皮。

【性味歸經】性溫，味辛、苦；歸肺、脾經。

【功效主治】理氣調中、降逆止嘔、燥濕化痰；主治脘腹脹滿、飲食減少、嘔吐、腹痛、腹瀉、咳嗽痰多等。

【用法用量】煎湯內服，3～10 克；或研細末入丸、散。

【用藥宜忌】氣虛及陰虛有燥痰者不宜服。

實用小祕方

藥方	化橘紅、香附（炒）、半夏（制）各 60 克，甘草（炒）22.5 克。
用法	上藥銼末煎服，一次 9 克，一日 2 次。

藥膳食療方

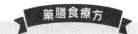

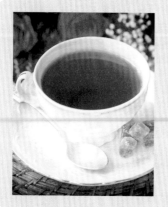

橘紅杏仁飲
燥濕化痰、止渴潤肺

材料 化橘紅 12 克，杏仁 25 克，川貝 10 克，冰糖 15 克。

做法 砂鍋注水燒熱，倒入化橘紅、杏仁、川貝，煮約 20 分鐘，至其析出有效成分，加進冰糖，煮至溶化，關火後盛出煮好的藥茶，濾入杯中即成。

黃麻葉

別名 │ 苦麻木、牛泥茨、三珠草

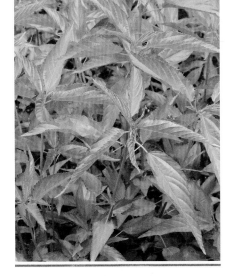

【植物形態】高 1 ～ 2 公尺，全株無毛。葉卵圓狀披針形或披針形，基部圓形，先端漸尖，邊緣具整齊粗鋸齒，最下部 2 齒伸長為尾狀裂片；托葉線形。花小，數朵生於葉腋內，花梗很短：萼片 5，淡紫色；花瓣 5，黃色；雄蕊多數，子房 5 室。蒴果球形，直徑約 1 公分，頂端不具喙。

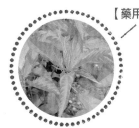

【藥用部分】黃麻的葉。

【性味歸經】性溫，味甘、微苦；歸肝、脾經。

【功效主治】理氣止痛、排膿、解毒；主治咯血、吐血、血崩、便血、脘腹疼痛、腹瀉、痢疾、疔癰瘡疹等。

【用法用量】煎湯內服，6 ～ 10 克；外用適量搗敷患處。

【用藥宜忌】孕婦慎食。

實用小祕方

藥方	黃麻葉適量。
用法	連根搗爛，酒煎露 1 宿，次早服之，一日 1 劑。
適應症	血崩。

藥膳食療方

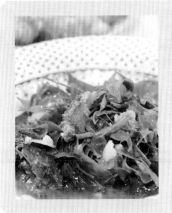

蒜炒麻葉
解毒排膿、理氣鎮痛

材料 豬油渣適量，黃麻葉 150 克，蒜末 10 克，鹽 2 克，花生油適量。

做法 用油起鍋，放入蒜末爆香，加入黃麻葉，翻炒均勻，再加豬油渣，炒出香味，放入少許鹽，翻炒均勻，至食材入味，關火後將炒好的菜肴盛入盤中即可。

沉香

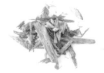

別名 | 密香、棧香、沉水香

【植物形態】常綠喬木，高達 15 公尺。樹皮灰褐色；小枝葉柄及花序，均被柔毛或夾白色茸毛。葉互生；葉片革質，長卵形、倒卵形或橢圓形，先端漸尖，基部楔形，全緣。繖形花序頂生和腋生；花黃綠色。

【藥用部分】沉香、白木香含樹脂的木材。

【性味歸經】性溫，味辛、苦；歸脾、腎、胃經。

【功效主治】溫中降逆、暖腎納氣；主治脘腹冷痛、嘔吐呃逆、氣逆喘息、腰膝虛冷、精冷早洩等。

【用法用量】煎湯內服，2～5 克，後下（指其他藥物快要煎好時，再將要煎的藥物投入，煎5～10 分鐘即可）。

【用藥宜忌】陰虧火旺、氣虛下陷者慎服。

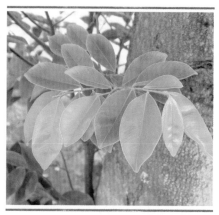

實用小祕方	
藥方	沉香 100 克，萊菔子 250 克，薑汁適量。
用法	研末加薑汁為丸，一次 4 克，一日 3 次。
適應症	哮喘。

荔枝核

別名 | 荔仁、枝核、大荔核

【植物形態】莖上部多分枝，灰色；小枝圓柱形，有白色小斑點和微柔毛。核果近球形，果皮成熟時紅色至暗紅色。種子橢圓狀球形，外被白色、肉質、甘甜的假種皮。種子矩圓形，褐色至黑紅色。

【藥用部分】荔枝的種子。

【性味歸經】性溫，味甘、微苦；歸肝、腎、脾經。

【功效主治】理氣止痛、祛寒散滯；主治疝氣痛、睪丸腫痛、胃脘痛等。

【用法用量】煎湯內服，6～10 克；或入丸、散。

【用藥宜忌】無寒濕滯氣者勿服。

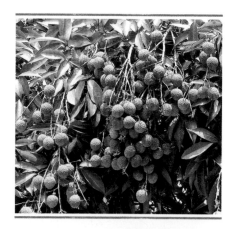

實用小祕方	
藥方	荔枝核 49 個，陳皮（連白）45 克。
用法	研末糊丸如綠豆大，酒服 9 丸，一日 2 次。
適應症	疝氣腿腫。

龍眼核

別名 ｜ 圓眼核、桂圓核仁

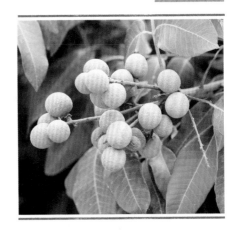

【植物形態】常綠喬木，高 10 公尺左右。小枝粗壯，被微柔毛，散生蒼白色皮孔。偶數羽狀複葉，互生；種子茶褐色，光亮，全部被肉質的假種皮包裹。

【藥用部分】龍眼的種子。

【性味歸經】性平，味苦；歸肝、脾經。

【功效主治】行氣散結、止血、化濕；主治疥癬、創傷出血、濕瘡等。

【用法用量】煎湯內服，3～9克；或研末；外用煅存性研末撒或調敷。

【用藥宜忌】內有痰火者忌服。

實用小祕方

藥方　龍眼核、麻油各適量。
用法　龍眼核煅存性，麻油調敷。
適應症　一切瘡疥。

野鴉椿

別名 ｜ 雨傘樹、雞眼睛、雞眼椒

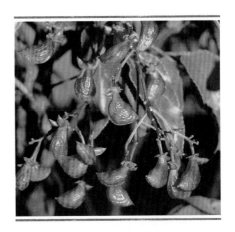

【植物形態】落葉性小喬木或灌木，株高4～8公尺。莖通常在20公分以下，小枝平滑且光滑。7～10月間，果實由綠色轉為紅色；蓇葖果1～3枚，肉質，呈鮮紫紅色，開裂的莢果，近似球形或鐮刀狀卵形；內藏黑色且帶有光澤的種子1～3粒。

【藥用部分】野鴉椿的根或根皮。

【性味歸經】性平，味甘；歸心、脾、膀胱經。

【功效主治】鎮痛；主治眩暈、頭痛等。

【用法用量】煎湯內服，20克。

【用藥宜忌】不宜久服；胃潰瘍患者勿用。

實用小祕方

藥方　野鴉椿花15～25克，雞蛋2～3個。
用法　酌沖開水服，一日2次。
適應症　頭痛、眩暈。

玫瑰花

別名 ｜ 刺玫花、刺玫菊

【植物形態】直立灌木，高約 2 公尺。枝幹有皮刺
和刺毛，小枝密生絨毛。葉柄及葉軸上，有絨毛
及疏生小皮刺和刺毛；托葉大部附著於葉柄上；
小葉 5 ～ 9 片，橢圓形或橢圓狀倒卵形，邊緣有
鈍鋸齒，上面光亮，多皺，無毛，下面蒼白色，
被柔毛及腺體，網脈顯著。果扁球形，紅色。

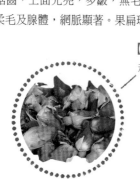

【藥用部分】玫瑰
和重瓣玫瑰的花。

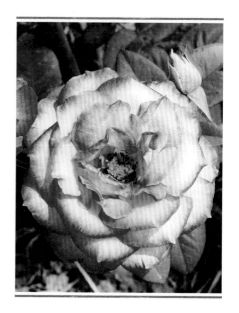

【性味歸經】性溫，味甘、微苦；歸肝、脾經。
【功效主治】舒肝理氣、和胃化痰；主治胸悶、肝
胃不和、胸脅脹痛、噁心、嘔吐、腹脹、腹痛、
月經不調等。
【用法用量】煎湯內服，5 ～ 10 克；也可浸酒或熬膏。
【用藥宜忌】陰虛火旺者慎服。

實用小祕方

藥方	玫瑰花蕊 300 朵。
用法	煎取濃汁加冰糖收膏，早晚開水沖服。
適應症	肝鬱吐血、月經不調。

藥膳食療方

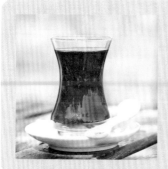

玫瑰花茶
滋陰美容、調理血氣

材料 紅棗 4 枚，玫瑰花 3 朵，枸杞子 20 克，冰糖適量。
做法 所有材料洗淨，放入杯中，加入開水 300 毫升，
　　　浸泡 5 分鐘，撈出所有材料，稍涼即可飲用，
　　　可根據口味調入冰糖或蜂蜜，代茶隨意飲用。

茉莉花

別名 ｜ 白茉莉、小南強、末梨花

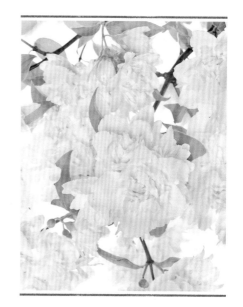

【植物形態】直立或攀緣灌木，小枝圓柱形或扁狀，有時中空，疏被柔毛。葉對生，單葉。聚繖花序頂生，通常有花3朵；花序梗被短柔毛，苞片微小，錐形；花極芳香；花冠白色，裂片長圓形至近圓形。果球形，呈紫黑色。花期5～8月，果期7～9月。

【藥用部分】茉莉的花。

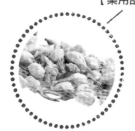

【性味歸經】性溫，味辛、微甘；歸脾、胃、肝經。
【功效主治】理氣止痛、辟穢開鬱；主治濕邪中阻、胸膈不舒、胸脅脹痛、乳房脹痛、腹痛、腹瀉、痢疾等。
【用法用量】煎場內服，3～10克；或代茶飲；外用適量，煎水洗目或菜油浸滴耳。
【用藥宜忌】茉莉花根有毒，內服宜慎。

實用小祕方

藥方　乾茉莉花適量。
用法　洗淨，水煎，外洗眼睛。
適應症　目赤腫痛。

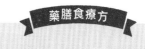

藥膳食療方

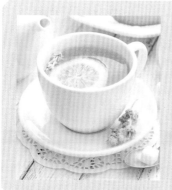

茉莉花檸檬茶
消脂去油膩、理氣止痛

材料　檸檬半個，茉莉花2克，蜂蜜適量。
做法　檸檬洗淨，切薄片；取一個乾淨的茶壺，放入切好的檸檬片，加入茉莉花，注入開水300毫升，浸泡2分鐘即可飲用，稍涼後根據口味調入蜂蜜，代茶隨意飲用。

木香

【植物形態】高 1.5 ～ 2 公尺。主根粗壯，莖生葉較小，葉基翼狀。瘦果線形，有 2 層黃色的羽狀冠毛，果熟時多脫落。花期 5 ～ 8 月，果期 9 ～ 10 月。

【性味歸經】性溫，味辛、苦；歸脾、胃、大腸、三焦、膽經。

【功效主治】行氣止痛、調中導滯；主治胸脅脹滿、脘腹脹痛、嘔吐泄瀉、裡急後重等。

【用法用量】煎湯內服，3 ～ 10 克；或入丸、散。

【用藥宜忌】臟腑燥熱、陰虛津虧者禁服。

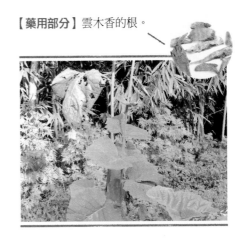

【藥用部分】雲木香的根。

蕎麥

【植物形態】一年生草本。莖直立，綠色或紅色，具縱棱。葉三角形或卵狀三角形，基部心形。

【性味歸經】性涼，味甘；歸脾、胃、大腸經。

【功效主治】開胃寬腸、下氣消積；主治絞腸痧、腸胃積滯、慢性泄瀉、噤口痢疾等。

【用法用量】內服，入丸、散，9 ～ 20 克；外用研末摻或調敷。

【用藥宜忌】身體消化功能較差、脾胃虛寒、經常腹瀉、體質敏感的人群不宜食用。

【藥用部分】蕎麥的根部和果實。

青木香

【植物形態】葉柄長 1 ～ 2 公分；葉片卵狀三角形、長圓狀卵形或戟形。花單生或 2 朵聚生於葉腋。蒴果近球形。種子扁平，鈍三角形，邊緣具白色膜質寬翅。花期 7 ～ 8 月，果期 9 ～ 10 月。

【性味歸經】性辛，味寒；歸肺、胃經。

【功效主治】行氣、解毒、消腫；主治脘腹脹痛、疝氣、泄瀉、痢疾、咳喘、高血壓等。

【用法用量】煎湯內服，3 ～ 9 克；研末，1.5 ～ 2 克。

【用藥宜忌】脾胃虛寒者慎服。

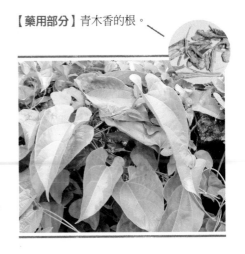

【藥用部分】青木香的根。

青皮

別名 | 小青皮、青橘皮

【植物形態】高 3 ～ 4 公尺。枝細，多有刺。葉互生；葉柄有窄翼，頂端有關節；花單生或數朵叢生於枝端或葉腋；柑果近圓形或扁圓形，果皮薄而寬，容易剝離。花期 3 ～ 4 月，果期 10 ～ 12 月。

【藥用部分】多種橘類未成熟果實的果皮或幼果。

【性味歸經】性溫，味苦、辛；歸肝、膽、胃經。

【功效主治】疏肝破氣、消積化滯；主治胸脅脹痛、疝氣、乳核等。

【用法用量】煎湯內服，5 ～ 15 克；或入丸、散。

【用藥宜忌】氣虛者慎服。

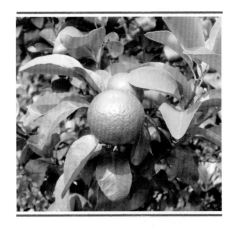

實用小祕方

藥方	青皮 25 克，延胡索 15 克，甘草 5 克。
用法	煎湯內服，一日 1 劑。
適應症	心胃久痛不癒、得飲食米湯即痛。

柿蒂

別名 | 柿錢、柿子把、柿萼

【植物形態】高達 14 公尺。花雜性，雄花成聚繖花序，雌花單生葉腋；花萼下部短筒狀，4 裂，內面有毛；花冠黃白色，鐘形，4 裂；漿果形狀多為卵圓球形，橙黃色或鮮黃色，基部有宿存萼片。

【藥用部分】柿的宿存花萼。

【性味歸經】性溫，味苦、澀；歸胃經。

【功效主治】降逆下氣；主治呃逆、反胃等。

【用法用量】煎湯內服，5 ～ 10 克；或入散；外用適量，研末撒。

【用藥宜忌】風寒咳嗽者禁服。

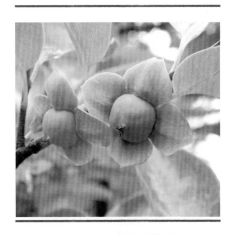

實用小祕方

藥方	柿蒂 20 克，烏梅核中之白仁 10 個。
用法	煎湯內服，一日 2 劑。
適應症	百日咳。

檀香

別名 | 白檀、白檀木

【**植物形態**】高約 10 公尺。枝具條紋，有多數皮孔和半圓形的葉痕；小枝細長，節間稍腫大。葉片橢圓狀卵形，膜質，先端銳尖，基部楔形或闊楔形，多少下延，邊緣波狀，稍外折，背面有白粉。

【**藥用部分**】檀香樹幹的心材。

【**性味歸經**】性溫，味辛；歸心、脾、肺、胃經。

【**功效主治**】行氣散寒、止痛；主治胸腹脹痛、霍亂吐瀉、噎膈吐食、寒疝腹痛及腫毒等。

【**用法用量**】煎湯內服，1.5～3 克，不宜久煎，後下。

【**用藥宜忌**】風寒咳嗽者禁服。

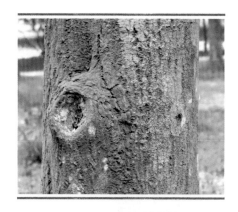

實用小祕方

藥方	檀香末 15 克，乾薑 25 克。
用法	乾薑泡湯調下，一日 2 劑。
適應症	心腹冷痛。

烏 藥

別名 | 天台烏藥、台烏藥、細葉樟

【**植物形態**】高達 4～5 公尺。 根木質，膨大粗壯，略呈連珠狀。樹皮灰綠色。葉片橢圓形或卵形。花單性，異株，繖形花序腋生。核果橢圓形或圓形，熟時黑色。花期 3～4 月，果期 9～10 月。

【**藥用部分**】烏藥的根。

【**性味歸經**】性溫，味辛；歸肺、脾、腎、膀胱經。

【**功效主治**】行氣止痛、溫腎散寒；主治胸脅滿悶、脘腹脹痛、頭痛、寒疝疼痛、痛經及產後腹痛等。

【**用法用量**】煎湯內服，5～10 克；或入丸、散。

【**用藥宜忌**】氣虛及內熱證患者禁服；孕婦慎服。

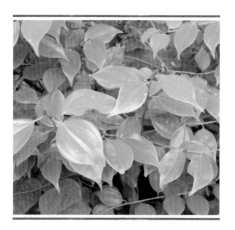

實用小祕方

藥方	烏藥 50 克，升麻 40 克。
用法	煎湯內服，一日 1 劑。
適應症	小腸疝氣。

香附

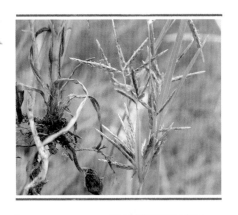

別名 | 香附米、莎草根、香附子

【植物形態】莖直立；根狀莖匍匐延長，先端具肥大紡錘形的塊莖，外皮紫褐色，有棕毛或黑褐色的毛狀物，有時數個相連。葉片窄線形，小堅果長圓狀倒卵形。花期 5 ～ 8 月，果期 7 ～ 11 月。

【藥用部分】莎草的根莖。

【性味歸經】性平，味甘；歸肝、脾經。

【功效主治】理氣解鬱、調經、安胎；主治脅肋脹痛、乳房脹痛、疝氣疼痛、月經不調、噯氣吞酸等。

【用法用量】煎湯內服，5 ～ 10 克；或入丸、散。

【用藥宜忌】氣虛無滯、陰虛、血熱者慎服。

實用小祕方	
藥方	香附 500 克，山楂 500 克，半夏麴 200 克。
用法	研末為丸，一次 15 克，一日 3 次。
適應症	脾胃不和、肝鬱氣滯、胸脅脹悶。

薤白

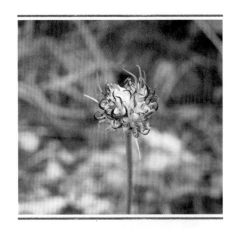

別名 | 野薤、野蔥、野白頭

【植物形態】高 30 ～ 60 公分。葉蒼綠色，半圓柱狀狹線形，中空，基部鞘狀抱莖。花莖單一，繖形花序頂生，球狀，下有膜質苞片。蒴果倒卵形。

【藥用部分】小根蒜或薤的鱗莖。

【性味歸經】性溫，味辛、苦；歸肺、心、胃、大腸經。

【功效主治】理氣寬胸、通陽散結；主治胸痹心痛、胸脘痞悶、咳喘痰多等。

【用法用量】煎湯內服，5 ～ 10 克；或入丸、散。

【用藥宜忌】氣虛者慎服。

實用小祕方	
藥方	薤白 250 克，栝樓實 1 枚，白酒 1.5 升。
用法	水煎分 3 次服，一日 1 劑。
適應症	胸痹之病、喘息咳唾、胸背痛。

枳實

別名 | 雞眼枳實

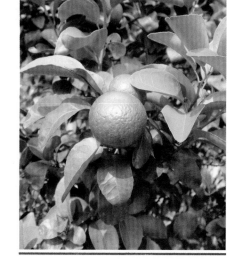

【植物形態】常綠灌木或小喬木，高 5～7 公尺。莖枝具粗大腋生的棘刺，刺長 3～4 公分，基部扁平；幼枝光滑無毛，青綠色，扁而具棱；老枝渾圓。花生於二年生枝上葉腋，通常先葉開放；花瓣白色，長橢圓狀倒卵形。果圓球形，熟時黃色，芳香。花期 4～5 月，9～10 月果熟。

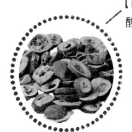

【藥用部分】枸橘、酸橙的未成熟果實。

【性味歸經】性微寒，味苦、辛、微酸；歸脾、胃、肝經。

【功效主治】破氣消積、化痰除痞；主治積滯內停、痞滿脹痛、大便祕結、瀉痢後重等。

【用法用量】煎湯內服，3～10 克；或入丸、散；外用研末調塗或炒熱熨。

【用藥宜忌】孕婦慎服。

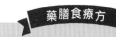

實用小祕方

藥方	枳實 12 克，厚朴 12 克，薤白 9 克，桂枝 6 克，栝樓 1 枚（搗）。
用法	水煎分 3 次服，一日 1 劑。
適應症	胸痺心中痞氣、氣結在胸、胸滿脅下逆搶心。

藥膳食療方

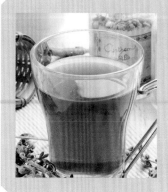

枳實白朮茶
健脾胃、助消化、破氣除痞

材料 炙枳實 5 克，白朮 5 克。

做法 取一個乾淨的砂鍋，注入適量的清水，放入炙枳實、白朮，大火燒開後轉小火煮約 20 分鐘，至其析出有效成分，撈出藥材，將茶湯裝入壺中，代茶頻繁飲。

紫蘇梗

別名 ｜ 紫蘇莖、蘇梗、紫蘇草

【植物形態】具有特殊芳香。莖直立，多分枝，紫色、綠紫色或綠色。葉片闊卵形、卵狀圓形，邊緣具粗鋸齒，兩面紫色或僅下面紫色。小堅果近球形，灰棕色或褐色，有網紋。

【藥用部分】紫蘇或野紫蘇的莖。

【性味歸經】性溫，味辛；歸脾、肺經。

【功效主治】理氣寬中、安胎、和血；主治脾胃氣滯、脘腹痞滿、胎氣不和等。

【用法用量】煎湯內服，5～10克；或入散。

【用藥宜忌】溫病及氣弱表虛者忌服。

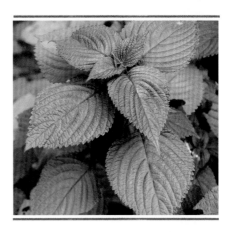

實用小祕方

藥方	紫蘇梗 15 克，制半夏 7 克，陳皮 10 克。
用法	水煎分 2 次服，一日 1 劑。
適應症	孕婦嘔吐。

香櫞

別名 ｜ 枸櫞、鉤緣乾、香泡樹

【植物形態】分枝較密，有短刺。單身複葉互生，柑果長圓形、圓形或扁圓形，先端有乳頭狀凸起，果皮通常粗糙而有皺紋或平滑，成熟時橙黃色。種子多。花期 4～5 月，果熟期 10～11 月。

【藥用部分】香櫞的成熟果實。

【性味歸經】性溫，味辛、苦、酸；歸肝、肺、脾經。

【功效主治】理氣、舒鬱、消痰、利膈；主治胃痛脹滿、痰飲咳嗽、嘔噦少食等。

【用法用量】煎湯內服，3～6克；或入丸、散。

【用藥宜忌】陰虛血燥者、孕婦及氣虛者慎用。

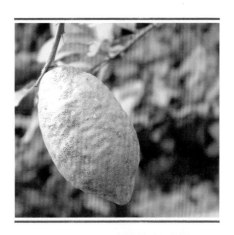

實用小祕方

藥方	鮮香櫞 12～15 克。
用法	沸水沖泡代茶飲。
適應症	肝痛、胃氣痛。

湧 吐 藥

瓜蒂

別名 | 甜瓜蒂、瓜丁、苦丁香

【植物形態】莖生多數刺毛；葉片圓形或近腎形。果皮通常黃白色或綠色，果肉一般黃綠色，芳香。
【藥用部分】甜瓜的果蒂。
【性味歸經】性寒，味苦，有毒；歸心經。
【功效主治】瀉水濕停；主治痰涎宿食、水腫等。
【用法用量】煎湯內服，4～7.5 克；或入丸、散。
【用藥宜忌】體虛、吐血及上部無實邪者忌服。

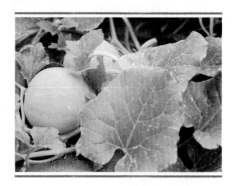

實用小祕方

藥方　瓜蒂乾適量。
用法　為細末，一次 10 克，水調
　　　服，一日 1 次。
適應症　風涎暴作、氣塞倒臥。

常山

別名 | 黃常山、雞骨常山

【植物形態】莖枝圓形，有節，幼時被棕黃色短毛。葉橢圓形，廣披針形或長方狀倒卵形，繖房花序，花淺藍色。漿果圓形，藍色。
【藥用部分】黃常山的根。
【性味歸經】性寒，味苦、辛，有毒；歸肺、肝、心經。
【功效主治】截瘧、劫痰（阻斷瘧疾，阻斷痰）；主治瘧疾、痰涎壅盛、嘔噁等。
【用法用量】煎湯內服，5～15 克；或入丸、散。
【用藥宜忌】正氣虛弱，久病體弱者忌服。

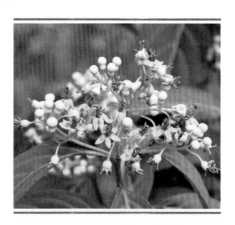

實用小祕方

藥方　常山、檳榔、厚朴、陳皮、
　　　甘草各 10 克。
用法　水酒各半煎，露之，第二日
　　　早晨溫服。
適應症　瘧疾。

膽礬

別名 | 石膽、畢石、君石

【礦物形態】晶體成板狀或短柱狀，通常為緻密塊狀、鐘乳狀、被膜狀等。顏色天藍、藍色，有時微帶淺綠。

【藥用部分】硫酸鹽類礦物膽礬的晶體。

【性味歸經】性寒，味酸、辛，有毒；歸肝、膽經。

【功效主治】催吐、祛腐、解毒；主治風痰壅塞、喉痹、癲癇等。

【用法用量】內服，入丸、散，0.5～1克；外用研末撒或調敷。

【用藥宜忌】體虛者禁服膽礬，不宜過量或久服。

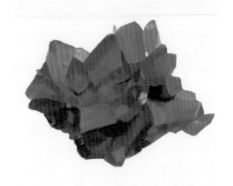

藥方	膽礬末0.5克，醋適量。
用法	膽礬末和醋一同灌之，一日1次。
適應症	百蟲入耳。

藜蘆

別名 | 黑藜蘆、山蔥、大葉藜蘆

【植物形態】根多數，細長，帶肉質。莖直立。葉廣卵形、橢圓形至卵狀披針形。頂生大圓錐花序；雄花常生於花序軸下部，兩性花多生於中部以上。

【藥用部分】黑藜蘆的根及根莖。

【性味歸經】性寒，味辛、苦，有毒；歸肺、胃、肝經。

【功效主治】湧化風痰（吐出分解風痰，風痰是指中風阻塞血管的血栓）、殺蟲；主治中風痰壅、癲癇、瘧疾等。

【用法用量】內服，入丸、散，0.3～0.6克。

【用藥宜忌】體虛氣弱及孕婦忌服。

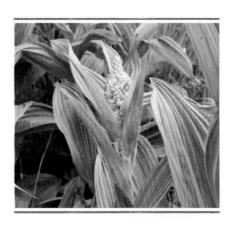

藥方	藜蘆0.5克。
用法	研末，塞於牙孔中，不要嚥汁，一日1次。
適應症	牙疼。

大血藤

別名 | 血藤、紅皮藤、紅藤

【植物形態】落葉木質藤本。三出複葉，頂生小葉倒卵圓形。種子卵球形；種皮黑色。

【藥用部分】大血藤的莖。

【性味歸經】性平，味苦；歸大腸、肝經。

【功效主治】敗毒消癰；主治風濕痹痛、蟲痛等。

【用法用量】煎湯內服，15～25克；研末或浸酒。

【用藥宜忌】孕婦不宜多服。

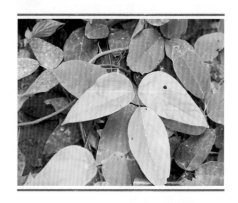

實用小祕方

藥方	大血藤、鉤藤、喇叭花、鳳叉蕨各 15 克。
用法	水煎分 2 次服，一日 1 劑。
適應症	鉤蟲病。

大風子

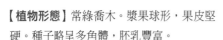

別名 | 麻風子

【植物形態】常綠喬木。漿果球形，果皮堅硬。種子略呈多角體，胚乳豐富。

【藥用部分】大風子的成熟種子。

【性味歸經】性熱，味辛，有毒；歸肝、脾、腎經。

【功效主治】祛風、殺蟲；主治痲瘋。

【用法用量】內服，入丸、散，2.5～5克；外用適量研爛敷；或燒存性，麻油調擦。

【用藥宜忌】本品有毒，過量會引起肢體顫動、驚厥、呼吸困難，甚至昏迷等中毒症狀，故須嚴格控制劑量，並注意炮製。孕婦忌服。

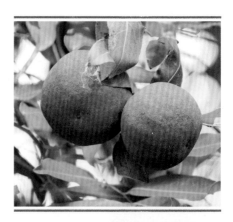

實用小祕方

藥方	大風子 50 克，大蒜 25 克。
用法	搗爛煎水，塗患部。
適應症	蕁麻疹。

大蒜

別名 | 胡蒜、獨蒜、獨頭蒜

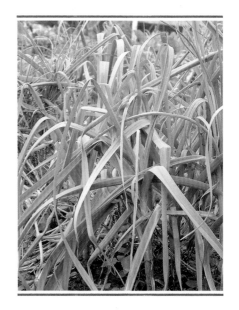

【植物形態】多年生草本，株高50～100公分。鱗莖大形、球形或圓錐形，由6～10個肉質瓣狀小鱗莖緊密排列組成，外包灰白色或淡紫紅色乾膜質鱗皮。葉互生，實心，扁平，線狀披針形，灰綠色，基部鞘狀。

【藥用部分】大蒜鱗莖。

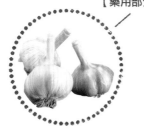

【性味歸經】性溫，味辛；歸脾、胃、肺、大腸經。
【功效主治】殺蟲、溫中健脾、理氣、消腫利尿；主治腎功能衰竭、飲食積滯、腹滿等。
【用法用量】內服生食，或作為辛香料、一般蔬菜做菜食用，鮮莖10～25克；外用適量，搗爛外敷患處。
【用藥宜忌】眼睛有疾病的患者勿食用。

實用小祕方

藥方	大蒜頭3～6瓣。
用法	搗爛取其汁滴鼻，促使昏迷者甦醒，醒後停用。
適應症	中暑昏迷不醒。

藥膳食療方

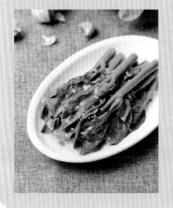

蒜蓉炒芥藍
清熱解毒、殺菌消炎

材料 芥藍150克，蒜末少許，鹽3克，雞粉少許，太白粉、芝麻油、食用油各適量。
做法 芥藍洗淨除根，汆燙；用油起鍋，蒜末爆香，倒入焯過水的芥藍，加入清水、鹽、雞粉、太白粉、芝麻油，炒勻炒透，關火後盛在盤中，擺好盤即可。

蜂房

別名 | 露蜂房、馬蜂窩、蜂巢

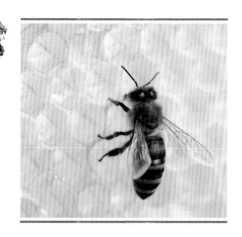

【昆蟲形態】雌蜂體形狹長，呈黑色。頭部三角形。複眼一對，暗褐色，分列於頭之兩側；單眼 3 個，位於頭之前上方。觸角一對，細長彎曲，基部黑色，鞭節 12 節，呈赤褐色。

【藥用部分】果馬蜂、日本長腳胡蜂的巢。

【性味歸經】性平，味甘，有毒；歸胃經。

【功效主治】祛風、攻毒、殺蟲；主治驚癇、風痺、癮疹瘙癢、乳癰、疔毒、瘰癧等。

【用法用量】煎湯內服，4 ～ 7.5 克；或燒存性研末。

【用藥宜忌】血虛弱者慎服。

實用小祕方

藥方 蜂房 1 個，獨頭蒜 1 碗，百草霜 7.5 克。
用法 搗爛敷患處。
適應症 手足風痺。

克蘭樹

別名 | 倒地鈴、鷓鴣麻

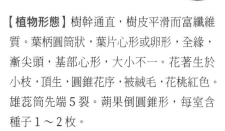

【植物形態】樹幹通直，樹皮平滑而富纖維質。葉柄圓筒狀，葉片心形或卵形，全緣，漸尖頭，基部心形，大小不一。花著生於小枝，頂生，圓錐花序，被絨毛，花桃紅色。雄蕊筒先端 5 裂。蒴果倒圓錐形，每室含種子 1 ～ 2 枚。

【藥用部分】克蘭樹的樹皮、根。

【性味歸經】性溫，味苦，有小毒。

【功效主治】殺蟲、止癢；主治皮膚疹、疥癬等。

【用法用量】外用適量煎水洗或搗敷。

【用藥宜忌】孕婦忌服。

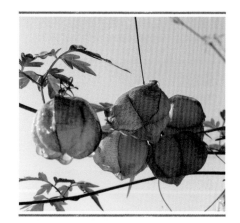

實用小祕方

藥方 鮮克蘭樹葉適量。
用法 搗爛，外塗患部。
適應症 疥癬、皮膚疹。

硫黃

別名 │ 流黃、石留黃、硫磺

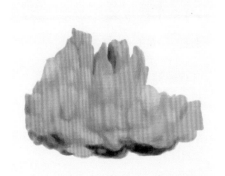

【礦物形態】晶體的錐面發達，偶爾呈厚板狀。常見者為緻密塊狀、鐘乳狀、被膜狀、土狀等。顏色有黃、淺黃、淡綠黃、灰黃、褐色和黑色等。條痕白色至淺黃色。

【藥用部分】硫黃礦或含硫礦物冶煉而成。

【性味歸經】性熱，味酸，有毒；歸腎、大腸經。

【功效主治】壯陽、殺蟲；主治陽痿、虛寒瀉痢，外用治疥癬、濕疹、癩瘡等。

【用法用量】研末內服，2.5～5克。外用研末塗。

【用藥宜忌】陰虛火旺及孕婦忌服。

> **實用小祕方**
>
> 藥方　硫黃適量。
> 用法　研末水調10克外塗。
> 適應症　瘡癰腫痛。

爐甘石

別名 │ 甘石、盧甘石、羊肝石

【礦物形態】晶形呈菱面體，但少見。多為土塊狀、鐘乳狀、多孔塊狀等。顏色因雜質而不同，純淨者為白色，含鉛者為深綠色，含鎘者為黃色，含鐵者呈褐色。條痕為白色。玻璃光澤，性脆。

【藥用部分】礦物菱鋅礦的礦石。

【性味歸經】性溫，味甘；歸胃、脾、肺經。

【功效主治】去翳退赤、收溫斂瘡；主治目赤翳障、爛弦風眼（指眼瞼皮膚，或眼瞼邊緣，或兩眥部瞼弦及皮膚紅赤糜爛而言）等。

【用法用量】外用水飛點眼；研末調敷。

【用藥宜忌】不能內服。

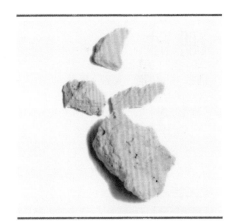

> **實用小祕方**
>
> 藥方　爐甘石粉30克，凡士林60克。
> 用法　調勻成眼膏，塗於瞼緣，一日2次。
> 適應證：各種眼瞼炎。

木槿皮

別名 | 槿皮、川槿皮

【**植物形態**】高 3 ～ 6 公尺。樹皮灰褐色，無毛，嫩枝上有茸毛。葉互菱狀卵形或卵形，邊緣具圓鈍或尖銳的齒，兩面均疏生星狀毛，後變光滑；葉柄光滑或被有茸毛或星狀毛。

【**藥用部分**】木槿的莖皮或根皮。

【**性味歸經**】性微寒，味甘、苦；歸大腸、肝、脾經。

【**功效主治**】清熱、利濕、解毒、止癢；主治腸風瀉血、痢疾、脫肛、白帶、疥癬、痔瘡等。

【**用法用量**】外用研粉醋調；或水煎，熏洗患處。

【**用藥宜忌**】脾胃虛弱、無濕熱者慎用。

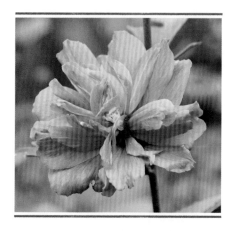

實用小祕方

藥方	木槿皮、白礬、五倍子各適量。
用法	木槿皮煎湯洗，後以白礬、五倍子末敷。
適應症	大腸脫肛。

硼砂

別名 | 大朋砂、蓬砂、鵬砂

【**礦物形態**】成短柱狀晶體。多為粒狀、土狀塊體。通常為白色或微帶淺灰、淺黃、淺藍或淺綠色。條痕白色。玻璃或油脂光澤。透明的硼砂，久置空氣中會成白色粉狀。

【**藥用部分**】硼砂經提煉精製而成的結晶體。

【**性味歸經**】性涼，味甘、鹹；歸肺、胃經。

【**功效主治**】清熱消痰、解毒防腐；主治咽喉腫痛、口舌生瘡、目赤翳障、骨哽、噎膈等。

【**用法用量**】內服，入丸、散，2.5 ～ 5 克；外用研末調敷。

【**用藥宜忌**】內服宜慎。

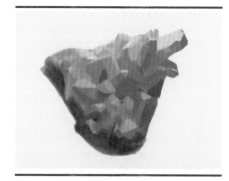

實用小祕方

藥方	硼砂、馬牙硝各 0.5 克，丹砂 0.25 克。
用法	研末糊丸如梧桐子大，一次 2 丸，一日 2 次。
適應症	咽喉腫痛及走馬喉痹（指喉痹暴發暴死，勢如走馬的病證）。

土荊皮

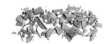

別名 │ 土槿皮、荊樹皮、金錢松皮

【植物形態】高 20 ～ 40 公尺。莖幹直立，枝輪生平展。毬果卵形，直立，鱗片木質，廣卵形至卵狀披針形，成熟後脫落，苞片披針形。種子每鱗 2 個，富油脂，有膜質長翅，與鱗片等長。

【藥用部分】金錢松的乾燥根皮或近根樹皮。

【性味歸經】性溫，味辛，有毒；歸肺、脾經。

【功效主治】祛風除濕、殺蟲止癢；主治疥癬瘙癢、濕疹、異位性皮膚炎等。

【用法用量】外用浸酒塗擦或研末調敷。

【用藥宜忌】本品有毒，不宜內服。

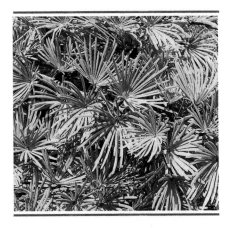

實用小祕方

藥方	土荊皮 30 克。
用法	煎湯泡腳，每晚 1 次。
適應症	腳氣。

雄黃

別名 │ 黃金石、石黃、天陽石

【礦物形態】晶體柱狀，晶面上有縱行條紋，大多成緻密塊狀或粒狀集合體。顏色為橘紅色，少數為暗紅色。條痕淡橘紅色。晶面具金剛光澤，斷面呈樹脂光澤。半透明。解理較完全。

【藥用部分】硫化物類礦物，雄黃族雄黃，主含二硫化二砷。

【性味歸經】性溫，味辛、苦，有毒；歸肝、大腸經。

【功效主治】燥濕祛風、殺蟲解毒；主治疥癬、禿瘡、癰疽等。

【用法用量】內服，入丸、散，0.5 ～ 2 克；外用研末調敷。

【用藥宜忌】陰虧血虛及孕婦忌服。

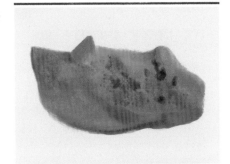

實用小祕方

藥方	雄黃 5 克，吳茱萸 50 克。
用法	以上共同研末，香油熬熟調擦。
適應症	對口疼痛。

樟腦

別名 | 韶腦、潮腦

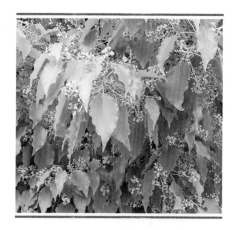

【植物形態】高 20 ～ 30 公尺。樹皮灰褐色
或黃褐色，縱裂；小枝淡褐色，光滑；枝和
葉均有樟腦味。葉卵狀橢圓形以至卵形，圓
錐花序腋生；花小，綠白色或淡黃色。

【藥用部分】樟的根枝葉蒸餾所得的顆粒
狀結晶。

【性味歸經】性熱，味辛；歸心、脾經。

【功效主治】通竅、殺蟲、止痛、辟穢；
主治心腹脹痛、腳氣、瘡瘍疥癬、牙痛等。

【用法用量】內服，入散，0.1 ～ 0.25 克；
外用研末調敷。

【用藥宜忌】氣虛及孕婦禁服；皮膚過敏
者慎用。

實用小祕方

藥方	樟腦 5 克，花椒 10 克，芝麻 100 克。
用法	以上共同研末，水調擦患處。
適應症	小兒禿瘡。

蛇床子

別名 | 野茴香、野胡蘿蔔子、蛇米

【植物形態】莖直立，圓柱形，疏生細柔毛。
葉片卵形，羽狀分裂，最終裂片線狀披針
形，先端尖銳。雙懸果橢圓形，無毛。果
皮鬆脆，揉搓易脫落，種子細小，灰棕色，
顯油性。

【藥用部分】蛇床的果實。

【性味歸經】性溫，味辛、苦。歸腎經。

【功效主治】溫腎助陽、祛風、燥濕、殺蟲；
主治男子陽痿、陰囊濕癢及女子帶下陰
癢等。

【用法用量】煎湯內服，5 ～ 15 克；外用
煎水熏洗。

【用藥宜忌】腎陰不足、相火易動者忌服。

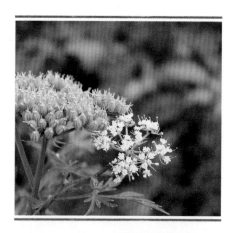

實用小祕方

藥方	蛇床子 50 克，白礬 10 克。
用法	煎湯頻洗。
適應症	婦人陰癢。

麻瘋樹葉

別名 │ 水漆、臭油桐

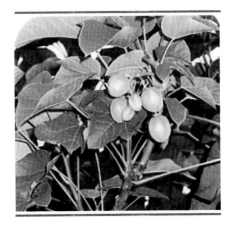

【**植物形態**】小喬木或灌木,全株含有透明狀白色乳汁。單葉互生,多叢生於枝條先端,闊心形。紙質,全緣或 3 ～ 5 淺裂或角稜狀,表裡兩面皆光滑無毛。

【**藥用部分**】麻瘋樹的葉。

【**性味歸經**】性微寒,味辛,有毒。

【**功效主治**】殺蟲、止癢、止血;主治急性胃腸炎腹痛、霍亂吐瀉、富貴手等。

【**用法用量**】外用適量搗敷、研末調敷、煎水洗。

【**用藥宜忌**】本植物有毒,內服時慎用。

實用小祕方

藥方	鮮麻瘋樹葉適量。
用法	煎水外洗患處。
適應症	皮膚瘙癢、濕疹。

白鶴靈芝

別名 │ 癬草、白鶴靈芝草

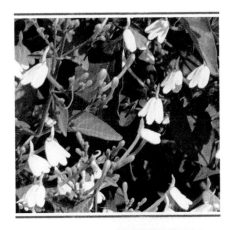

【**植物形態**】莖稍粗壯,密被短柔毛,乾時黃綠色。葉尖卵形,背面中肋葉脈明顯,先端尖或鈍。圓錐花序由小聚繖花序組成,頂生或有時腋生。

【**藥用部分**】白鶴靈芝的葉。

【**性味歸經**】性平、微寒,味甘、淡;歸肺、肝、胃、大腸、小腸經。

【**功效主治**】平喘、祛痰、止咳;主治肺熱燥咳、肺結核咳嗽、早期肺結核等。

【**用法用量**】煎湯內服,10 ～ 15 克;外用搗敷。

【**用藥宜忌**】孕婦不宜多服。

實用小祕方

藥方	白鶴靈芝 50 克,夏枯草 50 克。
用法	水煎分 2 次服,一日 1 劑。
適應症	肺結核。

金剛纂

【植物形態】常綠灌木或小喬木。莖肉質,直立,綠色或暗綠色,多分枝。

【性味歸經】性寒,味苦,汁有大毒。

【功效主治】拔毒消腫、清血、通便、殺蟲、截瘧;主治急性胃腸炎、腹脹、癰瘡疥癬、無名腫毒、蟲痛等。

【用法用量】外用 50～100 克,煎水洗或搗敷。

【用藥宜忌】禁止內服。

【藥用部分】 樟的根枝葉蒸餾所得的顆粒狀結晶。

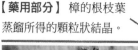

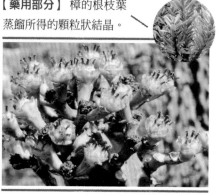

人工牛黃

【動物形態】呈粉末狀,或不規則的球形、方形,表面淺棕色或金黃色。質輕鬆,氣微清香而略腥,味微甜而苦,入口無清涼感。

【性味歸經】性涼,味甘;歸心、肝經。

【功效主治】清熱解毒、化痰定驚;主治痰熱譫狂、神昏不語等。

【用法用量】內服,入丸、散,0.15～0.35 克;外用調敷。

【用藥宜忌】孕婦慎用。

【藥用部分】 牛膽汁或豬膽汁經人工提取製造而成。

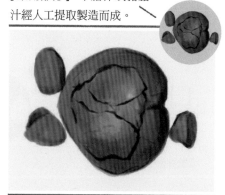

山香圓葉

【動物形態】小喬木,葉呈橢圓形或長圓形,先端漸尖,基部楔形,邊緣具疏鋸齒。

【性味歸經】性寒,味苦;歸肺、肝經。

【功效主治】清熱解毒、利咽消腫、活血止痛;主治喉痹、咽喉腫痛、瘡瘍腫毒、跌仆傷痛、尿熱赤痛等。

【用法用量】煎湯內服,15～30 克;外用搗敷。

【用藥宜忌】脾胃虛寒者慎服。

【藥用部分】 山香圓乾燥葉。

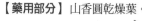

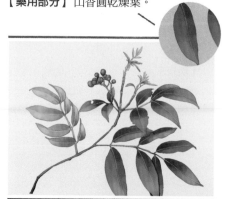

油桐

【植物形態】落葉性喬木，樹型修長。單葉互生，紙質，卵狀或心臟形，種子有厚殼狀種皮。

【性味歸經】性寒，味甘，有小毒。

【功效主治】解毒殺蟲、清熱解毒、生肌；主治食積痞滿、臌脹、哮喘、水腫、瘰癧、牙齒腫痛、瘡癤腫痛等。

【用法用量】煎湯內服，乾根 15 ～ 50 克，花、葉適量；外用搗敷。

【用藥宜忌】孕婦忌服。

【藥用部分】 油桐的根、花、葉、果殼。

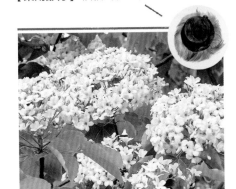

土貝母

【動物形態】塊莖肉質，白色，扁球形，或不規則球形。莖纖弱，有單生的卷鬚。葉互生，具柄；葉片心形，表面及背面粗糙，微有柔毛，尤以葉緣為顯著。花單性，雌雄異殊。

【性味歸經】性涼，味苦；歸肺、脾經。

【功效主治】散結毒、消癰腫；主治乳癰、瘰癧痰核、瘡瘍腫毒及蛇蟲毒等。

【用法用量】煎湯內服，15 ～ 50 克；外用研末調敷。

【用藥宜忌】孕婦忌服。

【藥用部分】 假貝母的乾燥塊莖。

皂角刺

【動物形態】高達 15 公尺。棘刺粗壯，紅褐色，常分枝。小葉片卵形、卵狀披針形或長橢圓狀卵形。花雜性，成腋生及頂生總狀花序，花部均有細柔毛形；花瓣淡黃白色，卵形或長橢圓形。

【性味歸經】性溫，味辛；歸肝、胃經。

【功效主治】消腫托毒、排膿、殺蟲；主治癰疽初起或膿成不潰、疥癬痲瘋等。

【用法用量】煎湯內服，3 ～ 9 克；外用適量，醋煎塗。

【用藥宜忌】凡癰疽已潰及孕婦亦忌之。

【藥用部分】 皂莢的棘刺。

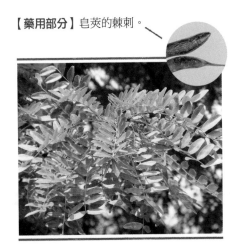

家庭必備中藥材與藥膳速查手冊

生活裡的
中藥材
大百科

圖解 620 種中藥材 ×
137 道養生藥膳食譜 ×
586 帖實用小偏方

作　者　薛麗君
審　定　吳宏乾
封面設計　耶麗米工作室
內頁設計　葛雲
文字整理　羅煥耿

總編輯　林麗文
主　編　高佩琳、賴秉薇、蕭歆儀、林宥彤
行銷總監　祝子慧
行銷企畫　林彥伶
出　版　幸福文化出版／遠足文化事業股份有限公司
發　行　遠足文化事業股份有限公司 (讀書共和國出版集團)
地　址　231 新北市新店區民權路 108 之 2 號 9 樓
郵撥帳號　19504465 遠足文化事業股份有限公司
電　話　(02) 2218-1417
信　箱　service@bookrep.com.tw

法律顧問　華洋法律事務所 蘇文生律師
印　製　通南彩色印刷有限公司

初版八刷　2024 年 3 月
定　價　750 元

特別聲明：有關本書中的言論內容，不代表本公司
／出版集團的立場及意見，由作者自行承擔文責。

國家圖書館出版品預行編目 (CIP) 資料

生活裡的中藥材大百科：圖解 620 種中藥材 X137 道養生藥膳食譜 X586 帖實用小偏方 / 薛麗君著　吳宏乾審定 . – 初版 . –
新北市：奇点出版：遠足文化發行, 2019.09 面；公分 . – (從零開始學；1GON0018)　ISBN 978-986-96316-8-6（平裝）1. 中
藥材 2. 藥膳

414.3　　108013062

23141

新北市新店區民權路108-1號8樓

遠足文化事業股份有限公司　收

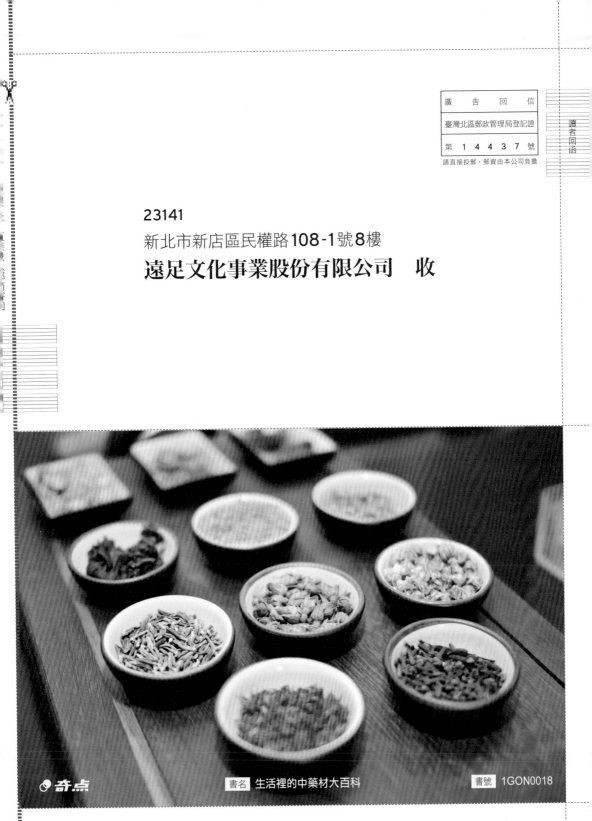

奇点　　　書名 生活裡的中藥材大百科　　　書號 1GON0018

讀者回函卡

感謝您購買本公司出版的書籍，您的建議就是奇宏出版前進的原動力。請撥冗填寫此卡，我們將不定期提供您最新的出版訊息與優惠活動。您的支持與鼓勵，將使我們更加努力製作出更好的作品。

讀者資料

● 姓名：_____ ● 性別：□男 □女 ● 出生年月日：民國____年____月____日

● E-mail：_____

● 地址：□□□□□_____

● 電話：_____ 手機：_____ 傳真：_____

● 職業：□學生 □生產、製造 □金融、商業 □傳播、廣告 □軍人、公務 □教育、文化 □旅遊、運輸 □醫療、保健 □仲介、服務 □自由、家管 □其他

購書資料

1. 您如何購買本書？□一般書店（　　　縣市　　　書店）
　　□網路書店（　　　書店） □量販店 □郵購 □其他

2. 您從何處知道本書？□一般書店 □網路書店（　　　書店） □量販店
　　□報紙 □廣播 □電視 □朋友推薦 □其他

3. 您通常以何種方式購書（可複選）？□逛書店 □逛量販店 □網路 □郵購
　　□信用卡傳真 □其他

4. 您購買本書的原因？□喜歡作者 □對內容感興趣 □工作需要 □其他

5. 您對本書的評價：（請填代號 1.非常滿意 2.滿意 3.尚可 4.待改進）
　　□定價 □內容 □版面編排 □印刷 □整體評價

6. 您的閱讀習慣：□生活風格 □休閒旅遊 □健康醫療 □美容造型 □兩性
　　□文史哲 □藝術 □百科 □圖鑑 □其他

7. 您對本書或本公司的建議：

_____

_____

_____

_____